JN046129

透析フロンティア　No.144-No.155

透析療法における様々な疑問に答える　series11

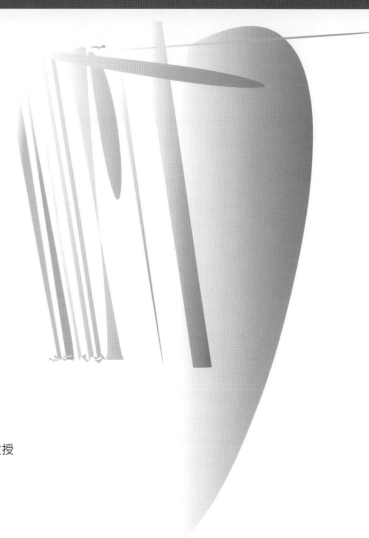

監　修

川口　良人
東京慈恵会医科大学 客員教授

鈴木　正司
信楽園病院 顧問

秋澤　忠男
昭和大学医学部腎臓内科 客員教授

西　愼一
服部病院 腎臓内科部長・透析センター長

小松　康宏
板橋中央総合病院 副院長／群馬大学 名誉教授・特別教授

稲葉　雅章
大野記念病院 名誉院長

メディカルレビュー社

序　文

　『透析療法における様々な疑問に答える series 11』をお届けします。本書は『透析フロンティア』No.144（2021年5月号）〜No.155（2024年2月号）に掲載された論文を一部更新，再構成したもので，以下の6章にまとめました。日々の診療にご活用いただければ幸甚です。

＜第1章　COVID-19禍における透析医療＞

　わが国の透析患者数は1968年に全国統計を取りはじめて以来，例外はありましたが，右肩上がりの増加を遂げてきました。しかし，2022年末の日本透析医学会統計調査によると，透析患者数は2021年末に比べて2,226人減少し[1]，透析医療界に激震が走りました。この要因を分析した統計調査委員会の報告[2]によれば，主因は感染症による死亡例の増加で，新型コロナウイルス感染症（COVID-19）のパンデミックが大きな影響を与えた結果とのことです。透析患者数はこの間米国でも減少しており，これもコロナ禍が大きな要因とされています[3]。2020年初頭からのCOVID-19への対応は，今後に備えて広く共有し，語り継がなければならない経験です。

＜第2章　透析患者の合併症＞

　透析患者は多くの合併症を抱え，透析期間が延長するに従い多様化・重症化します。この間透析アミロイド症や慢性腎臓病に伴う骨・ミネラル代謝異常症（CKD-MBD）など新しい合併症の病態生理や治療法が解明されてきましたが，さらに多くの合併症への対応が必要です。

　弁膜石灰化などの危険因子を伴う透析患者の心臓弁膜症は難治性でしたが，近年外科的治療の進歩のみならずカテーテル治療が実用化されました。四肢切断に至る末梢動脈疾患には指導管理加算が算定可能となり，フットケアとして予防と早期治療が進むと同時に，アフェレシスや外科的あるいは血管内治療による血行再建術などの積極的治療が普及してきました。骨折リスクの高い透析患者に対する薬剤についても，新薬への期待が報告されています。

　腎性貧血に対しては，1990年の遺伝子組換えヒトエリスロポエチン製剤の実用化以来画期的な進歩を遂げてきましたが，作用機序が異なり，かつ経口投与が可能な低酸素誘導因子プロリン水酸化酵素（HIF-PH）阻害薬が発売されました。従来の赤血球造血刺激因子製剤（ESA）が十分奏効しない患者への効果が期待される一方，長期安全性の確認や適切な鉄代謝の保持など，今後の課題も指摘されています。

　便秘は多くの透析患者を悩ませる合併症ですが，近年多くの薬剤が開発されると同時に，腸内細菌叢と尿毒素の関連など，興味深い研究も進んでいます。食事，生活習慣を含めた生活の質（QOL）を高める便秘対策の確立が望まれます。透析患者にとって，カリウム（K）との付き合いは，透析導入以前からの永遠の課題といえます。保存期では腎保護療法が高Kにつながるジレンマがあり，透析導入後は高K血症が食事の多様性を阻害する大きな要因でした。従来の高K血症治療薬は服用しづらく，長く待たれていた新しい薬剤が登場しました。

　ますます深刻化する透析患者合併症を打破すべく，対策のさらなる進歩を期待したいと思います。

＜第3章　高齢者における透析医療＞

透析患者の高齢化は進み，2022年末現在，患者の平均年齢は70歳に迫り，3分の2以上が高齢者です[1]。高齢透析患者には導入期から特別な配慮を要し，維持透析期に至っても身体，精神，さらには社会的に特別なサポートが必要です。透析患者の高齢化は今後も進行すると予想され，通院，終末期を含めた対応が求められていますが，腎移植や透析以外の選択肢として保存的腎臓療法（CKM）が登場しました。しかし，その実践にはアドバンス・ケア・プランニング（ACP）や共同意思決定（SDM）を含め，なお多くの課題が残されています。

＜第4章　透析患者の腎臓リハビリテーション＞

透析患者ではフレイル，サルコペニアが注目され，高齢化や長期透析で進行すると同時に，生命やQOLなどの予後との関連が報告されています。腎臓リハビリテーションにはこれらに対する効果が期待され，2022年の診療報酬改定で透析患者に透析時運動指導等加算の算定が可能となりました。しかし，透析中に安全かつ効果的なリハビリテーションを実践するには，スタッフ教育も含め多くの課題が存在します。さらに，診療報酬に収載された同療法が実際に患者予後に効果をもたらすことの検証が，同療法の拡大に向けて強く望まれています。

＜第5章　透析患者のがん治療＞

悪性腫瘍は一般人口では最大の死因ですが，透析患者においても死因第3位を占め[1]，その克服が課題とされています。悪性腫瘍の治療は従来外科的療法が主流でしたが，近年は免疫チェックポイント阻害薬など新しい作用機序の薬剤を含む薬物療法の応用が進んでいます。透析患者においても薬物療法の施行される機会が増加しているものの，随伴症状への対応を含め，その経験と理解は十分とはいえません。特に進行した悪性腫瘍患者への対応は，透析の継続を含め，なお多くの問題を抱えています。

＜第6章　血液透析膜はどこまで発展可能か＞

血液透析は主として拡散と濾過の原理に立脚し，その発展には透析膜の溶質除去性能の向上と，生体の透析膜に対する異物反応の抑制（高い生体適合性の達成）が大きく貢献してきました。一方で除去すべき尿毒素は必ずしも分子量に依存せず多岐にわたり，さらに生体に必要な物質を保持しつつ，尿毒素を除去するには従来の透析の原理以外にも，吸着による除去なども期待されています。高い生体適合性を維持しつつ，より選択的な溶質除去能をも保持する透析膜の開発は，今後の透析療法の発展を左右する要といえるでしょう。

2024年5月

『透析フロンティア』編集委員会

文　献

1）花房規男，阿部雅紀，常喜信彦，他．わが国の慢性透析療法の現況（2022年12月31日現在）．透析会誌．2023；**56**：473-536.

2）中井滋，菊地勘，若井建志，他．統計調査委員会報告 2022年末慢性透析患者数"減少"の背景を分析する．透析会誌．2024；**57**：51-67.

3）Kalantar-Zadeh K，Edwards DP，Henner D，et al；on behalf of the Medical Advisory Council of the National Forum of ESRD Networks．Closure of Dialysis Clinics in the United States in 2021-2023．Clin J Am Soc Nephrol．2024．Online ahead of print.

Contents

第1章　COVID-19禍における透析医療

第2章　透析患者の合併症

第3章　高齢者における透析医療

第4章　透析患者の腎臓リハビリテーション

第5章 透析患者のがん治療

第6章 血液透析膜はどこまで発展可能か

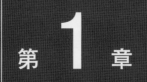

COVID-19禍における透析医療

1．医療現場の実態

2．予防と治療

第1章

第2章

第3章

第4章

第5章

第6章

本章は，「透析フロンティア」No.144（2021年5月号）およびNo.148（2022年5月号）に掲載した内容をまとめたものである（一部，著者による加筆修正あり）。そのため，新型コロナウイルス感染症（COVID-19）は流行初期の内容が中心である。COVID-19については，最新の情報を確認いただきたい。

1　**医療現場の実態**

1．透析患者におけるコロナ感染の実態
—日本と世界—

鶴屋　和彦　奈良県立医科大学腎臓内科学（奈良県橿原市）
Kazuhiko Tsuruya

本稿は，「透析フロンティア」No.144（2021年5月号）掲載時点の内容であり，新型コロナウイルス感染症（COVID-19）については，最新の情報を確認いただきたい。

＜No.144＞特集「新型コロナ感染症禍における透析医療」（Vol.31 No.2 2021）

■ はじめに

　2019年12月に中国の武漢市ではじめて確認された新型コロナウイルス（SARS-CoV-2）感染症（COVID-19）は世界的パンデミックとなり，1年以上が経過している。2021年1月31日現在，世界全体で1億人以上が感染し，220万人以上の患者が死亡している。一般人口における罹患数や死亡数は国によって大きく異なり，100倍以上の差がある。透析患者の人口あたりの症例数と死亡率は，一般人口の10〜100倍と高い。在宅透析患者のほうが感染リスクは低いが，在宅および施設透析患者のいずれにおいても，感染者の予後は不良で死亡率は高い。本稿では，2020年6月に行われたThe Dialysis Outcomes and Practice Patterns Study（DOPPS）ラウンドテーブルディスカッションのデータ[1]や各国の腎疾患・腎代替療法に関連する学会のレジストリデータ，その他，この1年に発表された透析患者のCOVID-19に関する論文を参考に，2020年前半の透析患者のCOVID-19感染の実態について概説する。

■ 欧州

　欧州の多くの国では，2020年3〜4月をピークに第1波がいったん終息した。2020年4〜7月時点で，施設透析患者の3.6〜11%，在宅透析患者の1.4〜4.1%，腎移植患者の0.9〜1.6%が感染し，死亡率はそれぞれ14.2〜34%，10〜46%，19〜26%となっている（**表**）[1]。Jagerらは，2020年2月1日〜4月30日までに欧州で腎代替療法を受けた患者に関する欧州腎臓学会議／欧州透析移植学会議（ERA-EDTA）レジストリデータを用いて，欧州7ヵ国からCOVID-19感染者4,298人のデータを収集し，COVID-19による死亡率は透析患者3,285人で20.0%，腎移植患者1,013人で19.9%であったことを報告している[2]。

1．英国

　2020年6月1日現在，施設透析患者の11%，在宅透析患者の2.7%，腎移植患者の1.3%が感染し，死亡率はそれぞれ25%，41%，26%であった（**表**）[1]。英国腎臓レジストリに登録された施設透析患者で，COVID-19に感染した2,385人のデータから死亡リスクが計算され，施設透析患者の死亡リスクは一般人口と比較して45.4倍ときわめて高く，特に若年層で顕著であったことが報告されている[3]。

2．ベルギー

　2020年5月31日現在，施設透析患者の8.6%，在宅透析患者の4.1%が感染し，死亡率はそれぞれ18.6%，10%であった（**表**）[1]。

3．スペイン

　2020年7月4日現在，施設透析患者の4.6%，在宅透析患者の1.8%，腎移植患者の1.6%が感染し，死亡率はそれぞれ27%，21%，24%であった（**表**）[1]。2つの透析センターで維持透析を受けている282人中36人（13%）が感染し，11人（31%）が死亡したこと[4]，別の透析患者429人の後ろ向き研究で，36人（8.4%）が感染し，13人（36%）が死亡したこと，死亡までの平均期間が12日であったことが報告されている[5]。

4．フランス

　2020年7月8日現在，施設透析患者の3.9%，腎移

表．末期腎不全患者におけるCOVID-19の感染症例数と死亡率

	国名	末期腎不全患者数 (施設透析, 在宅透析, 腎移植)	COVID-19感染率（%） 施設透析	在宅透析	腎移植	死亡率（%） 施設透析	在宅透析	腎移植	時期
欧州	ベルギー	1.5万人 (51%, 5%, 44%)	8.6	4.1	–	18.6	10	–	2020. 5.31現在
	英国	5.8万人 (38%, 8%, 54%)	11	2.7	1.3	25	41	26	2020. 6. 1現在
	スペイン	6.2万人 (40%, 5%, 55%)	4.6	1.8	1.6	27	21	24	2020. 7. 4現在
	イタリア	6.0万人 (51%, 7%, 42%)	3.6	1.4	0.9	34	46	25	2020. 4.23現在
	フランス	8.7万人 (51%, 4%, 45%)	3.9	–	1.3	14.2	–	19	2020. 7. 8現在
北米	米国	73.3万人 (63%, 8%, 29%)	3.8	–	–	–	–	–	2020. 6.11現在
	カナダ	3.8万人 (44%, 14%, 42%)	3.3	–	–	22.5	–	–	2020. 7. 9現在
アジア	サウジアラビア	2.6万人 (64%, 5%, 31%)	1.2	0.3	2.7	7	0	4.8	2020. 7.21現在
	日本	37万人 (90%, 3%, 7%)	0.1	0.1	–	13.3	33.3	–	2020.12.25現在
	韓国	9.4万人 (73%, 7%, 20%)	<0.1	0	<0.1	14.3	0	16	2020. 7. 5現在
	中国 (北京のみ)	1.2万人 (91%, 9%, 0%)	<0.1	–	–	0	0	–	2020. 8. 4現在
	タイ	9.8万人 (68%, 27%, 5%)	0	<0.1	<0.1	0	–	0	2020. 7. 4現在

（文献1より改変引用）

植患者の1.3%が感染し，死亡率はそれぞれ14.2%，19%であった（**表**）[1]。The renal epidemiology and information network（REIN）レジストリに登録された患者データでは，48,669人中1,621人（3.3%）が感染したこと，COVID-19感染率は地域によって異なり，一般人口の感染率が高い地域で高かったこと，また，施設透析患者よりも在宅透析患者で感染率が低かったことが報告されている[6]。アルザス地方の8つの透析施設での前向き研究（COVIDIAL研究）では，1,346人中123人（9.1%）が感染し，29人（24%）が死亡したことが報告されている[7]。

5．イタリア

2020年4月23日現在，施設透析患者の3.6%，在宅透析患者の1.4%が感染し，死亡率はそれぞれ34%，46%と顕著に高かった（**表**）[1]。COVID-19の被害が大きかったイタリア北部のロンバルディア州（人口1,000万人中54,802人が感染し，そのうちの10,022人が死亡）の大規模透析施設（1つの病院と3つのサテライトセンター）において，2020年3月25日までに209人中55人（26%）が感染し，このうち33人は無症状で，入院を要した25人中13人（52%）が死亡した（全感染者における死亡率は24%）ことが報告されている[8]。

■北南米

北南米はCOVID-19の感染者数が世界で最も多い地域であり，死亡者数も世界最多である。

1．米国

2020年6月11日現在，施設透析患者の感染率は3.8%であった（**表**）[1]。The United States Renal Data System（USRDS）の集計データ[9]によると，透析患者および腎移植患者ともに，2020年の週あたりの総死亡数および総死亡率の推移は，2017〜2019年の同じ週と比較して，3月までは同様であったが，COVID-19の感染者数が増加した4月以降は明らかに増加し，透析患者で最大37%，腎移植患者では最大61%もの死亡率の増加が認められた。一方，COVID-19による週あたりの入院率は，2020年4月以降，血液透析（施設透析）患者のほうが腹膜透析（在宅透析）患者より3〜4倍多かった[9]。

1 医療現場の実態

2020年3〜4月にニューヨーク市の2つの主要病院にCOVID-19で入院した慢性血液透析患者 114人（年齢の中央値は64.5歳）を対象にした後ろ向き研究で32人が死亡し，初期の炎症マーカー（プロカルシトニン，フェリチン，C反応性蛋白など）の上昇が院内死亡と関連していたことが報告されている[10]。

COVID-19の第1波後の2020年7月に，ランダムに選択した透析患者28,503人の余剰血清を用いてCOVID-19の抗体検査が行われ，抗体陽性率が10%にも満たなかったこと，人口10万人あたりの死亡者数と高い相関がみられたこと，ヒスパニック系や黒人などのマイノリティー，人口密度の高い地域で陽性率が高かったことなどが明らかにされた[11]。

2．カナダ

2020年7月9日現在，施設透析患者の感染率は3.3%で，死亡率は22.5%であった（**表**）[1]。最も被害が大きかったのはケベック州で，人口が最も多いオンタリオ州に比べて，人口あたりの患者数と死亡者数が約3倍であった。透析患者の感染も同様で，ほとんどの患者は家庭や職場で感染し，透析室での感染は稀であった。また，Tajiらは2020年3〜8月，オンタリオ州の透析患者のうちCOVID-19に感染した患者データを前向きに収集・解析し，12,501人中187人（1.5%）が感染し，死亡率が28.3%であったことを報告した[12]。この報告では，週あたりの感染者数の推移は一般人口の推移とほとんど同様で（透析患者では一般人口の約100分の1の感染者数），施設透析患者のほうが在宅透析患者よりも感染リスクが高かった（オッズ比 2.54，95%信頼区間 1.59〜4.05）ことが示されている[12]。

3．ブラジル

ブラジルは，COVID-19の被害が世界で最も大きい国の1つで，多くの透析センターがCOVID-19によって深刻な打撃を受けた。2020年6月時点で，一般人口のCOVID-19感染率が0.7%，死亡率は4.3%であったのに対し，透析患者では，感染率 3.4%，死亡率 27.7%であった[13]。

■ アジア

アジアの多くの国では，欧州や北南米に比べて一般人口におけるCOVID-19の感染率および死亡率が著しく少なく，その結果，透析患者における感染率もきわめて少ない。

1．サウジアラビア

2020年7月21日現在，施設透析患者の1.2%，在宅透析患者の0.3%，腎移植患者の2.7%が感染し，死亡率はそれぞれ7%，0%，4.8%であった（**表**）[1]。

2．中国

中国では，COVID-19の大流行の初期に，透析センターの管理に関する勧告が発表され，迅速に実施された[14]。2020年1月中旬に武漢市以外で最初の患者が発生した直後から，透析センターではマスク着用，ソーシャルディスタンス，手指衛生，咳エチケットなどの厳しい対策が実施され，透析患者の感染は0.1%未満に抑えられている[1]。2020年1〜3月にスクリーニングが行われ，血液透析患者1,542人中，PCR陽性数は5人（0.32%），抗体陽性数は51人（3.3%），血清陽性者の大部分（95%以上）は無症状であったことが報告されている[15]。

3．日本

西洋諸国に比べると，わが国ではCOVID-19の感染率が低い。その理由としては，手洗い，マスク着用，ソーシャルディスタンスなどの対策に加え，日本では，通常，挨拶でハグや握手などのスキンシップをあまりしないこと，家の中で靴を履かないことなど，日本特有の文化が感染拡大の抑止に繋がっていると予想される[1]。第3波の真っ只中の2020年12月25日時点においても，透析患者の感染率は0.1%と低かった（**表**）[1]。日本透析医会，日本透析医学会，日本腎臓学会の新型コロナウイルス感染対策合同委員会から，COVID-19の予防と管理のための対策が速やかに提案され[16]，透析に携わる医師や医療スタッフにタイムリーに情報提供が行われたことが，クラスター発生の抑制に寄与したと思われる[1]。

4．韓国

　韓国ではスクリーニング，症例の隔離，接触者の追跡などが迅速かつ広範囲に行われ，COVID-19の感染者数は少なかった。2020年7月5日時点での透析患者の感染数は少なく，施設透析患者の死亡率は14.3%と他国よりも低めではあるが（**表**）[1]，一般人口よりも顕著に高い。Kangらの検討では，透析患者の死亡リスクについて，非慢性腎臓病患者や保存期慢性腎臓病患者に対する透析患者のハザード比（95%信頼区間）は，それぞれ2.96（1.09〜8.06），3.77（1.29〜11.06）と有意に高かったことが報告されている[17]。

5．タイ

　タイは2020年1月中旬に中国以外でCOVID-19感染者が確認された最初の国であったが，速やかに封じ込め政策が行われ，感染防止に成功した（**表**）[1]。

■ おわりに

　透析患者のCOVID-19感染率は一般人口の感染率に影響され，国全体の感染が多い地域では透析患者の感染率も高かった。ほとんどの国において関連学会から勧告が発出され，透析施設でクラスターが起こらないように早期から対策が講じられていた。感染者の予後については，どの国においても一般人口より重症化率や死亡率が顕著に高かった。したがって，透析患者では感染予防がきわめて重要であり，ワクチン接種が広く行われ，効果が発揮されることに期待したい。

文　献

1）Robinson B, Guedes M, Alghonaim M, et al. Early Impact Worldwide of COVID-19 on Dialysis Patients and Staff, and Lessons Learned：A DOPPS Roundtable Discussion. (in submission)
2）Jager KJ, Kramer A, Chesnaye NC, et al. Results from the ERA-EDTA Registry indicate a high mortality due to COVID-19 in dialysis patients and kidney transplant recipients across Europe. Kidney Int. 2020；98：1540-8.
3）Savino M, Casula A, Santhakumaran S, et al. Sociodemographic features and mortality of individuals on haemodialysis treatment who test positive for SARS-CoV-2：A UK Renal Registry data analysis. PLoS One. 2020；15：e0241263.
4）Goicoechea M, Sánchez Cámara LA, Macías N, et al. COVID-19：clinical course and outcomes of 36 hemodialysis patients in Spain. Kidney Int. 2020；98：27-34.
5）Broseta JJ, Rodríguez-Espinosa D, Cuadrado E, et al. SARS-CoV-2 Infection in a Spanish Cohort of CKD-5D Patients：Prevalence, Clinical Presentation, Outcomes, and De-Isolation Results. Blood Purif. 2020；22：1-8.
6）Couchoud C, Bayer F, Ayav C, et al；French REIN registry. Low incidence of SARS-CoV-2, risk factors of mortality and the course of illness in the French national cohort of dialysis patients. Kidney Int. 2020；98：1519-29.
7）Keller N, Chantrel F, Krummel T, et al. Impact of first-wave COronaVIrus disease 2019 infection in patients on haemoDIALysis in Alsace：the observational COVIDIAL study. Nephrol Dial Transplant. 2020；35：1338-411.
8）La Milia V, Bacchini G, Bigi MC, et al. COVID-19 Outbreak in a Large Hemodialysis Center in Lombardy, Italy. Kidney Int Rep. 2020；5：1095-9.
9）https://adr.usrds.org/2020/end-stage-renal-disease
10）Fisher M, Yunes M, Mokrzycki MH, et al. Chronic hemodialysis patients hospitalized with COVID-19：short-term outcomes in the Bronx, New York. Kidney 360. 2020；1：755-62.
11）Anand S, Montez-Rath M, Han J, et al. Prevalence of SARS-CoV-2 antibodies in a large nationwide sample of patients on dialysis in the USA：a cross-sectional study. Lancet. 2020；396：1335-44.
12）Taji L, Thomas D, Oliver MJ, et al. COVID-19 in patients undergoing long-term

dialysis in Ontario. CMAJ. 2021；**193**：E278-84.

13) Pio-Abreu A, do Nascimento MM, Vieira MA, et al. High mortality of CKD patients on hemodialysis with Covid-19 in Brazil. J Nephrol. 2020；**33**：875-7.

14) Guan WJ, Ni ZY, Hu Y, et al；China Medical Treatment Expert Group for Covid-19. Clinical Characteristics of Coronavirus Disease 2019 in China. N Engl J Med. 2020；**382**：1708-20.

15) Xu X, Nie S, Sun J, et al. The Cumulative Rate of SARS-CoV-2 Infection in Chinese Hemodialysis Patients. Kidney Int Rep. 2020；**5**：1416-21.

16) COVID-19 Task Force Committee of the Japanese Association of Dialysis Physicians；Japanese Society for Dialysis Therapy；Japanese Society of Nephrology, Kikuchi K, Nangaku M, Ryuzaki M, et al；COVID-19 of dialysis patients in Japan：Current status and guidance on preventive measures. Ther Apher Dial. 2020；**24**：361-5.

17) Kang SH, Kim SW, Kim AY, et al. Association between Chronic Kidney Disease or Acute Kidney Injury and Clinical Outcomes in COVID-19 Patients. J Korean Med Sci. 2020；**35**：e434.

2. 新型コロナウイルス感染症から透析医療をどう守るか

菊地　　勘　日本透析医会　新型コロナウイルス感染対策ワーキンググループ（東京都千代田区）
Kan Kikuchi　医療法人社団豊済会下落合クリニック（東京都新宿区）

本稿は，「透析フロンティア」No.144（2021年5月号）掲載時点の内容であり，新型コロナウイルス感染症（COVID-19）については，最新の情報を確認いただきたい。

＜No.144＞特集「新型コロナ感染症禍における透析医療」（Vol.31 No.2 2021）

■ 新型コロナウイルス感染症（COVID-19）の流行状況

日本では，2020年1月16日に中国武漢市に渡航歴のある患者がCOVID-19と診断され，3月下旬よりCOVID-19新規患者数の急激な増加を認め，4月16日に全国を対象に緊急事態宣言がなされ，5月25日に緊急事態宣言が解除された。その後，7月より第2波である新規患者数の増加が始まったが，7月末をピークに患者数は徐々に減少傾向となった。しかし，第2波の終息をみる前に，11月より第3波である新規患者数の急激な増加を認め，主要都市を中心に入院病床がひっ迫する状況となった。2021年1月7日の全国における新規感染者数は7,571人，東京都における新規感染者数は2,447人であり，1日の感染者数は日増しに急増している。感染拡大に歯止めがかかららず医療提供体制がひっ迫，一部地域では崩壊していることから，東京，神奈川，埼玉，千葉の首都圏を対象として，1月8日に「緊急事態宣言」の再発令がなされた。その後，緊急事態宣言の対象地域は拡大され，1月14日に，大阪，愛知，福岡など合わせて7つの府県が追加されている。

一方，2020年3月1日に国内で最初のCOVID-19透析患者が発生し，4月10日時点で31人，第2波までの10月30日時点では287人となり，COVID-19透析患者数は徐々に増加した[1]。従来から透析施設では，「透析施設における標準的な透析操作と感染予防に関するガイドライン」に準拠した厳格な感染対策が行われていることから，密接した空間での集団治療にもかかわらず，急激な感染者数の増加は抑えられてきた。

しかし，2020年11月より始まった第3波では，一般人口の急速な感染者数の増加により，透析患者

においても感染者数が急速に増加している。2020年12月31日から2021年2月25日までのたった2ヵ月で607人から1,205人に感染患者数は増加し，2020年1年間の累計患者数の約2倍の新規感染患者数を認め，1施設で10人以上発生する大規模なクラスターが複数確認された。

■ 透析患者におけるCOVID-19の現況（2021年2月25日時点）[1]

2021年2月25日時点の透析患者の致死率（死亡者数/罹患者数）は13.0％（157/1,205）であり，2月24日時点の一般人口の致死率1.7％（6,918/417,921）と比較して約8倍と高率である。そして，まだ入院治療中や経過が未報告の患者を除き，はっきりとした改善と死亡がわかる567人の感染者に限定すると，致死率は27.7％（157/567）とさらに高率である。透析患者では，一般人口と比較して70歳以上の高齢者の感染が多いことや糖尿病や心臓病などの合併症が多いことが原因と考えられる。現時点では確立された治療方法がないことから，早期のワクチン接種と感染予防がきわめて重要な対策である。

透析患者における症状と重症度について，37.5℃以上の発熱は80.2％（988人中792人）の患者で認められており，次いで咳嗽が54.9％（950人中522人）に認められた。一般でも発熱や咳嗽は多い症状だが，約半数が無症状者と報告されているため，透析患者は症状のある割合が高い。流行期に発熱や咳嗽のある患者は，必ず維持透析施設に事前連絡をして，担当医がCOVID-19を疑う場合には抗原検査やPCR検査を行い，COVID-19に罹患しているかどうか精査する必要がある。

また，胸部CT検査で特徴的な肺炎像を認めるのは82.9％（639人中530人）であり，発症早期から肺炎像を認めている。そして，酸素投与が348人，人工呼吸器の使用が106人，ECMO（人工肺とポンプを用いた体外循環回路による治療）の使用が8人と，低酸素血症に対する治療が非常に多くの患者に行われている。一般では，約80％が自宅療養やホテル療養可能な無症状者や軽症者だが，透析患者は中等症から重症の患者が多い傾向にある。このため，PCR検査陽性または抗原検査陽性のCOVID-19透析患者

は入院加療を基本としており，重症化を見逃さないように管理する必要がある。

■ 透析施設における平時からの感染対策

わが国の透析施設での感染対策は，「透析施設における標準的な透析操作と感染予防に関するガイドライン」に基づいており，このガイドラインは2020年に五訂版が発行されている[2]。透析医療は，患者および医療従事者ともに，感染症のリスクが高い治療である。透析患者は週3回の通院を必要とし，多くの患者が同一のフロアで長時間の治療を行うこと，透析室以外での共有スペース（更衣室，待合室，送迎車など）で感染症に曝露する機会が多いこと，医療スタッフは透析の開始や終了の際に観血的な透析操作を行うこと，患者と近距離で長い間接触すること，これが主なリスク要因としてあげられる。このため，このガイドラインでは平時より患者と医療スタッフが順守すべき，透析施設で重要な感染対策が記載されている。

1．平時から透析室で医療スタッフに推奨される個人用防護具（personal protective equipment：PPE）

- 穿刺，止血，カテーテルへのアクセスや管理，創部の処置などの手技の前は，<u>石けんと流水による手洗いまたは速乾性手指消毒薬による手指衛生を行い，未使用のディスポーザブルの手袋を着用する</u>。
- 穿刺，止血，カテーテルへのアクセスや管理，創部の処置などの手技を行う場合は，<u>ディスポーザブルの非透水性ガウンまたはプラスチックエプロン，サージカルマスク，ゴーグルあるいはフェイスシールドを着用</u>する。

2．平時より推奨される透析室での環境衛生

- リネン（シーツ・枕カバー・毛布カバー）は患者ごとに交換する。
- 透析装置外装やベッド柵・オーバーテーブルは透析終了ごとに清拭する。
- 聴診器や体温計，血圧計カフは使用後に毎回の清拭を励行する。

1 医療現場の実態

・ 透析室での器具の清掃および消毒は，0.05～0.1％次亜塩素酸ナトリウム，ペルオキソ一硫酸水素カリウム配合剤，アルコール系消毒薬のいずれかを使用する。

・ 鉗子・トレイなどは使用ごとに，熱水消毒（80℃10分）または，洗浄剤を用いて十分な予備洗浄を行い，0.1％次亜塩素酸ナトリウムに30分間浸漬後，十分に水洗いをする。

　平時より前記の感染対策を推奨しており，このPPEの使用や環境衛生は，COVID-19やインフルエンザに対する接触感染や飛沫感染の予防策にもなる。透析施設では平時よりガイドラインを順守することが，すなわちCOVID-19やインフルエンザ対策となる。

■ 透析室でのCOVID-19対策について

　透析室でのCOVID-19の発生を防ぐためには，平時からの透析室での感染対策の徹底が必要であり，特に外部から持ち込み症例を防ぐには，患者および医療従事者の協力がきわめて重要となる。患者および医療従事者には，毎日の体温測定と健康状態の把握を指示して，発熱や咳，嘔吐や下痢などの症状がある場合は，来院前に透析施設に必ず連絡するように指導する。また，常時マスクを着用すること，適切な手指衛生など感染対策徹底，流行期には他地域への移動，不要不急の外出や旅行，集団での会食は控えるよう指導する。

　2021年2月17日より医療従事者向けのワクチン先行接種が開始され，その後は65歳以上の高齢者，次いで透析患者など基礎疾患を有する人への接種が開始される。透析患者は重症化や死亡のリスクが高い集団であることから，透析患者および透析医療従事者への積極的な接種により，透析施設での感染制御が期待される。

　なお，患者教育やCOVID-19を踏まえた透析室における具体的な感染予防策については，「新型コロナウイルス感染症に対する透析施設での対応について（第4報改訂版）～まん延期における透析施設での具体的な感染対策～」[3]，「新型コロナウイルス感染症に対する透析施設での対応について（第5報）」[4] を参照していただきたい。

（本稿は2021年2月25日時点の内容です）

文　献

1）日本透析医会・日本透析医学会・日本腎臓学会．新型コロナウイルス感染対策合同委員会．透析患者における累積の新型コロナウイルス感染者の登録数（2021年2月25日時点）
http://www.touseki-ikai.or.jp/htm/03_info/doc/corona_virus_infected_number_20210226.pdf

2）日本透析医会．「透析施設における標準的な透析操作と感染予防に関するガイドライン」改訂に向けたワーキンググループ．透析施設における標準的な透析操作と感染予防に関するガイドライン（五訂版）．
http://www.touseki-ikai.or.jp/htm/07_manual/doc/20200430_infection%20control_guideline.pdf

3）日本透析医会．感染防止対策部会．新型コロナウイルス感染対策ワーキンググループ．新型コロナウイルス感染症に対する透析施設での対応について（第4報改訂版）～まん延期における透析施設での具体的な感染対策～．
http://www.touseki-ikai.or.jp/htm/03_info/doc/20200402_corona_virus_15.pdf

4）日本透析医会．新型コロナウイルス感染対策ワーキンググループ．新型コロナウイルス感染症に対する透析施設での対応について（第5報）．
http://www.touseki-ikai.or.jp/htm/03_info/doc/20201008_action_for_covid19_v5.pdf

3．透析医療現場からの報告
1）都心部にある当院における新型コロナウイルス感染症への対応

若井　幸子　　川西　智子　　小川　俊江　　阿部　恭知
Sachiko Wakai　Tomoko Kawanishi　Toshie Ogawa　Yasutomo Abe

地方独立行政法人東京都立病院機構 東京都立大久保病院腎内科（東京都新宿区）

本稿は，「透析フロンティア」No.144（2021年5月号）掲載時点の内容であり，新型コロナウイルス感染症（COVID-19）については，最新の情報を確認いただきたい。

＜No.144＞ 特集「新型コロナ感染症禍における透析医療」（Vol.31 No.2 2021）

■ 東京都保健医療公社 大久保病院*の位置づけ

東京都の8都立病院，6公社病院のうち感染症指定病院は計4病院（都立病院；駒込，墨東，公社病院；荏原，豊島）である。これらの病院は，2020年1月の中国武漢市から帰国する在留邦人らのチャーター便対応や同年2月の横浜港停泊中のクルーズ船対応を行っていた。大久保病院は新宿区歌舞伎町に立地し，病院は地下2階から15階建て（7病棟304床），狭い敷地であり院内の各スペースも空間的な余裕がない状態である。透析ベッド24床を有し，外来・入院透析を行い，月1～2回の生体腎移植を施行して，後期研修医を含め内科の半数程度の腎内科医13名で都立系列内の腎センター的役割を担っていた。通常病院の病室は等圧環境であるべきところ，オフィスビル並みの全室陽圧環境であることが今回発覚した。感染症科医，救命医は不在であり，2次救急を行う地域支援病院である。本来，感染症対応とはかけ離れた病院といえる。2020年から5～6年間，大規模改修工事を予定し，看護師採用も控えていた。

2020年3月に帰国者・接触者外来を開設し，保健所から依頼されたPCR検査の実施を開始し，4月に東京都・公社事務局から新型コロナウイルス感染症（以下，コロナ）病棟開設の要請を受け，一般コロナ患者と透析コロナ患者および透析濃厚接触患者の入院受け入れを開始した。当院は陽圧環境のオープンスペース（high care unit：HCU）（人的配置ができずICUはない）を含め全室陽圧環境であるため，ゾーニングを徹底し，陰圧環境が整うまではエアロゾルが発生する処置は施行しないことを取り決めた。

■ 新型コロナウイルス感染症 医療提供新宿モデル（図1）

2020年4月に緊急事態宣言が発出され，新宿区では感染者増加に伴いPCR検査スポットの設置と各病院機能に応じたベッドコントロールを有効に行うため，患者重症度の変化によって保健所が移送の手配をする体制をとった。国立国際医療研究センター（NCGM）駐車場に検査スポットを設置し，各病院と新宿区医師会から医師，看護師，検査技師，事務員を派遣した。当院はマンパワー的にオペを中止した外科系医師のみの派遣となった。PCR検査にて2回陰性を確認しなければ退院できない，感染リスクの低い，いわゆる下り患者をNCGMより引き受けることから開始した。5月，陰圧環境（陰圧テント，簡易陰圧装置ミンティ®，パーテーション）（図2）を整え，下り患者の宿泊施設がつくられ，6月に退院隔離基準の変更[1]で入院期間が短縮される頃には，当院でも発症からの期間が短い上り患者の受け入れを始めた。当院ではHCUにはコロナ患者を入室させない方針として挿管処置も行わないため，酸素化が悪化する患者は転送をお願いした。搬送は保健所が手配する民間救急車で9～17時の稼働であった。夜間，土日祝日は制限があり，やむを得ず院内で挿管するときは，ミンティ®病室で，施行者（気道管理について幅広い経験をもった麻酔科医）は重装備個人用防護具（personal protective equipment：PPE）を着用して，前酸素化に引き続き鎮静薬および鎮痛薬，筋弛緩薬をほぼ同時に連続投与し，バッグマスク換気は行わない迅速導入気管挿管（rapid sequence induction：RSI）[1]とし，マックグラスを用いて一度で挿管し素早く人工呼吸器に接続する，

1　医療現場の実態

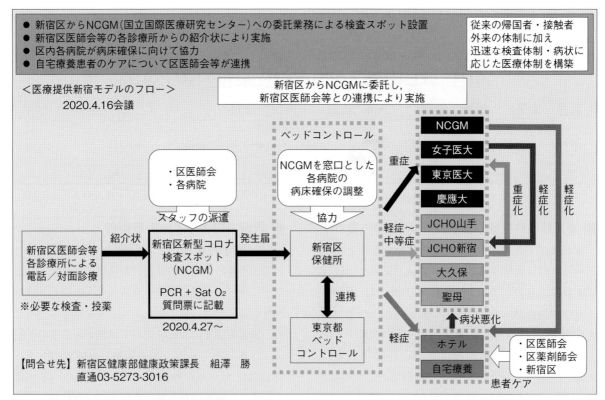

● 新宿区からNCGM（国立国際医療研究センター）への委託業務による検査スポット設置
● 新宿区医師会等の各診療所からの紹介状により実施
● 区内各病院が病床確保に向けて協力
● 自宅療養患者のケアについて区医師会等が連携

従来の帰国者・接触者
外来の体制に加え
迅速な検査体制・病状に
応じた医療体制を構築

＜医療提供新宿モデルのフロー＞
2020.4.16会議

新宿区からNCGMに委託し,
新宿区医師会等との連携により実施

ベッドコントロール

・区医師会
・各病院

NCGMを窓口とした
各病院の
病床確保の調整

スタッフの派遣

協力

新宿区医師会等
各診療所による
電話／対面診療

紹介状

新宿区新型コロナ
検査スポット
（NCGM）

PCR + Sat O$_2$
質問票に記載

2020.4.27～

発生届

新宿区
保健所

連携

東京都
ベッド
コントロール

重症

NCGM
女子医大
東京医大
慶應大

軽症～
中等症

JCHO山手
JCHO新宿
大久保
聖母

軽症

重症化　軽症化　軽症化

病状悪化

ホテル
自宅療養

・区医師会
・区薬剤師会
・新宿区

患者ケア

※必要な検査・投薬

【問合せ先】新宿区健康部健康政策課長　組澤　勝
　　　　　　直通03-5273-3016

図1. 新型コロナウイルス感染症医療提供新宿モデル
マスコミでも取り上げられた新宿モデル。新宿区保健所から国立国際医療研究センター（NCGM）への委託事業としてPCR検査スポットを設置するとともに，新宿区内の医療連携をすることが4月16日に会議で決定した。スポット検査の稼働は4月27日からだった。新宿区には感染症指定医療機関である国立病院と3つの大学病院があり，いずれもECMO対応可能で重症者を収容し，独立行政法人地域医療機能推進機構（JCHO）と大久保病院は軽症から中等症となっていたが，大久保病院は当初は軽症のみであった。聖母病院は軽症妊婦専門である。患者の搬送は救急車で行わないので，保健所経由で民間救急車を依頼する。民間救急車の稼働は9～17時と制約がある。

院内気管挿管マニュアルを作成した。

■ 透析コロナ患者の入院受け入れ体制

　火木土（第3波では連日）午後のクールでゾーニングを行い，濃厚接触者，発熱・コロナクールとした。病室からの動線はコロナ患者専用のエレベーターを使用し，日常生活動作（ADL）にかかわらず車いすを使用，患者には乗車時に腕を組み乗車するよう指示して接触を防止した。コロナ肺炎悪化による挿管は進行が急速とはいえ，数時間の余裕はある。しかし，透析患者は高齢，心血管イベントを起こすリスクが高く，通常でも透析室での急変は年に数回あり，エアロゾル発生処置（痰吸引，心臓マッサージ，挿管）を要することがあるため，救命処置（透析室では不可，ミンティ®病室でマニュアルに沿って行う）が間に合わないことを入院時に説明同

意を得ることとした。陰圧テント3個を透析室（**図2C，D**）へ導入後，上り患者，酸素吸入，痰吸引処置の患者の受け入れが可能となった。午後クールで病棟夜勤体制（コロナ病棟は介助助手なし看護師3名のみ）の同時間帯に複数の患者が透析終了し帰室して食事となるため，ADL，重症度によって人数制限をかけ同時2～3名（退院待ちの下り患者がいるときに上り患者3人目を受けるなど）までとした。病棟が2病棟に増設されると，透析コロナ患者受け入れは4名（下り患者，エアロゾル発生のない患者をテント外にする），連日となれば2倍となった。都内のコロナ入院の受け入れ施設の多くは病室への出張透析で対応しているため，施設の受け入れ人数は1～2名のところがほとんどであった。当院でも5L以上の高濃度酸素や頻回痰吸引を要する患者は，陰圧病室（ミンティ®病室：**図2A**）への出

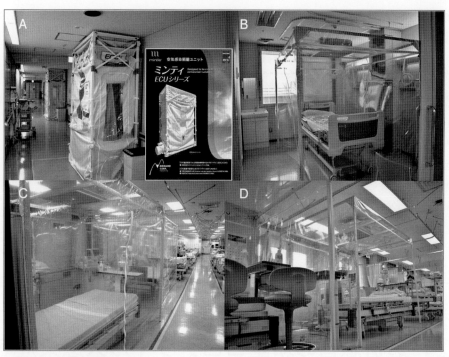

図2．当院の陰圧環境
A：ミンティ®病室を陰圧化する簡易装置
B：病室に設置した陰圧テント
C，D：透析室に設置した陰圧テント。火木土午後のクールで使用，他のクールでは周りのビ
　　　ニールを撤去して使用した。

張透析とした。

透析コロナ患者受け入れの推移

　第１波では，透析クリニックおよび透析療養型病院でのスタッフを含めたクラスター発生のため透析室の継続が困難な施設から濃厚接触者の受け入れもあった。また，療養型病院からの患者のADLが低く，慢性閉塞性肺疾患の基礎疾患，誤嚥性肺炎の合併などで高濃度酸素，頻回痰吸引のため転院（陽圧環境のため）をしたケースもあった。第２波は新宿区歌舞伎町の夜の街での感染増加であり，若年者が中心で，隔離部屋からの脱走などもあったが，軽症者に対して高回転でベッドコントロールを行った。その後，透析患者の発生は減少し，発熱透析クールにコロナ患者がいない期間もあった。第３波は家庭内感染が増加して，高齢者が重症化してきた。高齢者に挿管すると長期間ベッドを塞ぎ抜管できず，死亡率も高い。2021年の年明けには，都内の透析患者のコロナベッド数を上回る感染者が発生し，透析コ

ロナ難民が出現し，ベッドが空くまでクリニックで維持透析を余儀なくされる事例もあった。隔離透析が必要なため，予定透析が困難な状態になることもあり，いつ透析ができるかが不明である災害時と同様に，カリウムおよび水分の厳格な制限をしておく必要があった。

第3波新型コロナ禍での挿管適応トリアージ

　当院で重症化しても受け入れ先の重症ベッドが満床で受け入れ困難となることや，重症者を受け入れる施設ではすでに挿管適応のトリアージがされている施設も見受けられた。重症コロナ肺炎は急性期を脱しても肺に線維化が残り，もともと肺に基礎疾患がなくとも肺機能が低下することや，隔離期間が長くリハビリができない状態から元のADLに戻らないこと，高齢者の死亡率が高いことが経験された。限られた医療資源（人工呼吸器，ECMO，マンパワー）を有効に使う視点から，災害時と同様なトリアージがされる。当院では，入院時にトリアージ

1　医療現場の実態

の説明・同意をすることを倫理委員会で審議し，高齢者で酸素化不良の患者および家族にはトリアージの説明・同意と蘇生措置拒否（do not attempt resuscitaion：DNAR）の意思確認を行った。入院調整困難な患者が東京都新型コロナウイルス感染症対策本部に寄せられるが，高齢者で挿管希望例の受け入れ先がみつからない現状があった。透析患者の高齢化も進み，本来なら「人生の最終段階における医療・ケアの決定プロセスに関するガイドライン」（厚生労働省改訂 2018年3月）に則り，患者の自己決定権を尊重した医療・ケアを提供すべきではあるが，コロナ禍においては本人の意思に反してト

リアージ対象となる可能性もある。今回，コロナ禍において，維持透析施設ではこのような現状とトリアージの説明を患者にしておく必要がある。高齢者施設などでも同様の試みをしている施設もある。コロナ患者の入院を促進することで，一般診療の患者難民が出現することも懸念され，一刻も早い収束が望まれる。

文　　　献

1）厚生労働省. 診療の手引き検討委員会. 新型コロナウイルス感染症（COVID-19）診療の手引き第4版. 2020.

3．透析医療現場からの報告　2）透析患者の新型コロナウイルス感染症を経験して

坂　　洋祐　春日井市民病院腎臓内科（愛知県春日井市）
Yosuke Saka

本稿は，「透析フロンティア」No.144（2021年5月号）掲載時点の内容であり，新型コロナウイルス感染症（COVID-19）については，最新の情報を確認いただきたい。

<No.144> 特集「新型コロナ感染症禍における透析医療」（Vol.31 No.2 2021）

■ はじめに

当院は急性期病院であり，地域の中核病院としての役割を果たしている。また，6床の感染症病棟を有する第二種感染症指定医療機関でもある。新型コロナウイルス感染症（COVID-19）陽性の透析患者は無症状であっても全例入院の対象となるため[1]，近隣の透析クリニックで発症した場合は当院で入院対応することが想定されていた。COVID-19を想定して対応したこと，また実際にCOVID-19陽性の透析患者の診療を経験したことによってわかったことについて述べる。

■ 感染症病棟の改装

当院は1999年4月に感染症指定病院となり，感染症病棟を開設した当時は，腸チフス・コレラなどの輸入感染症による入院が想定されていた。これらの感染経路は接触感染ということもあり，各病室のド

アを必ずしも閉める必要はなかった。また，感染症病棟の各病室には，血液透析用の給水装置は設置されていなかった。そのため，維持透析患者が入院となった場合，もしくは急性腎障害で血液透析が必要となった場合は，洗濯室からの給水を用いるしかなかった（**図1A**）。今回流行となったCOVID-19の感染経路は接触感染だけでなく飛沫感染もあり，またエアロゾルによる空気感染も懸念されたため，各病室のドアも閉める必要性が出てきた。対策として，各病室の洗面台に血液透析用水確保用の分枝水栓を設置することにより（**図1B**），感染症病棟全室で各病室のドアを閉めたままでも血液透析を行うことができるようになった。また，透析装置を改造し，透析装置からのアラームをナースコールに連動させることにより（**図1C**），病室のドアが閉じられた状態でスタッフが病室にいなくてもすぐに駆けつけられるように工夫した。

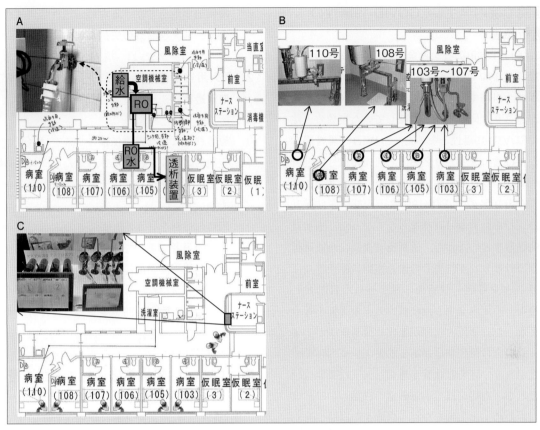

図1．感染症病棟でのCOVID-19陽性の透析患者への血液透析に備えた工夫
A：血液透析が必要となった場合は，洗濯室からの給水を用いるしかなかった。
B：各病室の洗面台に血液透析用水確保用の分枝水栓を設置することにより，感染症病棟全室で各病室のドアを閉めたままでも血液透析を行うことができるようになった。
C：透析装置からのアラームをナースコールに連動させることにより，病室のドアが閉じた状態でスタッフが病室にいなくてもすぐに駆けつけられるようにした。

■当院に入院したCOVID-19陽性の透析患者の第1例および第2例

　2020年9月と11月に，近隣の透析クリニックにおいてCOVID-19陽性の血液透析患者がそれぞれ1名ずつ発生したため，当院感染症病棟に入院となった。当院としては第1例目・第2例目の血液透析を感染症病棟で行うこととなったが，前述の対策を行っていたこともあり，大きな混乱を起こすことなく，血液透析を施行することができた。バスキュラーアクセスの穿刺も含めて血液透析業務の多くは臨床工学技士が行ったが，そのなかで挙げられた問題点としては以下の通りであった。

① 個人用防護具（personal protective equipment：PPE）を装着しての業務であり，キャップを耳まで覆って被るため，バスキュラーアクセスの

聴診が困難であった
② 手袋を3重にして行ったため，穿刺に難渋した
③ 感染症病棟に常駐しなければならないため，拘束時間が長くなった。また，感染症病棟に常駐している臨床工学技士は他の業務が全くできなくなった

　上記問題の①・②に関しては患者のバスキュラーアクセスの状態がよいこともあり，バスキュラーアクセスのトラブルに至ることは幸いなかった。もし，超音波装置を持ち込んで穿刺を行うなどの必要性があった場合は，使用後に消毒をして返却する必要がある[1]。③に関しては，拘束時間を考慮し，途中でスタッフの入れ替えを行った。また，患者に事前に説明したうえで，透析時間を通常の4時間から3時間として拘束時間の軽減を図った。

1　医療現場の実態

▇ 当院で院内発生したCOVID-19陽性の透析患者

2020年11月中旬ごろから全国的にもCOVID-19陽性の患者が増加するに伴い，院内発生の報告も増加してきた。当院でも12月中旬に院内の一病棟で院内発生が起こり，同じ病棟に入院していた複数の入院患者でCOVID-19陽性となった。COVID-19陽性患者のなかには透析患者が9名おり，前述の11月に近隣の透析クリニックより紹介入院となった患者を加えると，合計10名のCOVID-19陽性の透析患者に対して血液透析を行わなければならなくなった。当初は時間的隔離を行いながら，透析室で夜間に血液透析を行う方針としたが，患者の搬送移動に伴う感染伝播のリスクを考慮し，感染の封じ込めも目的として，途中から院内発生した病棟内で出張透析を行う方針となった。また，状態が悪化し酸素療法が必要となった場合は陰圧個室がある感染症病棟へ移動する必要があり，さらに状態が悪化し人工呼吸器管理が必要となった場合は集中治療室へ移動しなければならないため，出張透析を行う病棟が院内発生した病棟・感染症病棟・集中治療室の3ヵ所に分散することとなった。

出張透析となると個人用透析液供給装置を用いることとなるため，逆浸透膜（RO）装置の台数も考慮すると，同時に血液透析を行うことができるのは最大2名であった。そのため，月水金・火木土の午前・午後を利用し，1日あたり最大4名に対して出張透析を行うことができるように，臨床工学技士・医師の配置を行った。

▇ COVID-19陽性の透析患者が多数発生した場合の各透析方法の長所と短所

1. 多人数用透析液供給装置を用いた透析室での血液透析

＜長所＞
① 多人数のCOVID-19陽性の透析患者が発生しても，同時に血液透析を行うことができる
② 必要な物品が備わっているため，必要になった場合でもすぐに使用できる

＜短所＞
① 患者移動により感染伝播のリスクが増加する

② 時間的隔離を考慮するため，透析時間は夜間となり，スタッフへの負担が増す

2. 個人用透析液供給装置を用いた出張透析での血液透析

＜長所＞
① 患者移動に伴う感染伝播のリスクは軽減される
② 空間的にも完全に隔離されるため，外来通院透析患者への感染リスクを減らすことができる

＜短所＞
① 同時に透析を行うことができる人数が限られる
② 多数の患者に対してリフト式の体重測定を行うため，透析開始前に時間を要する
③ 不足物品が出た場合に取りに行く，もしくは届けてもらうのに時間を要する（特に普段から出張透析を行わない部署で）

▇ COVID-19陽性患者に対する血液透析を行った際の混乱とそれに対する工夫・対応

実際に行われた血液透析は出張透析が主体であったため，以下の問題に対処した。
① 前述のように，1日に行う最大人数は4名となるため，患者がどの病棟に入室するかによってシフトも適宜変更を行うことによって対応した（図2）
② 院内発生した病棟ではレッドゾーンに全感染者を集結させることになったが，レッドゾーンとなった病棟の4人部屋の1部屋を血液透析専用の部屋とした（血液透析を行わないときは空室）。リフト式の体重測定を避けるため，透析室にあるスケールベッド2台を血液透析専用の部屋に配備した（図3）
③ 心不全などの状態でなければ延長もしくは追加で血液透析を行う必要はないため，透析後体重の測定を省略した
④ いざレッドゾーンで血液透析を行う際に，必要な物品（バスキュラーカテーテル挿入処置にかかわる物品も含めて）が不足しているということがないように，あらかじめ各必要物品をセット化して一袋にまとめておく。実際に，短期型バスキュラーカテーテルの留置を要する患者も

	day-2	day-1	day0	day1	day2	day3	day4	day5	day6	day7	day8	day9	day10	day11	day12	day13	day14	day15	day16	day17	day18	day19	day20	day21
他院から転院してきた患者A	AM		AM		夜間			AM		AM	AM		AM		AM			AM		AM		AM	隔離解除	PM
入院患者B		AM	陽性判明		夜間				AM 隔離解除	PM		PM		PM		PM		PM		PM		PM		PM
入院患者C		AM		陽性判明	夜間			PM		AM	人工呼吸器管理		AM		AM		AM		AM	PM			PM	
入院患者D	透析未導入		陽性判明					PM 透析導入				AM	PM			PM		PM		AM		AM	PM	
入院患者E	AM		AM 陰性確認		AM 陽性判明			AM		PM			AM		PM			PM		AM		PM	隔離解除	PM
入院患者F	AM		AM 陰性確認		AM			AM 陽性判明		PM		PM		PM				PM		AM		AM		
入院患者G	AM		AM 陰性確認									AM 陽性判明		AM				AM		AM		AM		
入院患者H	透析未導入															PM 透析導入	PM	陽性判明	AM			透析離脱		
入院患者I		AM	AM		AM			AM		AM			AM		AM		AM 陽性判明					AM		
入院患者J	AM		AM 陰性確認		AM			PM		PM		PM		PM				PM				PM 陽性判明		PM
個人用透析機の使用回数	AM1台 PM0台		AM1台 PM0台					AM2台 PM2台	AM2台 PM0台	AM2台 PM2台	AM1台 PM0台	AM2台 PM2台	AM1台 PM1台	AM2台 PM2台	AM1台 PM1台	AM2台 PM2台	AM1台 PM1台	AM2台 PM2台	AM2台 PM1台	AM2台 PM1台		AM2台 PM2台	AM2台 PM1台	AM2台 PM2台

透析室（多人数用）　院内発生した病棟（個人用）　感染症病棟（個人用）　集中治療室（個人用）

図2．COVID-19陽性の透析患者に対応した血液透析シフト
1日に行う最大人数は4名となるため，患者がどの病棟に入室するかによってシフトも適宜変更を行うことによって対応した。

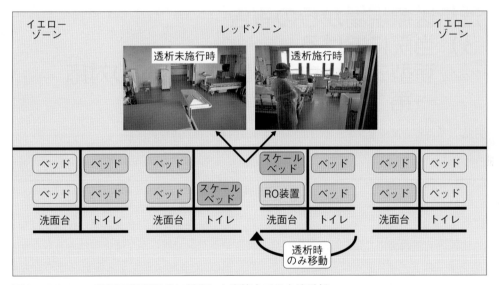

図3．COVID-19陽性の透析患者に対応した病棟内での血液透析
レッドゾーンとなった病棟の4人部屋の1部屋を血液透析専用の部屋とした（血液透析を行わないときは空室）。

存在したため，セット化した物品を持ち込んでレッドゾーンの病室で挿入術を行った

また，COVID-19の院内発生に限らず，緊急事態となると情報・指示系統が混乱することが多々認められる。各自がよかれと思ってアイデア・指示を出しても，共有できなければ，同一処置に対して異なる指示が出されることが起こりうる。そのため，透析に従事するスタッフには毎朝集合してもらい診療方針を確認し，統一を周知した。情報も集約する必要があり，スタッフ間でリアルタイムの情報をメーリングリストを用いることによって共有できるようにした。

1 医療現場の実態

■ おわりに

今回，当院ではCOVID-19陽性患者に対する血液透析を行うにあたって，より感染伝播のリスクの少ない方法を追求しながら，最終的には個人用透析液供給装置を用いた出張透析での血液透析に至った。ただ，現状の日本の発生状況であればかろうじて対応できるのであって，欧米諸国並みの発生率となった場合，COVID-19陽性の血液透析患者は桁違いに増加すると思われる[2][3]。そのような状況になった場合，限られた医療スタッフ・医療資源を度外視して，"ゼロリスク"を追求できるのであろうか。安全な医療を目指すことは必要であるが，安心まで求めることには限界があることも社会全体で認識する必要が出てくるのではないかと思われる。

文　献

1）日本透析医会 新型コロナウイルス感染対策ワーキンググループ．新型コロナウイルス感染症に対する透析施設での対応について（第5報）．2020
http://www.touseki-ikai.or.jp/htm/03_info/doc/20201008_action_for_covid19_v5.pdf

2）Ng JH, Hirsch JS, Wanchoo R, et al. Outcomes of patients with end-stage kidney disease hospitalized with COVID-19. Kidney Int. 2020；**98**：1530-9.

3）Jager KJ, Kramer A, Chesnaye NC, et al. Results from the ERA-EDTA Registry indicate a high mortality due to COVID-19 in dialysis patients and kidney transplant recipients across Europe. Kidney Int. 2020；**98**：1540-8.

3．透析医療現場からの報告
3）当院における新型コロナウイルス感染症への対応—第1波を振り返って—

吉本　明弘　神戸市立医療センター中央市民病院腎臓内科（神戸市中央区）
Akihiro Yoshimoto

本稿は，「透析フロンティア」No.144（2021年5月号）掲載時点の内容であり，新型コロナウイルス感染症（COVID-19）については，最新の情報を確認いただきたい。

＜No.144＞特集「新型コロナ感染症禍における透析医療」（Vol.31 No.2 2021）

■ はじめに

2019年末に中国湖北省武漢市で発生した新型コロナウイルス感染症（以下，コロナ）は，翌2020年1月にわが国にも伝播し，3月3日には当院のある神戸市で第1例目の患者が確認された。この症例は透析患者で，2月29日に北九州市でわが国においてはじめて透析患者の感染が発表された直後の事例であった。この症例について簡単に報告する。

■ 症　例

40代男性。慢性腎不全にて維持透析中で，狭心症や睡眠時無呼吸症候群の既往があった。当院入院の4日前より発熱を認め，インフルエンザの治療を開始されるも改善なく，かかりつけ医より保健所を通じて当院を受診。クラスター接触歴はなく，胸部レントゲンで明らかな肺炎像はみられなかったが，胸部CTで多発すりガラス陰影を認めたため，精査加療目的で入院。翌日にSARS-CoV-2のPCR検査の陽性が判明した。

入院時現症は，体温 37.9℃，脈拍 110/分，整，血圧 148/99 mmHg，SPO$_2$ 96%（室内気），肺音清で，血液検査では，WBC 5,200 /μL（seg 65.6%，Lymph 24.5%），Hb 10.9 g/dL，Plt 10.7万，CRP 6.77 mg/dL，Alb 3.9 g/dL，LDH 293 U/L，Cr 19.1 mg/dL，BUN 76.9 mg/dLであった。

入院2日目より陰圧個室で間歇透析を開始した。当初，高熱を認めたが呼吸状態は安定していた。しかし，入院3日目から急速に低酸素血症が進行

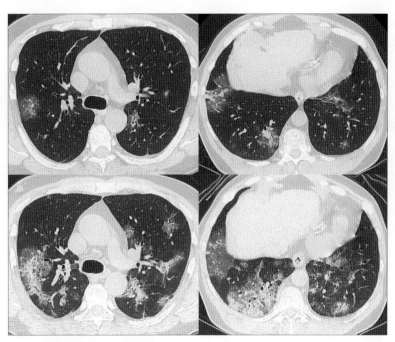

図．入院中の胸部CT画像
上段：入院時　下段：入院４日目

し，翌日には肺のすりガラス陰影が増強したため（**図**），ICU入室。その後，人工呼吸器管理を行った。治療はシクレソニド吸入のみで入院12日目には抜管し，入院23日目に退院となった[1]。本症例においては，すりガラス陰影の周囲の血流が増加し換気血流比が低下したため，急激な低酸素血症をきたしたと考えられる[2]。

当院は第１種（２床），第２種（８床）感染症指定医療機関であるため，患者受け入れまでの準備として2020年１月から職員全員にコロナの情報発信を開始し，コロナ関連病棟のスタッフを対象に個人用防護具（personal protective equipment：PPE）の着脱訓練を強化した。２月からは衛生材料の供給が不安定となり，マスクやガウンの使用制限を行うとともに看護部，経営企画課などが中心となり，連日物品管理に関する調整が行われた。さらにコロナ患者受け入れ病棟と感染管理室が連携し，病室のゾーニング，物品配置，PPEの着脱やケアに関する手順書を作成した。３月２日以降，神戸市内外から徐々にコロナ患者を受け入れてきたが，第１波の際には３月末～４月中旬にかけて新規発症患者が急激に増加し，４月９日には院内感染が判明した。このなか

には透析患者も含まれていたため，透析センターにおいて過酸化水素ドライミスト殺菌消毒を行い，不潔エリアを清潔エリアへ回復させ，ゾーニングを行った。さらに日本透析医学会のガイドラインに基づいて，スタッフが感染しないように，かつスタッフが感染源にならないようにPPEを着用し透析業務を行った。この際，濃厚接触者で本来２週間の自宅待機相当の透析センタースタッフは業務の特殊性から当初全く未知であったウイルスに対して経験したことのない恐怖心や不安に晒されながら，使命感のみで業務にあたっていた。

この第１波の経験からさまざまな課題がみえてきた。

1．院内感染の防止

ひとたび院内感染が起こると病院本来の機能が停止し，コロナに感染した透析患者の受け入れにも影響を及ぼす。院内感染防止には，職員からの伝播をなくすことも重要である。外出時のマスク着用やこまめな手指衛生はいうまでもなく，体調不良時には無理せず「休む」あるいは，「休む」ことが当然である土壌づくり，感染が疑われた場合には速やか

1　医療現場の実態

にPCR/抗原検査を実施できる体制づくりが大切である。また，診療上の感染対策としてはUniversal Maskingや目の防御，ガウン，手袋の着用，密にならない工夫などを励行する必要がある。

2．病床の確保・医療従事者の確保

　当院に従来，陰圧個室として整備されていた軽症・中等症用のベッド10床と重症ベッド2床では患者増加に対応できず，救急センターのICUとCCUをすべて重症コロナ病床とし，別の一病棟をすべて軽症・中等症患者病床にあてたため，本来の病院機能が大幅に縮小された。その後，コロナ患者と一般診療患者を分断する目的を兼ねて，簡易のコロナ専用病棟（ICU 14床，中等症 22床）を整備し，2020年11月より稼働しはじめたが瞬く間に満床となり，2021年に入り再び本院の一病棟もコロナ患者の入院診療にあてているのが現状である。それに伴い，コロナ診療にかかわる医療従事者（特に看護師）の確保は現場においてきわめて重要な問題となった。

3．PPE，機材の確保

　当初，コロナ患者の診察の際にはN95マスクを使用していたが，物資の供給不足に伴いCDCガイドラインに基づく再使用を開始し，使用者も限定することにした。サージカルマスクは単回使用していたが2月以降は入手困難になり，1人1枚/日の配給制とした。目の保護には当初ゴーグルタイプのものを医師全員に配布したが，8月にはアイシールドに変更した。ゴーグルやシールド部分は消毒して再使用した。また，従来ビニール製長袖ガウンを使用して

いたが，院内在庫や供給の不安定さを考慮し温存する目的で貯蓄されていた約2,000枚のタイベックを使用した。しかし，それもひっ迫してきたため寄付などで入手できたアイソレーションガウンを用い，その後，在庫確保のためリユースガウンに変更した。一時，レインコートを活用し業務にあたっていたこともあった。また，コロナ患者に使用した透析関連の器材や器具の除菌・洗浄には，塩素系除菌洗浄剤ルビスタ®を使用した。

　今後はワクチンを接種することで，感染者数の爆発的な増加を抑えることが期待できる。しかしながら，透析患者のコロナ罹患率は一般人におけるその割合と大差ないにもかかわらず，ひとたび罹患すれば重症化のリスクが高く，新型コロナウイルス感染対策合同委員会の2020年12月25日の報告では，致死率は13.6％とされている。コロナに対応でき，かつ透析が行える限られた病床を有効活用していくためにも病診連携をスムーズに行い，これまでの経験を生かし，個々人ならびに医療機関において感染対策の厳重な実践が肝になると思われる。

文　献

1）富井啓介，土井朝子，有吉孝一，他．COVID-19第1波との闘い―神戸市立医療センター中央市民病院の記録―．兵庫医師会医誌．2020；**63**：3-7.

2）Lang M, Som A, Mendoza DP, et al. Hypoxaemia related to COVID-19：vascular and perfusion abnormalities on dual-energy CT. Lancet Infect Dis. 2020；**20**：1365-6.

2 予防と治療

1. 疫学

竜崎　崇和　東京都済生会中央病院（東京都港区）
Munekazu Ryuzaki

本稿は、「透析フロンティア」No.148（2022年5月号）掲載時点の内容であり、
新型コロナウイルス感染症（COVID-19）については、最新の情報を確認いただきたい。

＜No.148＞ 特集「腎代替療法患者の新型コロナウイルス感染症」（Vol.32 No.2 2022）

■ はじめに

2019年12月に中国湖北省武漢市から発生した原因不明の肺炎は新型コロナウイルス（severe acute respiratory syndrome coronavirus 2：SARS-CoV-2）が原因と判明した。その感染症は新型コロナウイルス感染症（coronavirus disease 2019：COVID-19）と命名され、瞬く間に全世界に蔓延し、2020年3月11日に世界保健機構（World Health Organization：WHO）はパンデミックを宣言した。2022年2月12日17時点で、世界のCOVID-19累計感染者数は408,455,835人、死亡者数は5,802,228人で死亡率は1.42％である。

日本国内では2020年1月15日に武漢市に渡航歴がある肺炎患者が初の診断症例となった。その後、第1波から第6波までの急激な感染者数の増加を認めるが、第5波から第6波までの期間中、2021年10月～12月終わりまで、特に11月中旬から12月中旬は日本全国で100人/日前後の感染者数であった。しかし、11月28日にオミクロン株が上陸するとともに感染の拡大が続き、2022年2月上旬には10万人/日の感染者数となり、その時点でピークを迎えたと2月16日に報道されたが、これは約1,000倍の感染増加であった。

透析患者では、2020年3月1日に北九州市にて1例目が確認された。日本透析医会および日本透析医学会、日本腎臓学会では新型コロナウイルス感染対策合同委員会を立ち上げ、透析患者の新規感染者数の調査を開始した。以降、徐々に形を変えているものの、感染者数、死亡者数、酸素需要度、治療などのデータを毎週開示している。また、2020年6月にはその時点での感染者数、死亡率などのデータと感染対策のガイダンスを作成し啓発を行った[1]。

2021年12月下旬より第6波が始まり、2022年2月17日時点で、累積感染透析患者数は4,080人、死亡者数は465人で、死亡率 11.4％（転帰判明者のみでは21.7％）となった。

本稿では、透析患者におけるCOVID-19のワクチン接種状況や流行変異株からみた各時期における疫学的検討と現況、透析方法による影響について概説する。

■ 日本と世界における一般人口の感染状況（図1，図2）

図1，図2に日本と世界の感染者数の推移を示す。2022年2月19日の時点で、両者ともに最も大きな感染の波である第6波の最中であるが、日本は世界に若干遅れているものの、ピークを越えたようにみえる。

■ 各時期における一般人口と透析患者の感染者数と死亡率の解析

1. ワクチン接種効果発現前 2021年6月初旬（図3，図4）

2021年6月3日の時点では、日本のワクチン接種率は1回接種完了 9.08％（65歳以上 25.36％）、2回接種完了 1.12％（65歳以上 2.69％）であった。その時点で日本の一般人口の死亡率は1.79％であり、全世界では2.15％と日本のほうが死亡率が低いものの、デルタ株が猛威を振るっていたインドの当時の死亡率 1.3％より高かった。また、透析患者では転帰判明者に限ると死亡率 31.0％と、驚異的に予後が悪かった。

2　予防と治療

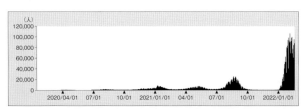

図1.　日本の感染者の推移（2022年2月19日時点）
累計感染者は4,334,739人。最大の感染の波のピークを過ぎたようにみえる。
［https://www.mhlw.go.jp/stf/covid-19/kokunainohasseijoukyou.htmlより引用）（2022年2月19日時点）］

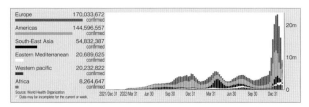

図2.　世界の感染者の推移（2022年2月18日時点）
累計感染者は418,650,474人。最大の感染の波のピークをやや過ぎたようにみえる。
［https://covid19.who.int/より引用（2022年2月19日時点）］

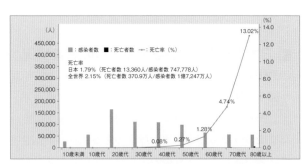

図3.　2021年6月4日時点での国内年代別累積感染状況
（https://covid19.mhlw.go.jpより作図）

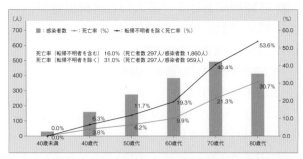

図4.　2021年6月3日時点での国内透析患者年代別累積感染状況
［日本透析医会・日本透析医学会・日本腎臓学会 新型コロナウイルス感染対策合同委員会.「透析施設におけるCOVID-19感染症例報告」（2021年6月3日時点）より作成］

2．ワクチン2回接種効果発揮の時期　2021年11月下旬（図5，図6）

　2021年11月23日の時点ではワクチン1回接種完了 78.2%（65歳以上 91.8%），ワクチン2回接種完了 76.1%（65歳以上 91.3%）となっており，その後ほとんど2回目接種率の変化はない（2022年2月18日時点 79.0%）。日本の一般人口の死亡率は1.07%（18,343人/1,722,034人）と減少していた。2021年6月4日からの5.5ヵ月で一般人口の感染者数は2.30倍に増えたが，死亡者数は1.37倍に増えたにすぎなかった。また，全世界の死亡率は2.00%（死亡者数 5,166,102人/感染者数 258,792,542人，2021年11月24日時点）であり，6月と比べると減少していた。これは，いずれもその時点までの累積である点は注意していただきたい。

　感染者における年齢構成では，2021年6月4日までの累積では50歳未満が63.1%で70歳以上が15.1%を占めていたが，6月4日〜11月23日までを集計すると50歳未満 79.6%，70歳以上 4.4%と高齢者の感染割合の減少が際立つ。これはワクチン2回接種が高齢者を中心として行き渡り，高齢感染者が減少したためと考えられる。

　一方，透析患者では2021年11月25日時点で累積死亡率は転帰不明者を除くと25.6%（死亡者数 417人/感染者数 1,626人）まで低下していた。2019年時点で一般人口の平均年齢は47.0歳，透析患者は69.1歳であり，透析患者は高齢であるためワクチン接種が若い世代より先行したことにより，6月初旬からの約半年で死亡率が転帰不明者を除くと，6月までは31.0%であったのが11月25日までの約半年に限ると17.8%まで低下した（図6）。

3．オミクロン株の影響　（2022年2月8日と2021年11月23日の比較）（図7）

　2021年11月下旬にオミクロン株の日本流入があり，それ以降の感染はほぼオミクロン株によるものと考えられる。図7では各年代の感染者はほぼ倍増しているが，2022年2月8日の時点で国内死亡率 0.58%（死亡者数 19,410人/感染者数 3,364,766人）と，2021年11月23日時点の死亡率 1.07%（死亡者数 18,343人/感染者数 1,722,034人）に比べ，約半分に

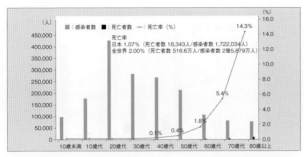

図5．2021年11月23日時点での国内年代別累積感染状況
（https://covid19.mhlw.go.jpより作図）

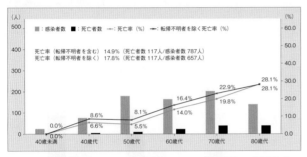

図6．2021年6月4日～11月25日の5.5ヵ月間の透析患者年代別感染者数・死亡者数・死亡率

この間にワクチン2回接種は透析患者でもほぼ行き渡り，一般人口の感染者数は6月までの感染者数の2.30倍に増加していたが，透析患者は1.43倍増加しただけであった。
透析患者は高齢者が多いためワクチンが行き渡っており，感染増加が少ないのかもしれない。透析患者の感染後死亡率は低下したが，相変わらず高齢者は罹患している。
（日本透析医会・日本透析医学会・日本腎臓学会 新型コロナウイルス感染対策合同委員会.「透析施設におけるCOVID-19感染症例報告」より作成）

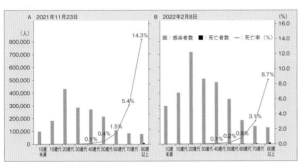

図7．2021年11月23日時点（A），2022年2月8日時点（B）の国内累積感染者数と死亡率
この2.5ヵ月で各年代層で感染者数がほぼ倍増したが，各年代の死亡率は約半分に低下した。
（https://covid19.mhlw.go.jpより作図）

低下している。分母の感染者数はほぼ倍増しているが，死亡者は1,000人ほどしか増えておらず，この間の死亡率は $(19,410-18,343)/(3,364,766-1,722,034)=1,067/1,642,732=0.0006495$，つまり0.065％まで低下したことになる。年代別感染者数と死亡率は2021年12月21日～2022年2月8日までの感染者数と死亡率，感染者全体での年代別割合をみると，50歳未満78.2％，70歳以上7.2％と6月からの半年間の4.4％と比較して，高齢者の感染も増えている（**図8**）。これは，ワクチン2回接種から時間が経ち，ワクチンの効果が減弱したためと，ワクチンによる感染予防効果がデルタ株よりオミクロン株で劣るためと考えられる。死亡率は80歳以上でも1.17％と**図3**，**図5**，**図7**と比較し，格段に成績が改善していることがわかる。しかし，2022年2月12日の報道では，デルタ株流行時（2021年6月30日～10月5日）では死亡者に占める70歳以上の割合は72％であったが，オミクロン株の流行時（2022年1月5日～2月8日）の死亡者における高齢者の割合は70歳代が20％，80歳以上はなんと71％を占めているという[2]。デンマークなどのワクチン3回接種が進み，マスク着用などの生活制限を解除してCOVID-19との共生に舵を切った国において，高齢者の重症化がどのようになっていくかを注視したい。

一方，**図9**に示すが，透析患者でも同時期の感染拡大が著しかった1.5ヵ月で1,000人以上の感染報告があった。しかし，2022年2月と第6波の途中で転帰判明まで至っていない時点だが重症化は軽減しており，死亡率は転帰不明者を除けば8.9％まで低下していた。

第1～6波までの透析患者における感染者数・死亡者数・死亡率を**図10**に示す。明らかにワクチン2回接種後から死亡率が低下していることがわかる。ただしこの時点で第6波は進行中であり，入院中の患者の転帰が明らかになると，第6波のデータは大きく変化することが予想されるため注意が必要である。

■ 透析方法による違い

透析方法により，感染率，死亡率の違いが報告されている[3]-[5]。そのなかで，在宅透析の感染率は

2 予防と治療

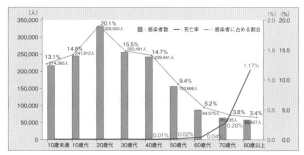

図8．オミクロン株流行時期（2021年12月21日～2022年2月8日まで）の国内年代別感染状況と死亡率
（https://covid19.mhlw.go.jpより作図）

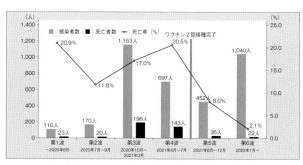

図10．2022年2月10日時点の第1～6波の透析患者感染者数・死亡者数・死亡率（転帰不明者を含む）
（日本透析医会・日本透析医学会・日本腎臓学会 新型コロナウイルス感染対策合同委員会.「透析施設におけるCOVID-19感染症例報告」より作成）

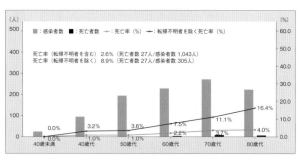

図9．オミクロン株流行時期（2021年12月22日～2022年2月10日まで）の国内透析患者年代別感染状況と死亡率
（日本透析医会・日本透析医学会・日本腎臓学会 新型コロナウイルス感染対策合同委員会.「透析施設におけるCOVID-19感染症例報告」より作成）

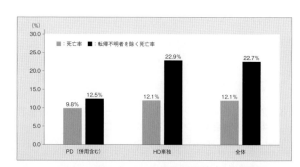

図11．2022年2月10日時点の透析療法別の死亡率
（日本透析医会・日本透析医学会・日本腎臓学会 新型コロナウイルス感染対策合同委員会.「透析施設におけるCOVID-19感染症例報告」より作成）

低い報告が多い。わが国の報告を時系列で振り返る。一般人口を1億2,693万人，透析患者人口は34万人，腹膜透析（peritoneal dialysis：PD）患者人口を1万人として簡易計算をすると，2021年6月3日時点での罹患率は，

一般人：752,080÷12,693万人×100＝0.593％

透析患者［血液透析（hemodialysis：HD）とPDを含む］：1,860÷34万人×100＝0.547％

PD患者：26÷1万人×100＝0.26％

と，透析患者（HD＋PD）の罹患率は一般人口と変わらないがPD患者は約半分であった。ほぼワクチン2回接種完了した2021年11月25日の時点では，

一般人：1,722,222÷12,693万人×100＝1.36％

透析患者：2,669÷34万人×100＝0.79％

PD患者：43÷1万人×100＝0.43％

であった。ワクチン2回接種完了で一般人口より

HD患者も感染率が少なくなったが，PD患者は一般人口の3分の1未満となった。さらに2022年2月10日時点では，

一般人：3,764,458÷12,693万人×100＝2.97％

透析患者：3,730÷34万人×100＝1.10％

PD患者：51÷1万人×100＝0.51％

と，さらに一般人口より透析患者感染率は少なくなり，PD患者は一般人口の約6分の1程度までとなっている[6]。

重症化・死亡率については，合同委員会のまとめ[7]でHD患者とPD患者では，生命予後に差は認めていなかった。2022年2月10日時点の転帰判明者と転帰不明者を加えたデータを比較してみると，明らかにPD患者のほうがHD患者より転帰判明者で死亡率が低い（**図11**）。

■ おわりに

　2022年2月22日時点で原稿を書き終え，その時点で第6波の感染のピークを越えたであろうとの報道があるが，感染者数，高齢者を中心とする重症患者は減らず，第6波の統計は出版されるときには大きく異なっていることが予想される。出版時にはCOVID-19が収束していることを願う。

文　献

1）COVID-19 Task Force Committee of the Japanese Association of Dialysis Physicians；Japanese Society for Dialysis Therapy；Japanese Society of Nephrology；Kikuchi K, Nangaku M, Ryuzaki M, et al. COVID-19 of dialysis patients in Japan：Current status and guidance on preventive measures. Ther Apher Dial. 2020；**24**：361-5.

2）コロナ死者国内2万人．読売新聞2022年2月12日朝刊2面.

3）Weinhandl ED, Wetmore JB, Peng Y, et al. Initial Effects of COVID-19 on Patients with ESKD. J Am Soc Nephrol. 2021；**32**：1444-53.

4）Perl J, Thomas D, Tang Y, et al. COVID-19 among Adults Receiving Home versus In-Center Dialysis. Clin J Am Soc Nephrol. 2021；**16**：1410-2.

5）Cozzolino M, Conte F, Zappulo F, et al. COVID-19 pandemic era：is it time to promote home dialysis and peritoneal dialysis? Clin Kidney J. 2021；**14**：i6-13.

6）日本透析医会・日本透析医学会・日本腎臓学会新型コロナウイルス感染対策合同委員会．透析患者における累積の新型コロナウイルス感染者の登録数（2022年2月10日16時 時点）．https://www.jsdt.or.jp/info/3520.html（閲覧：2022-2-25）

7）Kikuchi K, Nangaku M, Ryuzaki M, et al；COVID-19 Task Force Committee of the Japanese Association of Dialysis Physicians, the Japanese Society for Dialysis Therapy, and the Japanese Society of Nephrology. Survival and predictive factors in dialysis patients with COVID-19 in Japan：a nationwide cohort study. Ren Replace Ther. 2021；**7**：59.

2．病態，治療法と予後

菊地　　勘　医療法人社団豊済会下落合クリニック（東京都新宿区）
Kan Kikuchi

本稿は，「透析フロンティア」No.148（2022年5月号）掲載時点の内容であり，新型コロナウイルス感染症（COVID-19）については，最新の情報を確認いただきたい。

＜No.148＞ 特集「腎代替療法患者の新型コロナウイルス感染症」（Vol.32 No.2 2022）

■ 日本透析医会・日本透析医学会・日本腎臓学会による，新型コロナウイルス感染対策合同委員会のCOVID-19透析患者レジストリからの解析

　新型コロナウイルス感染対策合同委員会のCOVID-19透析患者レジストリを使用して，2021年6月19日（日本の第4波終了）までに登録された患者のうち，年齢や転帰などの不明を除く，1,010人を解析の対象とした[1]。

1．致死率と患者背景や合併症による生存分析（表1）

　死亡をイベントとする多変量COX回帰分析を行った。独立変数は，COVID-19の発生が5例未満施設か5例以上施設，年齢（60歳未満・60歳代・

2　予防と治療

表1．死亡をイベントとする多変量COX回帰分析の結果

	HR	95%CI		p値
		下限	上限	
年齢（Ref.60歳未満）				
60歳代	1.58	0.90	2.77	0.109
70歳以上	4.92	3.10	7.80	<0.001
性別（Ref.M）	0.82	0.60	1.11	0.202
原疾患（Ref.慢性糸球体腎炎）				
糖尿病	1.16	0.46	2.95	0.751
腎硬化症	0.94	0.55	1.61	0.829
その他	1.56	0.91	2.68	0.106
透析歴（Ref.1年未満）				
1～5年未満	2.07	1.21	3.53	0.008
5～10年未満	2.00	1.16	3.45	0.013
10～15年未満	2.69	1.49	4.85	0.001
15年以上	2.68	1.48	4.88	0.001
合併症　糖尿病	1.12	0.45	2.77	0.813
高血圧	0.87	0.65	1.16	0.337
心血管疾患	1.25	0.94	1.68	0.130
慢性呼吸器疾患	0.87	0.55	1.38	0.561
末梢動脈疾患	1.49	1.05	2.10	0.025
悪性腫瘍	0.91	0.62	1.33	0.626
酸素投与（Ref.投与なし）				
酸素投与	3.44	2.06	5.73	<0.001
人工呼吸器またはECMO使用	6.72	3.86	11.69	<0.001
レムデシビル投与（Ref.投与なし）	0.60	0.37	0.98	0.041
デキサメタゾン投与（Ref.投与なし）	1.36	1.01	1.83	0.040

独立変数は，COVID-19の発生が5例未満施設か5例以上施設，年齢（60歳未満・60歳代・70歳以上），性別，原疾患（慢性糸球体腎炎・糖尿病・腎硬化症・その他），透析歴（1年未満・1～5年未満・5～10年未満・10～15年未満・15年以上），合併する基礎疾患（糖尿病，高血圧，心血管疾患，慢性呼吸器疾患，末梢動脈疾患，悪性腫瘍），酸素投与（酸素投与のありなし，人工呼吸器またはECMO使用のありなし），レムデシビルの投与ありなし，デキサメタゾン投与ありなしを使用した。

70歳以上），性別，原疾患（慢性糸球体腎炎・糖尿病・腎硬化症・その他），透析歴（1年未満・1～5年未満・5～10年未満・10～15年未満・15年以上），合併する基礎疾患（糖尿病，高血圧，心血管疾患，慢性呼吸器疾患，末梢動脈疾患，悪性腫瘍），酸素投与［酸素投与のありなし，人工呼吸器または体外式膜型人工肺（extracorporeal membrane oxygenation：ECMO）使用のありなし］，レムデシビルの投与ありなし，デキサメタゾン投与ありなしを使用した。

多変量COX回帰分析では60歳未満を参照とすると，60歳代でハザード比（hezard ratio：HR）1.58［95％信頼区間（CI）：0.90～2.77］，70歳以上でHR 4.92（95％CI：3.10～7.80）であり，70歳以上で有意な致死率の上昇を認めた。また，多変量COX回帰分析では，透析歴の上昇とともに有意な致死率の上昇を認め，性別や透析導入原疾患に差は認めなかっ

た。合併症では，末梢動脈疾患がHR 1.49（95％CI：1.05～2.10）と有意な致死率の上昇を認めた。

2．死亡に与える要因（表2）

死亡をイベントとするデータを使用した多変量COX回帰分析を行った。独立変数は，年齢（60歳未満・60歳代・70歳以上），性別，原疾患（慢性糸球体腎炎・糖尿病・腎硬化症・その他），透析歴（1年未満・1～5年未満・5～10年未満・10～15年未満・15年以上），ボディマス指数（body mass index：BMI），アルブミン，尿素窒素，クレアチニン，C反応性蛋白（C-reactive protein：CRP），白血球数，ヘモグロビン，血小板数を使用した。

多変量COX回帰分析では，BMIが1上昇するごとのHR 1.10（95％CI：1.01～1.19）とBMIが高くなるにつれ死亡リスクが上昇することがわかった。また，アルブミンのHR 0.48（95％CI：0.24～0.97）と

表2. 死亡をイベントとするデータを使用した多変量COX回帰分析の結果

| | HR | 95%CI | | p値 |
		下限	上限	
年齢（Ref.60歳未満）				
60歳代	2.73	0.96	7.79	0.061
70歳以上	6.03	1.98	18.42	0.002
性別（Ref.M）	0.60	0.29	1.26	0.177
原疾患（Ref.慢性糸球体腎炎）				
糖尿病	1.08	0.46	2.54	0.866
腎硬化症	1.76	0.60	5.12	0.302
その他	1.87	0.60	5.85	0.280
透析歴（Ref.1年未満）				
1～5年未満	8.99	1.06	76.15	0.044
5～10年未満	9.65	1.16	80.44	0.036
10～15年未満	21.91	2.15	223.26	0.009
15年以上	22.76	2.50	207.23	0.006
データ　BMI	1.10	1.01	1.19	0.021
アルブミン	0.48	0.24	0.97	0.040
尿素窒素	1.02	1.00	1.04	0.039
クレアチニン	0.91	0.79	1.04	0.166
CRP（対数変換値）	1.26	1.01	1.56	0.041
白血球数（対数変換値）	1.54	0.87	2.73	0.137
ヘモグロビン	1.06	0.87	1.30	0.565
血小板数（対数変換値）	1.09	0.66	1.82	0.730

独立変数は，年齢（60歳未満・60歳代・70歳以上），性別，原疾患（慢性糸球体腎炎・糖尿病・腎硬化症・その他），透析歴（1年未満・1～5年未満・5～10年未満・10～15年未満・15年以上），BMI，アルブミン，尿素窒素，クレアチニン，CRP，白血球数，ヘモグロビン，血小板数を使用した。データはすべて値が1上昇するごとのHRを示している。

アルブミンが1上がるたびに死亡のリスクが減少する。炎症を表すCRPのHR 1.26（95%CI：1.01～1.56）とCRPが1上がるごとに死亡のリスクが上昇する。

前項1と2の結果より，透析歴が長く高齢であることが死亡に対するリスク因子となっている。また，末梢動脈疾患の合併が有意なリスク因子であった。米国からも年齢や末梢動脈疾患がリスク因子として示されており[2]，わが国の透析患者においても同様の結果であった。COVID-19の病態には，過凝固や血管障害が関与することが報告され[3]，血栓症，炎症反応上昇が症状の悪化と関連することが報告されている[4)-6)]。透析患者で末梢動脈疾患を有する患者は，全身の血管疾患や細動脈疾患を合併していることが多く，このような背景から末梢動脈疾患がリスク因子となったと考えられた。

入院時のデータでは，アルブミンが低く，CRPが高いことが死亡に対するリスク因子であった。栄養（アルブミン），炎症（CRP），先述した末梢動脈疾患がリスクであることから，透析患者で知られているMIA症候群（malnutriton inflammation atherosclerosis syndrome）との関連が考えられる[7)8)]。MIA症候群をベースにもつ患者は，COVID-19の重症化や死亡のリスクが高い可能性がある。特に栄養は免疫に関係する重要な因子であることから，COVID-19患者の栄養管理がCOVID-19の病態を左右する重要な要因と考えられた。

一方，BMIが1上昇するごとに死亡に対するリスクが上昇している。一見するとアルブミンの結果と相反するように感じるが，COVID-19患者を診療している先生方の実臨床での実感と同じ結果であったと考えられる。入院時に病態が安定していても，BMIの高い患者のなかには酸素需要量が急激に悪化して，高流量酸素療法や人工呼吸器管理となることを経験する。

■抗ウイルス薬

1. レムデシビル

レムデシビルはRNAポリメラーゼ阻害薬であり，わが国では2020年5月7日に特例承認として使用が開始され，2021年8月12日に保険適用となっている。

2　予防と治療

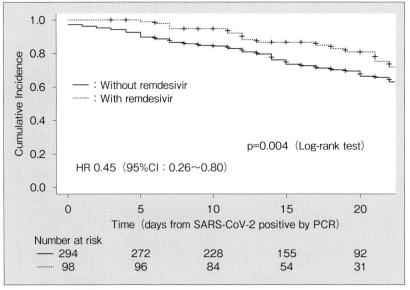

図1．PCR陽性日からのレムデシビル投与ありなしによる死亡

（文献1より引用）

投与方法は，成人には投与初日に200mgを，投与2日目以降は100mgを1日1回，生理食塩液に添加し，30〜120分かけて点滴静注する。目安として，5日目まで投与し，症状の改善が認められない場合には10日目まで投与する[9]。

ただし，腎機能障害患者では，添加剤であるスルホブチルエーテルβ-シクロデキストリンナトリウム（sulfobutylether-β-cyclodextrin：SBECD）が蓄積することが報告されており，推算糸球体濾過量（estimated glomerular filtration rate：eGFR）30mL/分/1.73m²未満では，治療上の有益性が危険性を上回ると判断される場合にのみ投与を考慮することと，添付文書に記載されている。

1）透析患者におけるレムデシビルの投与方法と注意点

2021年8月31日に発行された厚生労働省『新型コロナウイルス感染症（COVID-19）診療の手引き 第5.3版』以降，2022年2月28日に発行された第7.0版まで，透析患者の治療は以下のように記載されている[9]。

- 透析患者におけるレムデシビルの有効性のエビデンスは限られているが，忍容性は一般に高いと考えられる。
- 健常成人に比して，半減期は約2倍，初回投与後

最高血中濃度は約3倍（その代謝産物GS-441524は6倍）になる。

- 血液透析によりGS-441524の血中濃度は約50％にまで低下する。ローディングを行わず100mgを透析4時間前に投与，最大6回まで，などの投与法が報告されている。
- 投与時の注意点は，肝機能障害があらわれることがあるので，定期的な肝機能検査を行うこと，アナフィラキシーを含む過敏症が起こることがあるので，患者の十分な観察を行い，異常を認めた場合はすぐに中止することである。

2）透析患者における
レムデシビルの生命予後に関する研究（図1）

Kikuchiらは，新型コロナウイルス感染対策合同委員会のCOVID-19透析患者レジストリを使用し，透析患者におけるレムデシビルの生命予後に対する効果の研究を行った[1]。レムデシビル投与群と非投与群について，年代と酸素投与（酸素投与のありなし，人工呼吸器かECMO使用のありなし）など，重症化や致死率に重要な因子で1：3のプロペンシティスコア（propensity score：PS）マッチングを行い，生命予後に対するレムデシビルの効果を検討した。PSマッチング後のCox回帰分析では，レムデ

シビル非投与群を参照とした投与群のHR 0.45（95％CI：0.26〜0.80）と，レムデシビル投与による生命予後の改善効果が示された。また，レムデシビル投与群と非投与群で入院後から改善までの期間を比較すると，投与群は16.2±8.1日，非投与群は20.9±13.2日，平均差4.7日（95％CI：2.2〜7.4），p＜0.001と，レムデシビル投与群では入院期間が有意に短縮された。

2．モルヌピラビル

モルヌピラビルは，内服のRNAポリメラーゼ阻害薬であり，わが国では2021年12月24日に特例承認として使用が開始された。投与方法は通常，18歳以上の患者にはモルヌピラビルとして1回800mgを1日2回，5日間経口投与する[9]。日本国内の3施設を含む20ヵ国，107施設でのランダム化二重盲検試験が行われ，発症5日以内の治療開始により，重症化の相対リスクが30％減少したことが報告されている[9]。重度腎機能障害患者（eGFR 30mL/分/1.73m^{2}未満）または透析を必要とする患者におけるモルヌピラビルおよび添加剤であるN-ヒドロキシシチジン（NHC）の薬物動態の評価は実施していないが，モルヌピラビルおよびNHCの主要な消失経路は腎排泄ではないため，腎機能障害がこれらの排泄に影響を及ぼす可能性は低い。したがって，透析患者に対しても前記の投与量および投与方法での治療が可能である。

2022年2月24日時点で，わが国の透析患者 500例に投与されており，死亡者は8人（致死率 1.6％）であり，致死率を低下させていると考えられる[10]。ただし，この致死率の評価には，軽症者に投与されていること，中和抗体薬を併用されている症例があることを勘案する必要がある。

3．ニルマトレルビル/リトナビル

ニルマトレルビル/リトナビルは，内服のプロテアーゼ阻害薬であり，わが国では2022年2月10日に特例承認として使用が開始された。投与方法は，18歳以上の患者には，ニルマトレルビルとして1回300mgおよびリトナビルとして1回100mgを同時に1日2回，5日間経口投与する[9]。日本も参加している国際共同第Ⅱ/Ⅲ相EPIC-HR試験では，発症3日以内の治療開始により重症化のリスクが89％，発症5日以内の治療開始により重症化のリスクが88％減少したことが報告されている[11]。

ただし，リトナビルがCYP3Aにおける薬物代謝を阻害して薬剤の血中濃度を保つ薬剤であるため，CYP3Aで代謝される薬剤の血中濃度をほとんどの場合で上昇させる。このためカルシウム拮抗薬やスタチンなど，多くの薬が影響を受けることから，添付文書でも細かな併用禁忌・注意が設定されている[12]。そして，中等度の腎機能低下（eGFR 30mL/分/1.73m^{2}以上60mL/分/1.73m^{2}未満）では用量調整が必要となり，重度腎機能障害患者（eGFR 30mL/分/1.73m^{2}未満）への投与は推奨しないとされている。

■ 中和抗体薬
（カシリビマブ/イムデビマブ, ソトロビマブ）

カシリビマブ/イムデビマブは，新型コロナウイルス（SARS-CoV-2）のスパイク蛋白に対する中和抗体カシリビマブおよびイムデビマブの2種類を同時に投与する抗体カクテル療法であり，わが国では2021年7月19日に特例承認として使用が開始された。投与方法は成人にはカシリビマブ（遺伝子組換え）およびイムデビマブ（遺伝子組換え）として，それぞれ600mgを併用により単回点滴静注または単回皮下注射する[9]。なお，オミクロン株に対する中和活性が低下していると報告されており，オミクロン株感染者への投与は推奨されない[3]。

ソトロビマブは，SARS-CoV-2スパイク蛋白の受容体結合ドメインに対するモノクローナル抗体であり，わが国では2021年9月27日に特例承認として使用が開始された。投与方法は成人にはソトロビマブ（遺伝子組換え）として，500mgを単回点滴静注する[9]。なお，オミクロン株に対する効果は期待できる。

中和抗体薬は，SARS-CoV-2の宿主細胞への侵入を阻害することにより，体内でのウイルスの増殖を抑制する。透析患者に対しても前記の投与量および投与方法での治療が可能である。

2　予防と治療

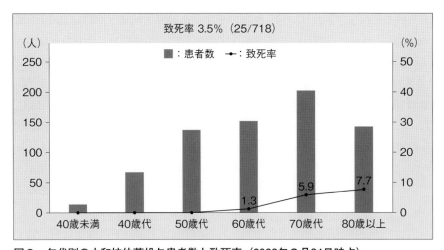

図2．年代別の中和抗体薬投与患者数と致死率（2022年2月24日時点）
（日本透析医会・日本透析医学会・日本腎臓学会 新型コロナウイルス感染対策合同委員会.
「透析施設におけるCOVID-19感染症例報告」より作成）

■ 透析患者における中和抗体薬の効果（図2）

新型コロナウイルス感染対策合同委員会のCOVID-19透析患者レジストリによると，2022年2月24日時点で718例のCOVID-19透析患者に中和抗体薬治療（カシリビマブ/イムデビマブ 163例，ソトロビマブ 555例）が施行され，うち25例の患者が死亡しており，致死率は3.5％であった[10]。透析患者全体の致死率が10.7％（489/4,591）であることから，中和抗体薬の投与により，透析患者の致死率をおよそ3分の1としている。年代別の致死率では，60歳未満の死亡者は0人であり，60歳以上の致死率を3分の1としていることから，すべての世代の透析患者において致死率を抑制している。中和抗体薬の投与は，透析患者の生命予後を改善させる有効な治療法である。

文　献

1) Kikuchi K, Nangaku M, Ryuzaki M, et al ; COVID-19 Task Force Committee of the Japanese Association of Dialysis Physicians, the Japanese Society for Dialysis Therapy, and the Japanese Society of Nephrology. Survival and predictive factors in dialysis patients with COVID-19 in Japan : a nationwide cohort study. Ren Replace Ther. 2021 ; 7 : 59.

2) Hsu CM, Weiner DE, Aweh G, et al. COVID-19 Among US Dialysis Patients : Risk Factors and Outcomes From a National Dialysis Provider. Am J Kidney Dis. 2021 ; 77 : 748-56. e1.

3) Wilhelm A, Widera M, Grikscheit K, et al. Reduced Neutralization of SARS-CoV-2 Omicron Variant by Vaccine Sera and monoclonal antibodies. medRxiv. 2021 ; doi. org/10.1101/2021.12.07.21267432

4) Nopp S, Moik F, Jilma B, et al. Risk of venous thromboembolism in patients with COVID-19 : A systematic review and meta-analysis. Res Pract Thromb Haemost. 2020 ; 4 : 1178-91.

5) Liu YP, Li GM, He J, et al. Combined use of the neutrophil-to-lymphocyte ratio and CRP to predict 7-day disease severity in 84 hospitalized patients with COVID-19 pneumonia : a retrospective cohort study. Ann Transl Med. 2020 ; 8 : 635.

6) Valeri AM, Robbins-Juarez SY, Stevens JS, et al. Presentation and Outcomes of Patients with ESKD and COVID-19. J Am Soc Nephrol. 2020 ; 31 : 1409-15.

7) Stenvinkel P, Heimbürger O, Lindholm B, et al. Are there two types of malnutrition in chronic renal failure? Evidence for relationships

between malnutrition, inflammation and atherosclerosis（MIA syndrome）. Nephrol Dial Transplant. 2000；**15**：953-60.

8）Tonbul HZ, Demir M, Altintepe L, et al. Malnutrition-inflammation-atherosclerosis（MIA）syndrome components in hemodialysis and peritoneal dialysis patients. Ren Fail. 2006；**28**：287-94.

9）厚生労働省．新型コロナウイルス感染症（COVID-19）診療の手引き　第7.0版．https://www.mhlw.go.jp/content/000904149.pdf（閲覧：2022-3-8）

10）日本透析医会・日本透析医学会・日本腎臓学会，

新型コロナウイルス感染対策合同委員会．菊地勘，山川智之，竜崎崇和，他．透析患者における累積の新型コロナウイルス感染者の登録数（2022年2月24日16時 時点）．http://www.touseki-ikai.or.jp/htm/03_info/doc/corona_virus_infected_number_20220225.pdf（閲覧：2022-3-8）

11）Mahase E. Covid-19：Pfizer's paxlovid is 89% effective in patients at risk of serious illness, company reports. BMJ. 2021；**375**：n2713.

12）パキロビッド®パック添付文書．https://www.mhlw.go.jp/content/11123000/000895921.pdf（閲覧：2022-3-8）

3．ワクチンの効果と注意点

加藤　英明　横浜市立大学附属病院感染制御部（横浜市金沢区）
Hideaki Kato

本稿は，「透析フロンティア」No.148（2022年5月号）掲載時の内容をもとに著者による加筆修正を行った（本稿における加筆修正は2024年4月時点の内容である）。
新型コロナウイルス感染症（COVID-19）については，最新の情報を確認いただきたい。

＜No.148＞ 特集「腎代替療法患者の新型コロナウイルス感染症」（Vol.32 No.2 2022）

■ はじめに

　当初，新型コロナウイルス感染症（COVID-19）ワクチンの効果は予想を上回るものであった。免疫逃避が強いオミクロン株が主流となった現在でも，ワクチンによる重症化予防効果は高い。ソーシャルディスタンスやマスクの着用など感染予防対策以外では，ワクチンによる重症化予防と早期の抗ウイルス療法がCOVID-19対策の中核となっている。COVID-19の重症化リスクに肥満，慢性呼吸器疾患と並んで腎機能低下（eGFR 30mL/分/1.73m²未満でオッズ比 2.52）であり，腎不全患者は積極的なワクチン接種を行う必要がある[1]。

■ ワクチンの作用機序

　2024年2月末時点，日本で使用可能なCOVID-19ワクチンはファイザー社製のコミナティ（開発名BNT162b2），武田/モデルナ社製のスパイクバックス™（mRNA-1273），第一三共社製ダイチロナ®の3種類である（**表**）。新型コロナウイルス（SARS-CoV-2）表面のスパイク蛋白をコードするメッセンジャーRNA（mRNA）を脂質ナノ粒子に包含させたものである。mRNAワクチンの開発自体には長い歴史があるが，本来短時間で分解されてしまうmRNAをヒト細胞まで到達させるよう安定化できたことで実用化に至った[2]。投与されたウイルスmRNA配列はヒト細胞の細胞質でSARS-CoV-2のスパイク蛋白をつくり，細胞表面に抗原提示されることで免疫細胞に認識させるものである。

　ワクチンによって誘導される免疫には大きく分けて液性免疫（抗体）と細胞性免疫の2つがあり[3]，液性免疫（抗体）はヒト細胞へのウイルス侵入を阻害するため主に感染防止に寄与し，細胞性免疫はリ

2　予防と治療

表．日本で使用可能なCOVID-19ワクチン（2024年4月末時点）

メーカー	タイプ	対象年齢	起源株に対する有効性※ （感染予防効果）
ファイザー/BioNTech社	mRNA	6ヵ月以上	94.8% （5〜11歳 90.7%）
武田/モデルナ社	mRNA	12歳以上	94.1%
第一三共社	mRNA	12歳以上への追加接種	

(※：文献4〜6より作成)

ンパ球による免疫記憶として主に重症化低減に寄与すると考えられる。インフルエンザワクチンでも同様なように、ワクチン接種はSARS-CoV-2への感染を完全に防ぐことはできない。反面、ワクチン接種者では重症化や罹患後症状が予防されることが報告されており、感染者の診療にあたってはワクチン接種歴を聴取することが必要である。重症化予防効果は長期持続することが報告されているが、最終接種から1年以上経過すると、その効果も低下する。

■ ワクチンによる液性免疫（抗体）

スパイク蛋白は、SARS-CoV-2がヒト細胞に感染する際の鍵（スパイク蛋白）と鍵穴（ACE2受容体）にあたる。ワクチンを接種するとB細胞からスパイク蛋白に対する抗体産生が誘導され、ヒト細胞への侵入がブロックされる。抗体価が高いほど感染予防効果は高く[7]、抗体価が低いと感染が起きやすいことが報告されている[8]。抗体価の評価としては中和抗体価（IC50、NT50）が使われるが、この測定には生ウイルスやシュードウイルスを用いた高度な実験技術が必要である。そこで簡易的にスパイク蛋白のレセプター結合部位に対する抗体（IgG）が抗体価の指標として使用されることが多い。これらは一般の大型検査機器で定量的に測定でき、アボット社（SARS-CoV-2 IgG II Quant抗体検査用試薬）、ロシュ社（Elecsys® Anti-SARS-CoV-2 RUO 抗体検査試薬）などが製品化されている。ただし、どれくらいの数値（抗体価）があれば「感染しない」と定義される基準値は確立していない。筆者の経験としても抗体価が高くても濃厚な接触があれば感染する事例もあり、抗体価をワクチン接種後の評価として

臨床的に用いることは避けるべきである。

■ 抗体価に影響を与える背景因子

一般的に腎不全患者、透析患者ではワクチンによって付与される抗体価は低下する。メタ解析によれば、透析患者でのワクチン無反応者は2〜30%であり、高齢者、副腎皮質ステロイド使用、免疫抑制薬の使用、抗CD20抗体の使用が低い抗体価と関連する[9][10]。透析患者では尿毒症の影響があること、免疫細胞への抗原提示能が低いこと、B細胞の数の低下、ビタミンD欠乏などが影響しているとされている[11]。特に抗体価に強い影響を与えるのは腎移植の有無であり、免疫抑制薬の使用は抗体価低値と関連する[12]。健常者では全例がワクチンによる抗体が付与されたのに対し、透析患者では95.4%、腎移植患者では78.8%であったという報告[13]や、免疫健常者での抗体陽性化率を100%とすると、全身ステロイド治療中では抗体陽性化率は77%、リツキシマブ投与例では39%と著明に低下するという報告がある[14]。エベロリムス［アフィニトール®］、リツキシマブの使用は抗体価低下に影響し特にリツキシマブはB細胞を強く抑制し抗体産生を低下させるため[15]、リツキシマブ投与とワクチン接種は2〜4週間あけることが推奨される[16]。他の免疫抑制薬、シクロホスファミド水和物やステロイド（用量にかかわらず）についてはワクチンのタイミングをずらす必要はない。透析施設では感染集団（クラスター）発生事例が多く報告されている。クラスターが発生する原因としては透析患者では接種後の抗体価低下が早く[17]同一空間を長時間共有するという血液透析独特の療養環境が影響していると推測される。

■ ワクチンによる細胞性免疫と長期的な
　ワクチンの効果

　ワクチンの効果は液性免疫のみでなく，細胞性免疫を誘導する[18]。細胞性免疫はリンパ球による記憶免疫であり，抗体とは違う機序をもち，より長期に維持される可能性がある。抗体価はワクチン接種後6ヵ月すると最高値（2回目接種後1週間）より7分の1に低下し[19]，感染予防効果は93％から53％に低下するが，重症化予防効果は6ヵ月後でも93％維持される[20]。前述のリツキシマブ投与例でも細胞性免疫は付与されることが報告されており[21]，細胞性免疫は抗体価とは必ずしも相関しない[15]。これらを考えると，透析患者においてもワクチンは長期的な重症化予防効果に期待されるところである。われわれが免疫健常者で行った解析においても，抗体価は2回目接種後6ヵ月で15分の1程度に低下したが，細胞性免疫は6ヵ月後でも十分検出されることを確認している[22]。なお，細胞性免疫の評価方法としてはフローサイトメトリーやELISPOT法などが検討されているが，簡便に測定する方法はなく，実臨床では使われることはまずない。

■ ワクチンの副反応と注意点

　COVID-19ワクチンは1回目接種時の局所反応と，2回目接種時の全身症状（発熱，倦怠感）が経験される。これはmRNAワクチンの強い免疫原性によるもので，特に2回目接種で免疫反応にブーストがかかるため，全身症状の副反応が強いことも容易に予測ができる。ただし，3回目接種時の副反応の出現率は2回目接種時と変わらないとされており，3回目接種でより副反応が増強することはないようである[23]。また，ワクチン接種の注意点として即時型アレルギー反応がある。米国では接種を受けた者自身が副反応を登録するVAERSという仕組みがあり，自己報告（self-reporting）ではアレルギー反応が2％に起きたと報告された。ただし，実際に医師が診察してアナフィラキシーと確定したのは0.025％と非常に低く，本当のアナフィラキシーはかなり少ない[24]。アレルギー症状は女性に多い（女性が87.8％）。興味深いことに，1回目の接種でアレルギー症状があった1,366人を調査したところ，2回目接種時にアレルギー症状が出現したのは0.16％にすぎなかった（ただし，重症のアレルギー症状があった78人では2回目接種時にも4.95％に重症のアレルギーが出現した）[25]。これらから強い副反応があっても次の接種を控えるべきでないことはよく説明すべきである。なお，透析患者では副反応は少ないとされており，局所反応（発赤，疼痛）が少なく，2回目接種時の頭痛，筋肉痛が少ないことが報告されている[26]。

　ワクチン独特の副反応として，若年男性での心筋炎発症が報告されており[27]，10万接種あたり1.2〜1.7件と報告されている[28]。その後，行われたメタ解析では，他のワクチンと心筋炎の発生率は変わらないこと，COVID-19感染そのものが心筋炎合併のリスクが高く，ワクチンによる心筋炎はCOVID-19感染による心筋炎の10分の1とされている[29]。

■ ブースターワクチンの効果と今後の展望

　前記のように，COVID-19ワクチンは接種後6ヵ月を経過すると抗体価は低下し，感染予防効果は低下する。しかし，追加接種（ブースター接種）により感染予防効果が維持，増強される可能性が示唆されている。イスラエルからの報告では，60歳以上への2回接種者に比較して3回接種者は平均で感染を11分の1に，重症化を19分の1に低下させた[30]。デルタ株においても2回目接種後34〜37％に低下していた感染予防効果は3回目接種を行うと75.5％に回復する[31]。病院職員を対象としたわれわれの研究では，6回目の接種で5回目接種者よりも抗体価が26％高かった[32]。透析患者においても，3回目接種により抗体価の十分な上昇が認められている[33]。

　懸念されるのは新たな変異株の出現である。新型コロナウイルスはRNAウイルスのため突然変異が多く，今後も新規変異株の出現が懸念される。2022年初頭から流行がはじまったオミクロン株では複数の変異が蓄積されており，免疫から逃れる特徴を強くもっている[34]。ワクチン接種者でのブレイクスルー感染がより多くみられるようになり，既感染者の再感染が一般的になった[35]。しかし，やはりワクチン接種者は感染頻度，入院リスクが低下することも報告されている[36]。COVID-19は全身に強い炎症

2 予防と治療

を惹起し，急性期には神経系の症状や血栓症，亜急性期にはlong-COVIDと呼ばれる神経系や心血管系などの多彩な罹患後症状が特徴である。ワクチン接種者は急性期の心血管，脳血管障害の発症リスクが2分の1に低下すること[37]，罹患後症状のリスクを下げることが報告されている[38]。罹患後症状は軽症者でも10～20％にみられる[39]。透析患者に限定されたデータはまだ限られてはいるが，透析患者は重症化リスクが高いこと，また血液透析の環境自体がクラスター発生リスクの高いことを考えると，定期的なワクチン接種は必要になってくるだろう。2024年4月より，COVID-19ワクチンは定期接種（B類）となった。65歳以上，および60～64歳で一定の基礎疾患を有するものは各自治体が設定する費用で年1回接種可能である（任意接種は自費にはなるが随時可能）。また，他のワクチンとの接種間隔の制限が撤廃され，医師の判断で同時接種可能となった。述べてきたように腎不全患者はワクチン接種のメリットが高く，筆者は年に1回程度の接種を強く勧める。

文　献

1) Williamson EJ, Walker AJ, Bhaskaran K, et al. Factors associated with COVID-19-related death using OpenSAFELY. Nature. 2020；**584**：430-6.

2) Casadevall A. The mRNA vaccine revolution is the dividend from decades of basic science research. J Clin Invest. 2021；**131**：e153721.

3) Kalimuddin S, Tham CYL, Qui M, et al. Early T cell and binding antibody responses are associated with COVID-19 RNA vaccine efficacy onset. Med（N Y）. 2021；**2**：682-8. e4.

4) Polack FP, Thomas SJ, Kitchin N, et al；C4591001 Clinical Trial Group. Safety and Efficacy of the BNT162b2 mRNA Covid-19 Vaccine. N Engl J Med. 2020；**383**：2603-15.

5) Walter EB, Talaat KR, Sabharwal C, et al；C4591007 Clinical Trial Group. Evaluation of the BNT162b2 Covid-19 Vaccine in Children 5 to 11 Years of Age. N Engl J Med. 2022；**386**：35-

46.

6) Baden LR, El Sahly HM, Essink B, et al；COVE Study Group. Efficacy and Safety of the mRNA-1273 SARS-CoV-2 Vaccine. N Engl J Med. 2021；**384**：403-16.

7) Gilbert PB, Montefiori DC, McDermott AB, et al；Immune Assays Team§；Moderna, Inc. Team§；Coronavirus Vaccine Prevention Network（CoVPN）/Coronavirus Efficacy（COVE）Team§；United States Government（USG）/CoVPN Biostatistics Team§. Immune correlates analysis of the mRNA-1273 COVID-19 vaccine efficacy clinical trial. Science. 2022；**375**：43-50.

8) Bergwerk M, Gonen T, Lustig Y, et al. Covid-19 Breakthrough Infections in Vaccinated Health Care Workers. N Engl J Med. 2021；**385**：1474-84.

9) Galmiche S, Luong Nguyen LB, Tartour E, et al. Immunological and clinical efficacy of COVID-19 vaccines in immunocompromised populations：a systematic review. Clin Microbiol Infect. 2022；**28**：163-77.

10) Billany RE, Selvaskandan H, Adenwalla SF, et al. Seroprevalence of antibody to S1 spike protein following vaccination against COVID-19 in patients receiving hemodialysis：a call to arms. Kidney Int. 2021；**99**：1492-4.

11) Hou YC, Lu KC, Kuo KL. The Efficacy of COVID-19 Vaccines in Chronic Kidney Disease and Kidney Transplantation Patients：A Narrative Review. Vaccines（Basel）. 2021；**9**：885.

12) Zitt E, Davidovic T, Schimpf J, et al. The Safety and Immunogenicity of the mRNA-BNT162b2 SARS-CoV-2 Vaccine in Hemodialysis Patients. Front Immunol. 2021；**12**：704773.

13) Crespo M, Barrilado-Jackson A, Padilla E, et al. Negative immune responses to two-dose mRNA COVID-19 vaccines in renal allograft recipients assessed with simple antibody

and interferon gamma release assay cellular monitoring. Am J Transplant. 2022；**22**：786-800.

14）Furer V, Eviatar T, Zisman D, et al. Immunogenicity and safety of the BNT162b2 mRNA COVID-19 vaccine in adult patients with autoimmune inflammatory rheumatic diseases and in the general population：a multicentre study. Ann Rheum Dis. 2021；**80**：1330-8.

15）Stumpf J, Siepmann T, Lindner T, et al. Humoral and cellular immunity to SARS-CoV-2 vaccination in renal transplant versus dialysis patients：A prospective, multicenter observational study using mRNA-1273 or BNT162b2 mRNA vaccine. Lancet Reg Health Eur. 2021 ；**9**：100178.

16）Curtis JR, Johnson SR, Anthony DD, et al. American College of Rheumatology Guidance for COVID-19 Vaccination in Patients With Rheumatic and Musculoskeletal Diseases：Version 3. Arthritis Rheumatol. 2021；**73**：e60-75.

17）Simon B, Rubey H, Treipl A, et al. Haemodialysis patients show a highly diminished antibody response after COVID-19 mRNA vaccination compared with healthy controls. Nephrol Dial Transplant. 2021；**36**：1709-16.

18）Jeyanathan M, Afkhami S, Smaill F, et al. Immunological considerations for COVID-19 vaccine strategies. Nat Rev Immunol. 2020；**20**：615-32.

19）Naaber P, Tserel L, Kangro K, et al. Dynamics of antibody response to BNT162b2 vaccine after six months：a longitudinal prospective study. Lancet Reg Health Eur. 2021；**10**：100208.

20）Tartof SY, Slezak JM, Fischer H, et al. Effectiveness of mRNA BNT162b2 COVID-19 vaccine up to 6 months in a large integrated health system in the USA：a retrospective cohort study. Lancet. 2021；**398**：1407-16.

21）Mrak D, Tobudic S, Koblischke M, et al. SARS-CoV-2 vaccination in rituximab-treated patients：B cells promote humoral immune responses in the presence of T-cell-mediated immunity. Ann Rheum Dis. 2021；**80**：1345-50.

22）Kato H, Miyakawa K, Ohtake N, et al. Vaccine-induced humoral response against SARS-CoV-2 dramatically declined but cellular immunity possibly remained at 6 months post BNT162b2 vaccination. Vaccine. 2022 ；**40**：2652-5.

23）Hause AM, Baggs J, Gee J, et al. Safety Monitoring of an Additional Dose of COVID-19 Vaccine - United States, August 12-September 19, 2021. MMWR Morb Mortal Wkly Rep. 2021；**70**：1379-84.

24）Blumenthal KG, Robinson LB, Camargo CA Jr, et al. Acute Allergic Reactions to mRNA COVID-19 Vaccines. JAMA. 2021；**325**：1562-5.

25）Chu DK, Abrams EM, Golden DBK, et al. Risk of Second Allergic Reaction to SARS-CoV-2 Vaccines：A Systematic Review and Meta-analysis. JAMA Intern Med. 2022；**182**：376-85.

26）Polewska K, Tylicki P, Biedunkiewicz B, et al. Safety and Tolerability of the BNT162b2 mRNA COVID-19 Vaccine in Dialyzed Patients. COViNEPH Project. Medicina（Kaunas）. 2021；**57**：732.

27）Bozkurt B, Kamat I, Hotez PJ. Myocarditis With COVID-19 mRNA Vaccines. Circulation. 2021；**144**：471-84.

28）Mevorach D, Anis E, Cedar N, et al. Myocarditis after BNT162b2 mRNA Vaccine against Covid-19 in Israel. N Engl J Med. 2021；**385**：2140-9.

29）Guo BQ, Li HB, Yang LQ. Incidence of myopericarditis after mRNA COVID-19 vaccination：A meta-analysis with focus on adolescents aged 12-17 years. Vaccine. 2023；**41**：4067-80.

30）Bar-On YM, Goldberg Y, Mandel M, et al.

2　予防と治療

Protection of BNT162b2 Vaccine Booster against Covid-19 in Israel. N Engl J Med. 2021；**385**：1393-400.

31）National Institutes of Health Director's Blog. Latest on Omicron Variant and COVID-19 Vaccine Protection（Posted on December 14th, 2021 by Dr. Francis Collins）. https://directorsblog.nih.gov/2021/12/14/the-latest-on-the-omicron-variant-and-vaccine-protection/（閲覧：2022-3-9）

32）Kato H, Kurosawa T, Horikawa K, et al. Humoral response against spike protein enhanced by fifth and sixth COVID-19 mRNA vaccine in the uninfected and infected subjects. Hum Vaccin Immunother. 2023；**19**：2278376.

33）Bensouna I, Caudwell V, Kubab S, et al. SARS-CoV-2 Antibody Response After a Third Dose of the BNT162b2 Vaccine in Patients Receiving Maintenance Hemodialysis or Peritoneal Dialysis. Am J Kidney Dis. 2022；**79**：185-92. e1.

34）Miyakawa K, Jeremiah SS, Yamaoka Y, et al. Molecular and Epidemiological Characterization of Emerging Immune-Escape Variants of SARS-CoV-2. Front Med（Lausanne）. 2022；**9**：811004.

35）Ma KC, Dorabawila V, León TM, et al. Trends in Laboratory-Confirmed SARS-CoV-2 Reinfections and Associated Hospitalizations and Deaths Among Adults Aged≧18 Years - 18 U.S. Jurisdictions, September 2021-December 2022. MMWR Morb Mortal Wkly Rep. 2023；**72**：683-9.

36）Collie S, Champion J, Moultrie H, et al. Effectiveness of BNT162b2 Vaccine against Omicron Variant in South Africa. N Engl J Med. 2022；**386**：494-6.

37）Kim YE, Huh K, Park YJ, et al. Association Between Vaccination and Acute Myocardial Infarction and Ischemic Stroke After COVID-19 Infection. JAMA. 2022；**328**：887-9.

38）Thaweethai T, Jolley SE, Karlson EW, et al；RECOVER Consortium. Development of a Definition of Postacute Sequelae of SARS-CoV-2 Infection. JAMA. 2023；**329**：1934-46.

39）厚生労働省. 新型コロナウイルス感染症（COVID-19）の罹患後症状について（現状，研究報告，今後の厚生労働省の対応）. https://www.mhlw.go.jp/content/10906000/001146453.pdf（閲覧：2024-1-23）

Q&A　パンデミックは移植医療に どんな影響を与えていますか？

湯沢　賢治　日本移植学会COVID-19対策委員長
Kenji Yuzawa　小美玉市医療センター（茨城県小美玉市）

本稿は，「透析フロンティア」No.148（2022年5月号）掲載時の内容をもとに著者による加筆修正を行った（本稿における加筆修正は2024年2月時点の内容である）。
新型コロナウイルス感染症（COVID-19）については，最新の情報を確認いただきたい。

＜No.148＞ 特集「腎代替療法患者の新型コロナウイルス感染症」（Vol.32 No.2 2022）

2019年末に中国で報告された新型コロナウイルス感染症（COVID-19）は瞬く間に世界中に広がり，生活が一変しました。2024年になっても終息の気配もみえず，すべての医療の現場に大きな影響を与えてきました。

■■■

Q COVID-19の移植医療におけるリスクを教えてください。

A ①移植を受けた患者さん（レシピエント）は免疫抑制薬を内服しており，COVID-19が重症化するリスクがあります。②臓器移植は臓器提供者（ドナー）があって成り立つ医療のため，ドナーから感染するリスクがあります。③亡くなった方から提供される臓器の移植では，提供者の入院している病院に移植医療関係者が臓器摘出に出向く必要があり，その関係者が感染を持ち込んだり，持ち帰るリスクがあります。

■■■

Q COVID-19のリスク回避のための方法を教えてください。

A 日本移植学会は移植医療におけるCOVID-19のリスクを回避し，移植医療を維持するために2020年2月にCOVID-19対策委員会を組織し，2020年3月に「新型コロナウイルス感染症（COVID-19）の移植医療における基本指針（第1版）」を定めて全会員に配信し，その後改定を繰り返し，2023年に第7版に至っています。基本指針は随時更新されますので，最新版は日本移植学会のホームページ[1]を参照してください。

基本指針には移植医療における対応として，移植実施の是非，ドナー候補者のリスク評価，COVID-19から回復したドナー候補者の臓器提供，待機中患者のCOVID-19感染，提供施設への関係者の派遣，院内の診療体制，ワクチン接種，外来通院移植患者のCOVID-19，感染時の免疫抑制薬と治療などについて詳細に記載してあります。これに従っていただければリスクを回避することができます。

■■■

Q 生体腎移植に影響はありましたか？

A COVID-19が日本を席巻した2020年3月に配信した「新型コロナウイルス感染症（COVID-19）の移植医療における基本指針（第1版）」では，当時COVID-19の治療法がなく，PCR検査もできなかったため，待機が可能な生体腎移植は，ドナーからの伝播，レシピエントの移植後免疫抑制下での市中感染の可能性から，状況が好転するまで停止することが望ましいとしました。生体腎移植は2019年では1,827例ありましたが，2020年には1,570例と減少しました。2019年には平均すると月150例程度だった生体腎移植ですが，2020年2月から減少し，4月には51例，5月には68例と報告されています[2]。

中止あるいは延期されていた生体腎移植の再開については，COVID-19のリスク回避のために2020年5月に配信した「新型コロナウイルス感染症（COVID-19）の移植医療における基本指針（第4版）」に「生体腎

2 | 予防と治療

移植再開チェックリスト」を添付し[3]，配信しました。腎移植施設ではこれを用いて安全に生体腎移植が行われています。2020年7月には155例の生体腎移植が行われ[2]，以後，例年並みに生体腎移植は維持されています。

■■■

Q 亡くなった方からの腎提供と腎移植に影響はありましたか？

A COVID-19患者さんを治療する集中治療の切迫した医療現場において，脳死下，心停止後の臓器提供は一時激減しました。臓器提供者数は，2019年には脳死下は97例，心停止後は28例ありましたが，2020年には脳死下は68例，心停止後は9例でした。腎移植例数は2019年には脳死下 176例，心停止後 54例でしたが，2020年には脳死下 124例となり，特に心停止後は17例と激減しました[4]。脳死下臓器提供に比べて心停止後臓器提供が大きく減少したのは，医療切迫の集中治療現場で，限られた時間での対応に困難があるためと考えられます。

減少したとはいえ，COVID-19蔓延の集中治療の現場において，臓器提供は絶えることなく続いています。私たち移植医療従事者は，患者さんやその家族の意志に応えるべく臓器提供にかかわっていただいた医療者のみならず関係者の方々に深く感謝いたします。

■■■

Q 腎移植患者さんがCOVID-19に罹患すると危険ですか？

A 腎移植を受けた患者さんは免疫抑制薬を内服しているだけでなく，基礎疾患として糖尿病，高血圧，心疾患などを有する人が多く，重症化のリスクがあります。しかし，免疫抑制薬を減らすことは拒絶反応のリスクがあるため慎重を要します。2021年12月末までの集計では腎移植患者さんのCOVID-19感染者は225人で，そのうち15人が亡くなっていて死亡率は6.7%になります[1]。これは同時期の一般人の死亡率

1.1%の6倍で，移植患者さんが感染すると重症化することがわかります。しかし，同時期の血液透析患者さんのCOVID-19による死亡率は10%を越えており[5]，移植患者さんは免疫抑制薬を内服しているにもかかわらず，その死亡率は血液透析患者さんよりはるかに低いことがわかります。

腎移植患者さんのCOVID-19治療にあたっては，重症化のスピードが速く，軽症のうちから治療介入が求められます。しかし，治療薬によっては免疫抑制薬の血中濃度を上昇させるものもあり，注意が必要です[1]。

■■■

Q 腎移植患者さんのワクチン接種は勧められますか？

A 日本移植学会ではCOVID-19ワクチンは「生き残りのためのワクチンである」として，移植患者さんやその家族，そして移植医療従事者にワクチンの接種を推奨しました。そして，まず医療従事者自らがワクチンを接種し，移植患者さんに助言しましょうとの提言を出しています[1]。免疫抑制薬を内服している移植患者さんではワクチンの効果が低い可能性がありますが，有効性は報告されており，感染した場合の重症化リスクが高いので積極的な接種が推奨されます[1]。

文　献

1）日本移植学会．https://www.asas.or.jp/jst/（閲覧：2024-2-1）
2）山永成美，吉川美喜子，蔵満薫，他．COVID-19と腎移植医療．日臨腎移植会誌．2021；**9**：62-72.
3）日本移植学会．新型コロナウイルス感染症（COVID-19）の移植医療における基本指針（第4版）．別添1　生体腎移植再開チェックリスト．https://square.umin.ac.jp/jst-covid-19/images/guidance4.pdf（閲覧：2024-2-1）
4）日本臨床腎移植学会・日本移植学会．腎移植臨床登録集計報告（2021）2020年実施症例の集計報告と追跡調査結果．2021；**56**：195-216.
5）日本透析医会．http://www.touseki-ikai.or.jp（閲覧：2021年12月末時点）

第 **2** 章

透析患者の合併症

1．心臓弁膜症
1．総論　心臓弁膜症―透析患者での病因と予後への影響―
2．透析患者における大動脈弁狭窄症の特徴および内科的治療について
3．透析患者の弁膜症手術
4．透析患者の弁膜症に対するカテーテル治療の現状

2．末梢動脈疾患
1．末梢動脈疾患の疫学と病態
2．フットケア
3．治療（適応と限界）
　　1）内科的治療
　　2）透析患者の足潰瘍の創傷管理（特に外科的療法）

Q＆A①　末梢動脈疾患の検出，モニタリングに
　　　　どのような客観的評価がよいでしょうか？
Q＆A②　透析患者の包括的高度慢性下肢虚血（CLTI）における
　　　　吸着療法（レオカーナ®）について

3．骨折
Q＆A　骨折ハイリスク透析患者に対する薬物療法はどうしたらいいですか？

4．腎性貧血
1．低酸素誘導因子プロリン水酸化酵素阻害薬の基礎
2．低酸素誘導因子プロリン水酸化酵素阻害薬の臨床
3．新しい鉄剤と使用法の進歩

5．便秘
1．CKD・透析患者の便秘の実態
2．進歩している便秘の薬物療法
3．腸内細菌叢の相違が宿主の疾患や予後に及ぼす影響

Q＆A①　透析患者への食事面での便秘対策はどうしたらいいですか？
Q＆A②　CKD・透析患者の便秘に対して生活習慣の面からのアプローチを
　　　　どうすべきですか？

6．カリウム管理
1．カリウム異常とCKD・透析患者の予後
2．RAA系阻害薬の継続・中止と腎・心血管予後
3．透析患者におけるカリウム摂取
4．新規高カリウム血症改善薬の有用性と適応

1　心臓弁膜症

1. 総論　心臓弁膜症
—透析患者での病因と予後への影響—

常喜　信彦　日高　舞
Nobuhiko Joki　*Mai Hitaka*

東邦大学医療センター大橋病院腎臓内科（東京都目黒区）

<No.149> 特集「透析患者の心臓弁膜症」 （Vol.32 No.3 2022）

■ はじめに

　透析患者の心合併症は，その焦点が粥状動脈硬化による閉塞や狭窄に由来する動脈硬化性の合併症から，非動脈硬化性の合併症に移り変わりつつある。心筋障害から分けるならば，虚血性心筋症ではなく非虚血性心筋症ということになる。アウトカムでは，急性心筋梗塞や不安定狭心症ではなく，心不全死や入院を要する心不全，致死性不整脈による心臓突然死などになる。透析患者では貧血や鉄欠乏，血管石灰化，心臓弁石灰化など，虚血性心疾患によらない心筋障害の原因となりうる病態が多く潜在する。今回は心臓弁膜症に焦点を絞って概説する。

■ 透析患者の心臓弁膜症の頻度

　維持透析患者に認められる心臓弁膜症はほとんどが後天的なものであり，弁尖，弁輪の異所性石灰化を中心とした変性・硬化が中心の弁膜疾患である。弁石灰化の合併率は健常人に比して腎臓病患者では数倍高率であるといわれている。複数の報告をまとめてみると，僧帽弁での有病率は25〜59%，大動脈弁では28〜55%となる[1]。これは弁石灰化の有無から算出されたものであり，厳密な弁膜症の合併頻度とは異なるかもしれない。なぜならば，弁石灰化の有無は臨床的には重大なアウトカムではなく，弁の石灰化により弁機能不全が起こり，心臓の形態的，機能的異常から自覚症状ないし入院を必要とする心不全などを発症したときに，重大イベント，すなわち弁膜症性心筋症として解釈されるからである。弁石灰化の有無を評価することは，臨床上2つの大きな意味をもつ。1つは弁石灰化を今現在合併していることが最も強力な弁石灰化の進行の危険因子とし

て捉えられているからである。したがって，経過観察すると当然のことながら弁石灰化合併患者が非合併患者に比して心イベントが多く発生することになる[2]。すなわち，イベント予知としての意味が2つ目である。個人的には透析患者では弁石灰化の有無を心臓弁膜症の有無と捉えてよいのではないかと考えている。

■ 発症病態[1]

1. 遺伝的素因

　リポプロテイン（a）の遺伝子多型やpro-inflammatory蛋白の遺伝子異常と心臓弁膜症発症の関連が指摘されている。透析患者における関与については十分に調査されていないと思われる。また，大動脈弁では先天性二尖弁が大動脈弁狭窄症の危険因子である。

2. メカニカルストレス

　弁はメカニカルストレスを常に受けつづける。高流速，降圧，その繰り返しが線維化や石灰化に寄与することが指摘されている。透析患者においては，貧血，内シャント，体重増加，体液過剰，高血圧など，健常人に比して弁にメカニカルストレスの負荷がかかりつづける。カルシウム（Ca）・リン（P）代謝異常の管理も重要だが，血圧，体重，貧血管理も重要である。

3. 炎症・代謝性因子

　脂質異常症，糖尿病など代謝疾患と心臓弁膜症の強い関連が指摘されている。また，石灰化弁局所では白血球やマクロファージの浸潤がしばしば確認さ

れ，慢性炎症病態が深く関与する。

4．ミネラル骨代謝異常
（mineral and bone disorder：MBD）

　高Ca血症，高P血症，低マグネシウム（Mg）血症，代謝性アルカローシス，副甲状腺機能亢進症，スクレロスチンや線維芽細胞増殖因子-23（fibroblast growth factor-23：FGF-23）の上昇，Klothoの低下が弁石灰化と関連する。

5．薬剤

　Ca製剤，Ca含有P吸着剤の使用と弁石灰化の関連が指摘されている。ワルファリンカリウムの使用や過剰な活性型ビタミンD$_3$製剤の使用も弁石灰化に関連するという報告があるが，否定する報告もある。

　近年，わが国の血液透析患者と大動脈弁狭窄症との関連因子を探索した横断研究[3]では，加齢，透析歴，糖尿病，血清Ca値は正に関連し，活性型ビタミンD$_3$製剤の使用，ヘモグロビン（Hb）値は負に関連することが報告されている。

■ 心臓弁膜症の診断と評価

　診断は心臓超音波検査とCT検査による評価であり，それぞれ利点と欠点がある。心臓超音波検査では弁尖，弁輪部の石灰化といった部位別に評価[4]することができる一方で，その評価は石灰化の有無に限定され定量評価は不可能である。心臓超音波検査の最大の利点は，心臓の機能評価をすることができる点である。大動脈弁石灰化の重症化は弁の解放制限から狭窄症に至らしめるが，その機能重症度評価項目である弁口面積，大動脈弁圧較差，血流速度を把握することができる。CT検査はAgatston scoreにより石灰化を定量評価できる有利な点がある。また，弁石灰化の容積を計測したvolume scoreの報告もある[5]。CT検査の弱点は機能評価が行えない点である。施行施設が限定される点からも，個人的には心臓超音波検査での評価を推奨する。

■ 予後

　一般の大動脈弁狭窄症患者における弁口面積狭窄は年間平均0.1cm^{2}の速度で進行するのに対し，透析患者では年間0.23cm^{2}であると報告されており[6]，透析患者では急速に進行する。大動脈弁石灰化の新規発症は年間1.5～8.0％であり，診断後の平均生存期間は23ヵ月ときわめて悪い[6]。また，弁石灰化の合併と予後を検証した透析患者のメタ解析においても，総死亡や心血管死との強い関連が示されている[7]。

■ おわりに

　このような背景を俯瞰してみると，透析患者では心臓弁膜症発症の素地が多く潜在していることがうかがえる。逆に，その予防には多面的な評価と介入が必要であることを物語っている。非動脈硬化性心筋症の原因としての心臓弁膜症対策が急務である。

文　献

1）Ureña-Torres P, D'Marco L, Raggi P, et al. Valvular heart disease and calcification in CKD：more common than appreciated. Nephrol Dial Transplant. 2020；**35**：2046-53.
2）Wang AY, Wang M, Woo J, et al. Cardiac valve calcification as an important predictor for all-cause mortality and cardiovascular mortality in long-term peritoneal dialysis patients：a prospective study. J Am Soc Nephrol. 2003；**14**：159-68.
3）Sasakawa Y, Okamoto N, Fujii M, et al. Factors associated with aortic valve stenosis in Japanese patients with end-stage kidney disease. BMC Nephrol. 2022；**23**：129.
4）Bittrick J, D'Cruz IA, Wall BM, et al. Differences and similarities between patients with and without end-stage renal disease, with regard to location of intracardiac calcification. Echocardiography. 2002；**19**：1-6.
5）Raggi P, Chertow GM, Torres PU, et al；ADVANCE Study Group. The ADVANCE study：a randomized study to evaluate the effects of cinacalcet plus low-dose vitamin D on vascular calcification in patients on

hemodialysis. Nephrol Dial Transplant. 2011；
26：1327-39.

6) Ureña P, Malergue MC, Goldfarb B, et
al. Evolutive aortic stenosis in hemodialysis
patients：analysis of risk factors. Nephrologie.
1999；**20**：217-25.

7) Wang Z, Jiang A, Wei F, et al. Cardiac valve
calcification and risk of cardiovascular or all-
cause mortality in dialysis patients：a meta-
analysis. BMC Cardiovasc Disord. 2018；**18**：12.

2. 透析患者における大動脈弁狭窄症の特徴 および内科的治療について

岡本　英久　　藤井　秀毅
Hidehisa Okamoto　　*Hideki Fujii*

神戸大学医学部研究科腎臓内科／腎・血液浄化センター（神戸市中央区）

<No.149> 特集「透析患者の心臓弁膜症」（Vol.32 No.3 2022）

■ はじめに

透析患者における心血管疾患（cardiovascular disease：CVD）は予後に関連する重要な合併症である。心不全，冠動脈疾患が多く認められる病態であるが，心不全の原因ともなりうる弁膜症も重要な病態となる。透析患者において，大動脈弁狭窄症（aortic stenosis：AS）は最も頻度の高い弁膜症であり，重度のASが占める割合は65歳以上の一般人口のうち1.0～2.0%に比して，透析患者においては3.3%と有意に高い[1]。本稿では，透析患者におけるASの特徴と内科的治療について概説する。

■ 透析患者におけるASの特徴

透析患者における大動脈弁石灰化の病態は，加齢，糖尿病，高血圧症，脂質異常症，喫煙などの古典的因子に加え，ミネラル骨代謝異常（mineral and bone disorder：MBD），尿毒症物質，長期透析，慢性炎症，酸化ストレスなどの非古典的因子が強くかかわる。なかでも，特にMBDおよび加齢は大きな影響を及ぼす危険因子と考えられる。MBDは透析患者において重要な病態であるが，CVD既往のない非透析患者を対象とした研究においても，血清カルシウム（Ca）濃度，血清副甲状腺ホルモン濃度，血清25(OH)ビタミンD濃度は弁石灰化と関係しなかったが，血清リン（P）濃度は有意な関係を認めたと報告されている[2]。また，透析患者と非透析患者を対象とした研究において，透析患者では年齢と大動脈弁弁口面積に有意な相関関係を認めたが，非透析患者では有意な関係性は認められておらず，特に透析患者では年齢の影響が強く出る可能性があると考える[3]。われわれの検討においても，透析導入時の患者において60歳未満と80歳以上で心臓弁石灰化の程度を比較すると，僧帽弁石灰化には2群で差が認められなかったが，大動脈弁石灰化は80歳以上の高齢者において有意に高度であった[4]。

また，透析患者における弁口面積狭窄の進行速度は報告によりばらつきがあるものの，一般人口の0.05～0.1cm^2/年と比較し，0.23cm^2/年とかなり速いことが知られている[5]。さらに，透析患者では狭窄の程度が軽度であっても心筋梗塞やその他の心血管死亡を5年間で50%増加させることが報告されている[6]。さらに，弁石灰化と冠動脈石灰化の有病率も相関しているとの報告もある[7]。以上より，高P血症，加齢は，透析患者におけるASの進行に関して，特に重要な因子であると考えられる。

■ ASに対する内科的治療

弁石灰化進展を抑制する有効な治療はないもの

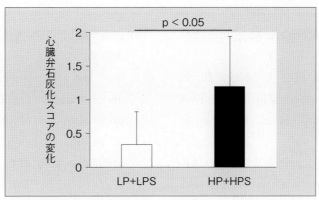

図. 血清P濃度，頚動脈プラークの程度による弁石灰化スコア
血清P濃度低値＋軽度の頚動脈プラーク群と比較し，血清P濃度高値＋高度の頚動脈プラーク群において有意に弁石灰化が進行しやすいと考えられた。
LP＋LPS：血清P濃度低値＋動脈プラークスコア低値群
HP＋HPS：血清P濃度高値＋動脈プラークスコア高値群
（文献11より改変引用）

の，弁石灰化を進展させる危険因子は前述の通り複数あり，それぞれについて厳格に管理することが重要である。病態機序から考えると，厳格な脂質，血圧コントロールによる動脈硬化進展の抑制と前述の通り高P血症のコントロールによる石灰化進展抑制が重要ではないかと考えられる。

しかしながら，脂質管理に関しては非透析患者における過去の無作為化比較試験ではいずれの研究においてもHMG-CoA還元酵素阻害薬投与によりASの進行を抑制できなかった[8)-10)]。一方，われわれの検討では，高P血症と高度の頚動脈プラークを有する透析患者で特に弁石灰化が進行しやすいことが推測された（**図**)[11)]。透析患者でも厳格なPのコントロールにより，HMG-CoA還元酵素阻害薬のCVDへの効果が期待できることが最近の研究で報告されている[12)]。このように，弁石灰化，ASの進行には複数の因子が関与することがわかっており，脂質のみのコントロールでは不十分であることが考えられ，透析患者では特に高P血症の是正が重要であると考えられる。

また，Ca受容体作動薬であるシナカルセト塩酸塩の石灰化に対する効果を検証した研究であるADVANCE studyでは，シナカルセト塩酸塩と低用量ビタミンD製剤の併用療法が心臓弁の石灰化進展抑制に有効であることが示されている[13)]。したがっ

て，透析患者では古典的な危険因子のコントロールのみならずMBDのコントロールが重要ではないかと考えられる。

■ おわりに

本稿では透析患者における重要な合併症であるCVD，特にASに関して概説した。透析患者の高齢化に伴い，ASは頻度がより高くなっている傾向にある。透析患者は非透析患者と少し病態が異なるため，透析患者の特殊性を考慮した治療を考えるべきであると考える。

文　献

1) Umana E, Ahmed W, Alpert MA. Valvular and perivalvular abnormalities in end-stage renal disease. Am J Med Sci. 2003；**325**：237-42.

2) Linefsky JP, O'Brien KD, Katz R, et al. Association of serum phosphate levels with aortic valve sclerosis and annular calcification：the cardiovascular health study. J Am Coll Cardiol. 2011；**58**：291-7.

3) London GM, Pannier B, Marchais SJ, et al. Calcification of the aortic valve in the dialyzed patient. J Am Soc Nephrol. 2000；**11**：778-83.

4) Fujii H, Nakai K, Goto S, et al. Clinical

characteristics of very elderly patients at hemodialysis initiation. Intern Med. 2015；**54**：579-83.

5) Ureňa P, Malergue MC, Goldfarb B, et al. Evolutive aortic stenosis in hemodialysis patients：analysis of risk factors. Nephrologie. 1999；**20**：217-25.

6) Raggi P, Bellasi A, Gamboa C, et al. All-cause mortality in hemodialysis patients with heart valve calcification. Clin J Am Soc Nephrol. 2011；**6**：1990-5.

7) Wang AY, Ho SS, Wang M, et al. Cardiac valvular calcification as a marker of atherosclerosis and arterial calcification in end-stage renal disease. Arch Intern Med. 2005；**165**：327-32.

8) Cowell SJ, Newby DE, Prescott RJ, et al；Scottish Aortic Stenosis and Lipid Lowering Trial, Impact on Regression (SALTIRE) Investigators. A randomized trial of intensive lipid-lowering therapy in calcific aortic stenosis. N Engl J Med. 2005；**352**：2389-97.

9) Rossebø AB, Pedersen TR, Boman K, et al；SEAS Investigators. Intensive lipid lowering with simvastatin and ezetimibe in aortic stenosis. N Engl J Med. 2008；**359**：1343-56.

10) Chan KL, Teo K, Dumesnil JG, et al；ASTRONOMER Investigators. Effect of Lipid lowering with rosuvastatin on progression of aortic stenosis：results of the aortic stenosis progression observation：measuring effects of rosuvastatin (ASTRONOMER) trial. Circulation. 2010；**121**：306-14.

11) Watanabe K, Fujii H, Kono K, et al. Comparison of the effects of lanthanum carbonate and calcium carbonate on the progression of cardiac valvular calcification after initiation of hemodialysis. BMC Cardiovasc Disord. 2020；**20**：39.

12) Massy ZA, Merkling T, Wagner S, et al. Association of Serum Phosphate with Efficacy of Statin Therapy in Hemodialysis Patients. Clin J Am Soc Nephrol. 2022；**17**：546-54.

13) Raggi P, Chertow GM, Torres PU, et al；ADVANCE Study Group. The ADVANCE study：a randomized study to evaluate the effects of cinacalcet plus low-dose vitamin D on vascular calcification in patients on hemodialysis. Nephrol Dial Transplant. 2011；**26**：1327-39.

3．透析患者の弁膜症手術

鈴木　康太[1]　　吉尾　敬秀[1]　　高梨秀一郎[1][2]
Kota Suzuki　　　*Takahide Yoshio*　　*Shuichiro Takanashi*

国際医療福祉大学三田病院心臓血管センター心臓外科（東京都港区）[1]
川崎幸病院川崎心臓病センター（川崎市幸区）[2]

＜No.149＞特集「透析患者の心臓弁膜症」（Vol.32 No.3 2022）

■ はじめに

　血液透析（hemodialysis：HD）患者は年々増加傾向にあり，2020年度の日本透析医学会の報告では日本のHD患者数は約35万人にものぼる[1]。その死因の第1位は心不全，第2位は感染症（それぞれ全体の22.4％，21.5％）であり，心不全の原因のなかで冠動脈疾患と並んで多くを占める大動脈弁狭窄症（aortic stenosis：AS）と僧帽弁輪石灰化（mitral

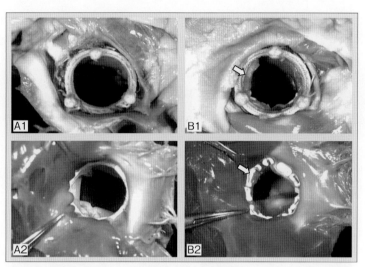

図1．ブタの心臓に人工弁を縫着した際の写真
A：単結節縫合（A1は大動脈側より，A2は左室側より撮影）。
B：Non-everting mattress sutures（B1は大動脈側より，B2は左室側より撮影）。
Non-everting mattress suturesにおいては人工弁の内側に組織がはみ出してきており（白矢印），同じサイズの人工弁でも有効弁口面積が小さくなる可能性がある。

（文献6より引用）

annular calcification：MAC）を中心とした弁膜症と，心不全・感染症の両領域にまたがる疾患でHD患者に多い感染性心内膜炎（infective endocarditis：IE）の外科的治療について概説する。

■ AS

　HD患者におけるASは患者の日常生活動作（activities of daily living：ADL）が低下していることから無症状のことが多い。しかし，HD患者の大動脈弁は石灰化の進行が早く，上行大動脈の石灰化など手術リスクも増加するために早期の手術を考慮すべきである。ASにおいては弁の変性が強いことから人工弁を用いた大動脈弁置換術が選択されることが多いが，人工弁の選択（生体弁か機械弁か）については議論の余地があるところである。日本からの報告では弁選択で長期予後や出血性イベントに差はないが，生体弁のほうが脳梗塞を含む梗塞性イベントが少ないとされている[2]。海外のメタ解析においては，機械弁は生体弁に比して耐久性に優れており，prothrombin time-international normalized ratio（PT-INR）2.5以下程度のワルファリンコントロールであれば出血性イベントも劣らないために，血栓

塞栓症のリスクのないHD患者にとって妥当な選択であるとされている[3]。現状では日本循環器学会の「2020年改訂版 弁膜症治療のガイドライン」にも記載されている通り，個々の症例に応じて話し合って決めるしかない[4]。しかし，経カテーテル的大動脈弁置換術や人工弁機能不全に対するカテーテル的治療（Valve-in-Valve）が普及し，生体弁の使用が増加傾向にある現代において最も大切なことは，手術時に弁輪の石灰化をきちんと除去できるだけ有効弁口面積を稼げる方法で，可能なかぎり大きな弁をimplantすることである（非HD患者でも同様である）。体格に比して有効弁口面積の小さな弁を選択された症例（人工弁患者不適合）では，弁の石灰化が速く早期に人工弁構造的劣化をきたしやすいと報告されており[5]，非HD患者と比べて人工弁劣化が速いとされているHD患者において人工弁患者不適合を回避することは外科手術において重要なことである。われわれは小さな弁を入れざるを得ない場合には，人工弁の縫着方法として単結節縫合を選択しており（**図1**）[6]，弁下（左室側）に弁輪組織の一部が張り出してくる可能性のあるnon-everting mattress suturesに比べて大きな有効弁口面積を確

1 心臓弁膜症

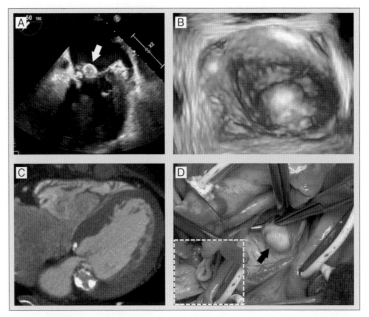

図2．CCMAの一手術例
A：経食道心臓超音波検査。僧帽弁後尖に付着した円形腫瘤（白矢印）。
B：経食道心臓超音波3D画像。
C：心臓CT画像。一部に石灰化を伴う円形腫瘤。
D：術中所見。僧帽弁後尖弁輪近くの同腫瘤（黒矢印）。切開すると腫瘤内
　　よりtoothpaste状の内容物の漏出あり（点線内）。

保できると考えている。

■ MAC

　HD患者では僧帽弁弁尖や弁下組織の石灰化，MACが生じて僧帽弁狭窄（mitral stenosis：MS）や僧帽弁閉鎖不全（mitral regurgitation：MR）を合併することがある。慢性腎不全患者におけるカルシウムとリンの代謝異常がMACの発症に関与していると報告されている[7]。MACの有病率は一般人口では8〜15%程度とされているが，慢性腎臓病患者ではさらに多いと報告されている[7]。一般的にMACを有する僧帽弁疾患に対する外科手術の成績はMACのない者と比較してよくないとされている。われわれは過去にHD患者14例を含む重度MACを有する僧帽弁疾患（n=61）に対して，完全な石灰化の除去と異種生体心膜を用いた弁輪の再建を伴う僧帽弁置換の成績を報告した［30日死亡なし，院内死亡4例（6.6%）］[8]。僧帽弁輪の石灰化を完全に除去することは，術後の弁周囲逆流や遠隔期再手術を回避できる優れた方法であるが，左室破裂や左冠動脈回旋枝の損傷などといった重篤な周術期合併症のリスクがあり，HD患者においても経験のある術者や施設における手術が望ましい。

　また，HD患者においてはMACの一亜型と考えられている僧帽弁輪乾酪性石灰化（caseous calcification of mitral annulus：CCMA）という稀な疾患を経験することもある。後尖側に好発し，有病率は一般人口の0.07%程度であり，慢性腎臓病やHDとの関連が報告されている[9]。心エコーでは音響陰影を引かない丸い腫瘤影としてみられ，内部は低エコー領域として描出される（**図2**）。稀な疾患であることから診断が遅れることが多いが，脳梗塞との関連も報告されており[10]，弁機能不全の合併や塞栓症のリスクを有する際には外科手術が必要となる。CCMAの外科手術の報告は多くないが，MACと同様に基本的には石灰化の除去と弁輪再建を伴う弁置換が基本術式となる。稀な疾患ではあるが，HD人口も増加の一途を辿っていることからもHD患者の弁膜症として認識が必要な疾患である。

■ HD患者におけるIE

維持血液HDは以前より菌血症やIEなどの感染性合併症のリスク因子として認識されている。この原因としては，血液循環への頻回のアクセス・免疫力の低下，糖尿病や弁膜症といった併存疾患などがあげられる。IEは維持HD患者の2～6％が経験すると報告されている重篤な致死的感染症であり[11]，HD人口の増加に伴いその有病率は増加すると予想される。最近の報告では6,691例もの国際的な大規模多施設前向きコホート研究においてもその8.3%を維持HD患者が占めており，その予後は非HD患者に比べて不良である[11]。同文献によるとHD患者のIEの特徴は，非HD患者と比べると起因菌として黄色ブドウ球菌が多いことと，再発（relapse：同じ起因菌により6ヵ月以内に新たにIEを発症と定義）が多いこと（HD vs. non-HD：9.4% vs. 2.7%）があげられる。また，HD患者は全身の合併症が多く手術のリスクが高いために，担当医は手術を回避して抗生剤加療で凌ごうとする傾向がある。現在のところ，HD患者において積極的な外科的治療が予後を改善するというエビデンスは存在しないが，近年IE全体としては抗生剤加療よりも外科的治療の成績がよいとする報告が増えてきているため，HD患者におけるIEの外科的治療に関しても今後のさらなる研究が期待されるところである。詳細は割愛するが，筆者の前所属施設およびその関連グループにおける活動性IEの手術症例の解析においても，HD群では早期・中期成績ともに不良であり，再発が多く認められた。HD患者におけるIEの再発を予防する方法に関して今のところ明確な基準は存在しないが，われわれは「2020年改訂版 弁膜症治療のガイドライン」で定められた4～6週間の静注抗生剤投与終了後に予防的な経口抗生剤継続投与がIE再発の予防になるかどうかを後方視的に調査した。すると，HD患者においては経口抗生剤投与が有意にIEの再発を減少させた[12]。この研究は症例数が少なく後方視的なものであるため限定的な意味しかもたないが，経口抗生剤継続投与はHD患者において致命的なIEの再発を予防できる可能性のある数少ない手段であり，今後その有用性についてさらなる研究が期待される。

■ おわりに

HD患者の弁膜症手術について概説した。HD患者の増加に伴い，今後もHD患者の弁膜症手術は増加すると予想される。合併症・併存症が多く手術リスクが高いHD患者であるからこそ，適切なタイミングで耐久性の見込まれる手術（適切なサイズの弁の選択や石灰化の処理など）を行うことが大切である。

文　献

1）日本透析医学会．わが国の慢性透析療法の現況（2020年12月31日現在）．https://docs.jsdt.or.jp/overview/file/2020/pdf/introduction.pdf（閲覧：2022-5-31）

2）Ikeno Y, Mukohara N, Fukumura Y, et al. Outcomes of valve replacement with mechanical prosthesis versus bioprosthesis in dialysis patients：A 16-year multicenter experience. J Thorac Cardiovasc Surg. 2019；**158**：48-56．e4.

3）Chi KY, Chiang MH, Kang YN, et al. Mechanical or biological heart valve for dialysis-dependent patients? A meta-analysis. J Thorac Cardiovasc Surg. 2022；**163**：2057-71．e12.

4）日本循環器学会，日本胸部外科学会，日本血管外科学会，日本心臓血管外科学会合同ガイドライン．2020年改訂版 弁膜症治療のガイドライン．https://www.j-circ.or.jp/cms/wp-content/uploads/2020/04/JCS2020_Izumi_Eishi.pdf（閲覧：2022-5-31）

5）Head SJ, Mokhles MM, Osnabrugge RL, et al. The impact of prosthesis-patient mismatch on long-term survival after aortic valve replacement：a systematic review and meta-analysis of 34 observational studies comprising 27 186 patients with 133 141 patient-years. Eur Heart J. 2012；**33**：1518-29.

6）Tabata M, Shibayama K, Watanabe H, et al. Simple interrupted suturing increases valve performance after aortic valve replacement with a small supra-annular bioprosthesis. J Thorac Cardiovasc Surg. 2014；**147**：321-5.

1 **心臓弁膜症**

7) Abramowitz Y, Jilaihawi H, Chakravarty T, et al. Mitral Annulus Calcification. J Am Coll Cardiol. 2015；**66**：1934-41.

8) Uchimuro T, Fukui T, Shimizu A, et al. Mitral Valve Surgery in Patients With Severe Mitral Annular Calcification. Ann Thorac Surg. 2016；**101**：889-95.

9) Mayr A, Müller S, Feuchtner G. The Spectrum of Caseous Mitral Annulus Calcifications. JACC Case Rep. 2020；**3**：104-8.

10) Fong LS, McLaughlin AJ, Okiwelu NL, et al. Surgical Management of Caseous Calcification of the Mitral Annulus. Ann Thorac Surg. 2017；**104**：e291-3.

11) Pericàs JM, Llopis J, Jiménez-Exposito MJ, et al；ICE Investigators. Infective Endocarditis in Patients on Chronic Hemodialysis. J Am Coll Cardiol. 2021；**77**：1629-40.

12) Suzuki K, Yoshioka D, Toda K, et al；Osaka Cardiovascular Research (OSCAR) Study Group. The Effect of Adjunctive Antibiotic Oral Therapy on the Recurrence of Infective Endocarditis After Valve Surgeries. Semin Thorac Cardiovasc Surg. 2021；**33**：691-8.

4．透析患者の弁膜症に対するカテーテル治療の現状

宍戸　晃基　　齋藤　　滋
Koki Shishido　　*Shigeru Saito*

湘南鎌倉総合病院循環器科（神奈川県鎌倉市）

＜No.149＞特集「透析患者の心臓弁膜症」（Vol.32 No.3 2022）

■ はじめに

透析患者における心臓弁膜症は，現在わが国の透析患者の死因第1位である心不全と関連が強く，非常に重要な問題である。もともと心臓弁膜症に対しては外科的手術しか積極的治療法はなかったが，近年カテーテル治療という選択肢が出現した。疾患として多いと報告されている大動脈弁狭窄症（aortic stenosis：AS）ならびに僧帽弁閉鎖不全症に対しては経カテーテル的大動脈弁置換術（transcatheter aortic valve implantation：TAVI）ならびに経皮的僧帽弁接合不全修復術（MitraClip®）が可能となっている。透析患者においての心臓弁膜症に対するカテーテル治療の有効性と問題点，今後の展望について考えたい。

■ TAVI

ASは心臓弁膜症のなかでも予後に直結する疾患である。ASが進行すると急性心不全や失神の症状が出現するだけでなく，突然死をきたすことが知られている。また，透析患者では透析中の血圧低下などをきたし透析困難症が出現してくる。一般的に，AS患者における左室－大動脈圧較差は年間平均7mmHg，弁口面積は0.1cm^{2}の速度で進行するといわれているが[1]，慢性維持透析患者における弁口面積狭窄速度は0.23cm^2/年と報告されており[2]，この速度は非腎臓病患者の約2～5倍の進行速度であるため，中等度のAS患者は定期的かつこまめな心エコーフォローが必要である。また，重症ASに進行した場合は外科的大動脈弁置換術（surgical aortic valve replacement：SAVR）が推奨されており，SAVRは保存的治療群に比較し全死亡率や突然死を低下させることがわかっている。しかしながら，透析患者においては術後創部などの感染症の頻度が高いことなどの原因により，SAVRの死亡率は非透析

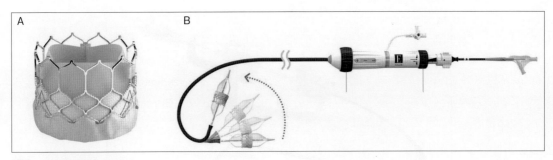

図1．SAPIEN3システム
A：SAPIEN3 カテーテル人工弁
B：デリバリーシステム

患者に比較し有意に高いと報告されている[3]。

重症ASに対する治療法としてTAVIがわが国でも2013年より保険診療下に認められ，症例数は右肩上がりに増加している。TAVIはもともとSAVR困難症例や高リスク症例に対して有効であるエビデンスが示されていたが，その後中等度リスク患者，さらには低リスク患者に対してもSAVRと同等もしくは良好な成績を示し，適応が広がっている[4]。透析患者に対するTAVI治療はわが国では承認が遅れていたものの2021年1月に適応が承認され，現在まで多くの患者がTAVI治療を受けている。SAVRが高リスクな症例に対しても有効な治療を行うことが現在可能となっている。現在，わが国では3種類のTAVIデバイスが保険診療下にて使用可能であるが，透析患者についてはバルーン拡張型デバイスであるSAPIEN（**図1**）のみが保険診療下で使用可能となっている。大腿動脈か鎖骨下動脈，もしくは心尖部からシースを挿入し，大動脈弁位でバルーンを拡張することによりカテーテル人工弁留置を行う方法である。大腿動脈からアプローチ可能であれば最も低侵襲であり，人工心肺を使用する必要もないため周術期イベントは少ないと報告されている[5]。ただし，透析患者特有の下行大動脈や腸骨動脈の高度石灰化による塞栓イベントや血管合併症のリスクが高いこと，カテーテル人工弁植込み後の耐久性は長期的なデータがなく今後の課題である。

■ MitraClip®

MitraClip®は重症僧帽弁閉鎖不全症に対して開胸手術のリスクが高い患者に大腿静脈よりカテーテル を挿入し，心房中隔穿刺を経て左心房へアプローチして僧帽弁を掴み引き合わせることにより僧帽弁逆流を減らす治療である（**図2**）。MitraClip®の治療効果の代表的研究であるCOAPT trial[6]では，十分な内科学的治療導入後も残存する症候性の重度器質性僧帽弁閉鎖不全症を，内科学的治療＋MitraClip®群（302例）と内科学的治療継続群（312例）に無作為に割り付けし，有効性と安全性を評価した。有効性の一次評価項目は術後2年間での心不全再入院はMitraClip®群（35.8％／人年 vs. 67.9％／人年）で有意に抑制する結果となり，安全性の一次評価項目は12ヵ月でのデバイス関連合併症の回避率も96.6％と良好であった。また，全死亡に関してもMitraClip®群（29.1％ vs. 46.1％）で有意に抑制されており，これによりMitraClip®の有効性が証明された。

わが国では2015年に治験が施行され，外科的手術が困難と診断された重症僧帽弁閉鎖不全症をもつ30例を対象とし，手技後30日の主要重篤イベントと急性期手技成功をエンドポイントとした。その結果は急性期手技成功率が86.7％，術後30日の死亡，脳卒中，心筋梗塞，腎不全，手技関連合併症に対する外科的介入は0％であった[7]。この結果から，2018年4月に実臨床へ導入され順調に症例数が増えて現在に至っている。特に本治療法は心不全治療の重要なオプションとなっている。

透析患者の僧帽弁閉鎖不全症は重症になると心不全発症のリスクが上がり，最終的には透析困難をきたす症例も少なくない。ASと同様に外科的手術での加療が必要となるが，透析患者特有のリスクがあるため人工心肺を必要とせず，かつ静脈からのアプ

1 心臓弁膜症

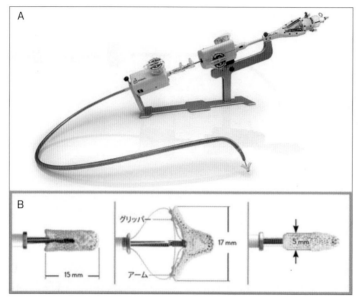

図２．MitraClip®システム
A：デバイスシステム
B：インプラントデバイス

ローチのみであるこのカテーテル治療が特に高齢の患者に対しては有用な治療法となる。ただし，透析患者はあらゆるところに石灰化が強いため僧帽弁に対しての石灰化も強く，MitraClip®での把持困難と考えられる症例も少なくなく，適応に関しては経食道エコーを十分に評価し，ハートチームでの議論が重要となる。透析患者に対してのMitraClip®のデータは世界的にもほとんどなく，透析患者が多いわが国からエビデンスの発信が必要と考えられる。

■ おわりに

近年，心臓弁膜症に対するカテーテル治療が広がってきた。透析患者は開胸手術リスクが高い患者が多いが，そのような患者に対しても積極的な治療が可能となってきた。今後はこのようなカテーテル治療がデバイスの進化とともにさらに広がっていくことが予想される。ただし，症例ごとにリスクはさまざまであるため，ハートチームでの症例の議論がますます重要となる。これらのカテーテル治療により多くの患者が恩恵を受けることを期待している。

文　献

1）Bonow RO, Carabello BA, Chatterjee K, et al；American College of Cardiology／American Heart Association Task Force on Practice Guidelines：2008 focused update incorporated into the ACC／AHA 2006 guidelines for the management of patients with valvular heart disease：a report of the American College of Cardiology／American Heart Association Task Force on Practice Guidelines. Endorsed by the Society of Cardiovascular Anesthesiologists, Society for Cardiovascular Angiography and Interventions, and Society of Thoracic Surgeons. J Am Coll Cardiol. 2008；**52**：el-142.

2）Ureña P, Malergue MC, Goldfarb B, et al. Evolutive aortic stenosis in hemodialysis patients：analysis of risk factors. Nephrologie. 1999；**20**：217-25.

3）Aljohani S, Alqahtani F, Almustafa A, et al. Trends and Outcomes of Aortic Valve Replacement in Patients With End-Stage Renal Disease on Hemodialysis. Am J Cardiol. 2017；**120**：1626-32.

4）Mack MJ, Leon MB, Thourani VH, et al；PARTNER 3 Investigators. Transcatheter

Aortic-Valve Replacement with a Balloon-Expandable Valve in Low-Risk Patients. N Engl J Med. 2019；**380**：1695-705.

5）Chandrasekhar J, Hibbert B, Ruel M, et al. Transfemoral vs Non-transfemoral Access for Transcatheter Aortic Valve Implantation: A Systematic Review and Meta-analysis. Can J Cardiol. 2015；**31**：1427-38.

6）Stone GW, Lindenfeld J, Abraham WT, et al; COAPT Investigators. Transcatheter Mitral-Valve Repair in Patients with Heart Failure. N Engl J Med. 2018；**379**：2307-18.

7）Hayashida K, Yasuda S, Matsumoto T, et al. AVJ-514 Trial- Baseline Characteristics and 30-Day Outcomes Following MitraClip® Treatment in a Japanese Cohort. Circ J. 2017；**81**：1116-22.

2 末梢動脈疾患

1．末梢動脈疾患の疫学と病態

日髙　寿美　　小林　修三
Sumi Hidaka　　*Shuzo Kobayashi*

湘南鎌倉総合病院腎臓病総合医療センター（神奈川県鎌倉市）

＜No.151＞ 特集「透析患者の足を救う」（Vol.33 No.1 2023）

■ はじめに

　2016年度に「下肢末梢動脈疾患指導管理加算」（月1回，100点）が算定されるようになり，透析患者の足病変や末梢動脈疾患（peripheral arterial disease：PAD）の重大さに関しては透析現場で広く知られるようになってきた。一般社団法人Act Against Amputationの調査で，全国の透析施設の76.6％が「下肢末梢動脈疾患指導管理加算」を申請しており[1]，透析患者の足を診る習慣はほぼ定着してきているといってよい。

　透析患者の足病変は，足の局所の問題だけでなく全身疾患の一症状であることが多い。早期発見に努め，予防をすることこそが最善の治療である。本稿では透析患者の足病変を生ずる大きな原因であるPADの疫学と病態について述べる。

■ 透析患者におけるPADの疫学

　腎機能障害自体がPADの独立した危険因子といわれており[2]，かつ透析患者は高齢者の割合が多く，高血圧症や糖尿病の合併など危険因子を複数保有している。そのため透析患者にPADの合併は多い。当院の検討であるが，皮膚灌流圧（skin perfusion pressure：SPP）が50mmHg未満をPADと定義して調べた際の，導入期透析患者のPAD合併頻度は21.1％であった[3]。一方，透析期間が平均6.8年の維持透析患者になると，PADの合併頻度は41.4％であった[4]。ここで注意しておきたいことは，腎機能正常者のように，足関節上腕血圧比（ankle brachial pressure index：ABI）が0.9未満をPADと定義すると，透析患者の場合，特異度は100％と高いが感度は29.9％と低いため，見落とされてしま

う症例が多くなることが考えられる[4]。透析患者のPADの早期発見のためにはABI値は少なくとも1.0以上を正常とすること，SPPや足趾上腕血圧比（toe brachial pressure index：TBI），経皮酸素分圧（transcutaneous PO_2：$tcPO_2$）のように，より下肢末梢の血流を評価することが重要である。

　また，透析患者の四肢切断新規罹患率（1年間に切断を受けた患者数）は0.91/100人年と腎機能正常者に比較し，非常に高率である[5]。

■ PAD合併透析患者の予後

　包括的高度慢性下肢虚血（chronic limb threatening ischemia：CLTI）に対し，血管内治療やバイパス手術を行った患者の生命予後，救肢率，大切断回避生存率，血行再建後1年での一次開存率と二次開存率を，透析患者と非透析患者の合計24,851人で比較した大規模メタ解析がある[6]。透析患者は非透析患者と比較して，血管内治療後やバイパス手術後の生存率は有意に低値であった。救肢率も低値で，一次開存率に有意差はなかったものの，大切断回避生存率は透析患者で著しく低率であった。透析患者は非透析患者に比較し，CLTIを発症すると予後が不良であることがわかる。

　PADが進行し，安静にしていても下肢の疼痛が著しく薬物療法で管理できない激しい疼痛がある場合や，下肢の潰瘍・壊疽を生じ，抗菌薬やデブリードマンで感染コントロールできず敗血症管理ができない場合には，やむなくさまざまなレベルでの下肢切断術が行われる。日本透析医学会の統計調査によると，2004年には下肢切断を受けた透析患者は2.2％であったが，2021年には4.0％と増加している。

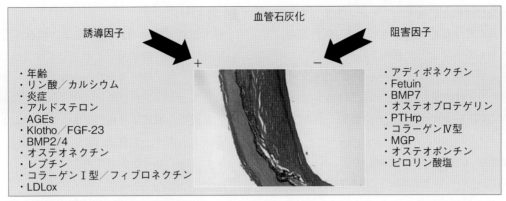

図．血管石灰化の誘導因子と阻害因子

AGEs：終末糖化産物，FGF：線維芽細胞増殖因子，BMP：骨形成蛋白質，LDLox：oxidized low density lipoprotein，PTHrp：副甲状腺ホルモン関連蛋白，MGP：マトリックスグラ蛋白

（文献12より引用）

そのうち糖尿病透析患者では切断の有病率が6.7％であるのに対し，非糖尿病患者のそれは1.0％であり[7]，下肢切断にまで至ってしまう患者では糖尿病患者が多い。透析患者でひとたび下肢切断に至ると，1年生存率が51.9％，5年生存率が14.4％と生命予後が非常に不良であり[8]，PADの早期発見とその対応が重要であることがわかる。死亡に至る原因としては，敗血症を含む感染症と心血管障害や脳血管障害が多い[7]。

■ 透析患者のPADの特徴

1．病変部位

PADは総腸骨動脈から浅大腿動脈領域で狭窄・閉塞を起こすinflow型と，下腿から足部にかけての動脈が狭窄・閉塞を起こすoutflow型に大きく分けられる。Inflow型は間歇性跛行で発症することが多いが，outflow型は間歇性跛行が現れず潰瘍・壊疽で発症することが多い。透析患者では下腿・足部動脈の狭窄・閉塞したoutflow型が多い[9]。さらに，足部では前脛骨動脈からの足背動脈と後脛骨動脈からの足底動脈とが吻合して足底動脈弓を形成し，血行を維持しているが，腎不全患者では足底動脈弓の閉塞がしばしば認められる。足底動脈弓の閉塞には糖尿病ではなく，進行した腎不全が独立した危険因子であった[10]。したがって，病変部位が末梢に多く，血管が細いため，血管内治療やバイパス手術が難渋する。下腿動脈以下の病変に血管内治療を行って

も，3ヵ月で73％が，1年で82％が再狭窄するという報告がある[11]。

2．動脈石灰化

腎不全では動脈内膜の粥状硬化による狭窄・閉塞のほかに，中膜のメンケベルグ型石灰化も顕著であり，動脈の弾性を失わせ脈圧が増大し，それにより心臓の後負荷が増大し，微小循環障害を招く[12]。浅大腿動脈や下腿動脈の血管石灰化スコアがPAD重症度と強く相関し[13]，この著明な血管石灰化によっても血管内治療やバイパス手術が難渋する。

血管石灰化は図に示すように，炎症やリン酸・カルシウムが誘導し，オステオポンチンやマトリックスグラ蛋白が抑制的に作用するといわれている[12]。血管石灰化の病態は，単にリン酸やカルシウムの結晶が受動的に析出するのではなく，血管平滑筋細胞の骨芽細胞様細胞への分化転換など，能動的に進行していることがわかる。この過程は，骨基質のミネラル化に似ており，誘導因子と阻害因子が存在する。

3．易感染性

足の壊疽は敗血症などをきたし生命にかかわると同時に，局所では直接組織を破壊し，浸出液による浮腫・腫脹も加わり，組織の圧が高まることで動脈を圧迫し血流が遮断される，いわゆるコンパートメント症候群を呈する可能性がある。さらに，透析患

2　末梢動脈疾患

者では感染防御機能が低下している。さまざまな尿毒症性物質が好中球遊走能を低下させ，透析患者に易感染性をもたらすことが報告されている[14]。そのため，創がある場合には必ず感染の可能性も考慮し治療に当たり，また骨髄炎などの合併がないかどうか，適宜X線検査やMRI検査を行う必要がある。

4．多血管病（polyvascular disease）

REACH registry[15]と同様に，透析患者においてもPADは他の動脈硬化性疾患を高頻度に合併する。われわれの検討では，軽度のPADであっても心血管障害合併頻度を約50%，脳血管障害を約20%と高頻度に認め[13]，多血管病であることがわかる。

■ 透析患者のPADの病態

透析患者におけるPADの危険因子には，①高血圧や糖尿病，加齢，喫煙などの古典的な危険因子，②リン酸・カルシウム代謝異常，尿毒症性物質の蓄積など腎不全に関係する危険因子，そして③透析中の血圧変化，栄養素喪失による栄養不良など，透析治療に関連する危険因子があるため動脈硬化が加速度的に進行する[16][17]。特に，透析患者では透析ごとに異物であるダイアライザや血液回路と触れることにより，微細炎症や酸化ストレス，サイトカインの増加や血管内皮障害が起こりやすい。

血管内皮前駆細胞（endothelial progenitor cell：EPC）数が透析患者では著減していることが知られている[18]。EPCは強い血管新生作用を有して下肢虚血を改善することが知られている。インドキシル硫酸などの尿毒素を透析では十分除去できないこともEPC数減少に影響する[19]。

透析患者では，血管の壁の問題だけでなく，その中を流れる血液のレオロジーも障害されている。血小板・単球の複合体形成割合がきわめて高く，その程度が動脈硬化の指標とされる頸動脈の内膜中膜複合体厚（intima media thickness：IMT）や大動脈stiffnessと関連する[20]。PAD合併透析患者は合併していない患者に比較して，血小板・単球複合体が多いこともわれわれは報告している[20]。

このように複合的な要素で透析患者のPADは進行しやすい。

■ おわりに

透析患者におけるPADの疫学と病態・特徴について述べたが，微細炎症と栄養障害は予後に大きく影響する。リン酸の管理を行いながらしっかりとした栄養をとり，炎症性サイトカインなど微細炎症を十分な透析治療により極力除去していくことが望まれる。そしてチーム医療でPADの早期発見に努め，介入していくことが大切である。

文　献

1）糖尿病ネットワーク．「下肢末梢動脈疾患指導管理加算」の全国の普及率は76%超．https://dm-net.co.jp/calendar/2018/028199.php（閲覧：2022-12-27）

2）O'Hare AM, Vittinghoff E, Hsia J, et al. Renal insufficiency and the risk of lower extremity peripheral arterial disease：results from the Heart and Estrogen/Progestin Replacement Study（HERS）. J Am Soc Nephrol. 2004；**15**：1046-51.

3）Ishioka K, Ohtake T, Moriya H, et al. High prevalence of peripheral arterial disease（PAD）in incident hemodialysis patients：screening by ankle-brachial index（ABI）and skin perfusion pressure（SPP）measurement. Ren Replace Ther. 2018；**4**：27.

4）Okamoto K, Oka M, Maesato K, et al. Peripheral arterial occlusive disease is more prevalent in patients with hemodialysis：comparison with the findings of multidetector-row computed tomography. Am J Kidney Dis. 2006；**48**：269-76.

5）菊地勘．透析患者における末梢動脈疾患の管理および下肢血流評価に関するアンケート．日フットケア会誌. 2017；**15**：167-72.

6）Dawson DB, Telles-Garcia NA, Atkins JL, et al. End-stage renal disease patients undergoing angioplasty and bypass for critical limb ischemia have worse outcomes compared to non-ESRD patients：systematic review and meta-analysis. Catheter Cardiovasc Interv. 2021；**98**：297-307.

7）日本透析医学会統計調査委員会．WADDA Systemから計算．2021．

8）Aulivola B, Hile CN, Hamdan AD, et al. Major lower extremity amputation：outcome of a modern series. Arch Surg. 2004；**139**：395-9.

9）Wasmuth S, Baumgartner I, Do DD, et al. Renal insufficiency is independently associated with a distal distribution pattern of symptomatic lower-limb atherosclerosis. Eur J Vasc Endovasc Surg. 2010；**39**：591-6.

10）Haine A, Haynes AG, Limacher A, et al. Patency of the arterial pedal-plantar arch in patients with chronic kidney disease or diabetes mellitus. Ther Adv Cardiovasc Dis. 2018；**12**：145-53.

11）Iida O, Soga Y, Kawasaki D, et al. Angiographic restenosis and its clinical impact after infrapopliteal angioplasty. Eur J Vasc Endovasc Surg. 2012；**44**：425-31.

12）Kobayashi S. Cardiovascular events in chronic kidney disease（CKD）—an importance of vascular calcification and microcirculatory impairment. Ren Replace Ther. 2016；**2**：55.

13）Ohtake T, Oka M, Ikee R, et al. Impact of lower limbs' arterial calcification on the prevalence and severity of PAD in patients on hemodialysis. J Vasc Surg. 2011；**53**：676-83.

14）Cohen G, Hörl WH. Immune dysfunction in uremia —an update. Toxins（Basel）. 2012；**4**：962-90.

15）Yamazaki T, Goto S, Shigematsu H, et al；REACH Registry Investigators. Prevalence, awareness and treatment of cardiovascular risk factors in patients at high risk of atherothrombosis in Japan. Circ J. 2007；**71**：995-1003.

16）Nusair MB, Rajpurohit N, Alpert MA. Chronic inflammation and coronary atherosclerosis in patients with end-stage renal disease. Cardiorenal Med. 2012；**2**：117-24.

17）Arinze NV, Gregory A, Francis JM, et al. Unique aspects of peripheral artery disease in patients with chronic kidney disease. Vasc Med. 2019；**24**：251-60.

18）Ohtake T, Mochida Y, Ishioka K, et al. Autologous granulocyte colony-stimulating factor-mobilized peripheral blood CD34 positive cell transplantation for hemodialysis patients with critical limb ischemia：a prospective phase II clinical trial. Stem Cells Transl Med. 2018；**7**：774-82.

19）Hung SC, Kuo KL, Huang HL, et al. Indoxyl sulfate suppresses endothelial progenitor cell-mediated neovascularization. Kidney Int. 2016；**89**：574-85.

20）Kobayashi S, Miyamoto M, Kurumatani H, et al. Increased leukocyte aggregates are associated with atherosclerosis in patients with hemodialysis. Hemodial Int. 2009；**13**：286-92.

末梢動脈疾患

2．フットケア

加藤　昌子　十条訪問看護ステーション（京都市南区）

Masako Kato

＜No.151＞特集「透析患者の足を救う」（Vol.33 No.1 2023）

■ はじめに

　慢性腎臓病（chronic kidney disease：CKD）患者，特に透析患者における末梢動脈疾患（peripheral arterial disease：PAD）は，一度発症すると潰瘍から足切断まで急速に進行し，その生命予後をも左右することが知られている。「重症化予防のための足病診療ガイドライン」には，「CKD患者におけるPADの特徴は，①症状に乏しく急速に進行する，②血管石灰化が高度である，③下肢動脈疾患（lower extremity artery disease：LEAD），特に下肢末梢に病変が多く難治性である，④下肢切断後も予後不良」と挙げられている[1]。また透析患者の潰瘍から下肢切断に至る症例において，PAD合併の有無に有意差はないが，足病変を有する患者は有意に下肢切断が多いという報告がある[2]。PAD合併がなくても，外傷や感染，心血管イベントなどが契機となって重症化する例がある。したがって，CKD患者，特に透析患者にとってPADの早期発見・早期治療は勿論であるが，PADの有無にかかわらず足病変の有無を早期に発見し，適切に対処することが，重症化を予防するために重要である。透析室の看護師には，日々の細やかな観察とフットケアによって，足病変を早期に発見し定期的に評価をすることが求められている。

■ 足病変のリスク評価

　足病変のリスク評価は，症状の観察とともにその原因を探ること，今後どうなるかを予測することの3つの要素が重要である。適切な評価には患者の属性，身体的因子，環境因子を含む患者背景なども重要な情報となる[3]。

　前述のガイドライン[1]では，重症化予防の観点から透析室での足病変リスク評価を強く推奨している（推奨度1，エビデンスレベルC）。多忙な透析室の業務のなかで，足病変を評価し適切なケアを提供するには，効率的でシステマティックな方法が必要である。そこで，評価項目を標準化したアセスメントツールを活用することは有効である。下肢冷感，爪変形，皮膚乾燥，胼胝・鶏眼，白癬，潰瘍や壊疽などの足病変の観察と，糖尿病やPADなどの有無を検討し，患者のリスクを層別化してフットケアの介入頻度やケア方法を均一化する。愛甲らは鎌倉分類を用いて透析患者のリスク評価を層別化し，フットケアを実践したことが重症化予防に有効であったと報告している[2]。鎌倉分類とは，足病変とPADの有無によって6群にカテゴリー化し，フットケアの内容と頻度を分類したアセスメントツールである。透析患者の足病変のリスク評価とフットケア介入の例を**表**に示す。

　透析患者のPADは無症状で進行することが多いため，定期的に下肢血流評価を行う必要がある。多くの透析施設で行われている評価方法は，足関節上腕血圧比（ankle brachial pressure index：ABI）と皮膚灌流圧（skin perfusion pressure：SPP）である。鎌倉分類では非侵襲的スクリーニングとして，ABI 0.9未満，足趾上腕血圧比（toe brachial pressure index：TBI）0.6未満，またはSPP 50mmHg未満をカットオフ値とし，いずれかを満たす患者をPADありと定義している。SPPは透析中にも簡便にできる検査であり，透析患者にとって感度，特異度が高い。一般的にはSPP 40mmHg以上あれば潰瘍の治癒の可能性が高いといわれており，重症化した場合

表．透析患者における足病変のリスク評価とフットケアの例（鎌倉分類）

カテゴリー	ケアの間隔	ケアの実際
0a PADなし　足病変なし	6ヵ月ごと	フットチェック・セルフケア指導
0b PADなし　足病変あり	3ヵ月ごと	フットチェック・セルフケア指導 爪切り・鶏眼・胼胝・角化症・白癬ケア
1 PADあり　足病変なし	2ヵ月ごと	フットチェック・セルフケア指導
2 PADあり　足病変あり	1ヵ月ごと	フットチェック・セルフケア指導 爪切り・鶏眼・胼胝・角化症・白癬ケア
3 PADあり　CLI（潰瘍）	透析ごと	フットチェック・セルフケア指導 爪切り・鶏眼・胼胝・角化症・白癬ケア 病変ケア・ナラティヴアプローチ
4 切断既往，予定	透析ごと〜1週ごと	病変ケア・ナラティヴアプローチ

CLI：critical limb ischemia（重症下肢虚血）
足病変：皮膚白癬・鶏眼・胼胝・角化症・巻き爪・爪白癬・変形・潰瘍
注）あくまで一施設での実施例を紹介するものである。

（文献2より改変引用）

の治癒効果の予測に役立てることができる。その他の血流評価の方法として，レーザ血流計［ポケットLDF®（ジェイ・エム・エス株式会社）］による日常的連続モニタリングなど，SPPよりもさらに早期にPADを発見できると期待される[4]。

■フットケアの実践

筆者の所属する透析施設では，アセスメントシートをもとにフットケアを実践しており，フットチェックとセルフケア指導を中心に行っている。セルフケアの内容は，足の保清やスキンケア，爪切りの方法，フットウエアの選び方，靴の履き方や保湿など多岐にわたる。個々の患者の状態に応じて，パンフレットや製薬会社のリーフレットなどを用いて指導を行う。自施設の調査では，約8割の患者が主に乾燥・角化，肥厚爪や巻き爪など爪の変形，白癬などの足病変の罹患経験があった。また，すべての患者にセルフケア支援を行っているが，約6割が何らかの原因で実践できていなかった。高齢による手指機能や認知機能の低下，視力の衰えなどの要因でセルフケアができない，あるいは中断する患者が多く，足の不衛生や誤ったセルフケアが散見された。セルフケアが困難な患者に対し，肥厚爪・巻き爪のケア，グラインダーを使用した胼胝削り，保湿ケアなどを透析室で実施している。ニッパーやゾン

デ，グラインダーなど必要物品を新たに揃え，皮膚・排泄ケア認定看護師が指導者となりon the job training（OJT）を行ってケアの向上と均一化を図った（図1）。アセスメントシートは，観察項目をチェックボックスにして，写真とイラストが図表に取り込めるようにし，スタッフによって評価にぶれが生じないようにした（図2）。

■フットケアの評価

透析患者のフットケアの目的は，重症化を予防し下肢切断から足を守ることである。週3回の透析時間内のフットケアだけでは，患者の足を救うことはできない。自宅での日常生活に下肢切断に至る危険が潜んでいる。自己流のフットケア，誤った靴の選び方，清潔習慣の不足，不安定な歩行姿勢など，いわば足の生活習慣病によって足病変が発生する。透析患者の足のセルフケア行動を調査した研究では，セルフケアに必要な能力は，適切な視力，適切な器用さ，セルフケアを実行するための適切な柔軟性であった[5]。患者のもつセルフケア能力を適切に評価し，医学的介入だけではなく教育的支援が必要で，患者自身がセルフケアを継続できることが重要である。いかに教育的支援を行い，患者の行動変容につなげられるかが，透析患者のフットケアにおける課題といえる。たとえば患者ができるケアを部分的に

2 末梢動脈疾患

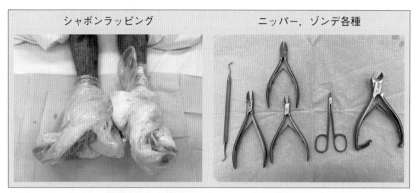

図1. フットケア（保湿ケアと各種ケア用品）

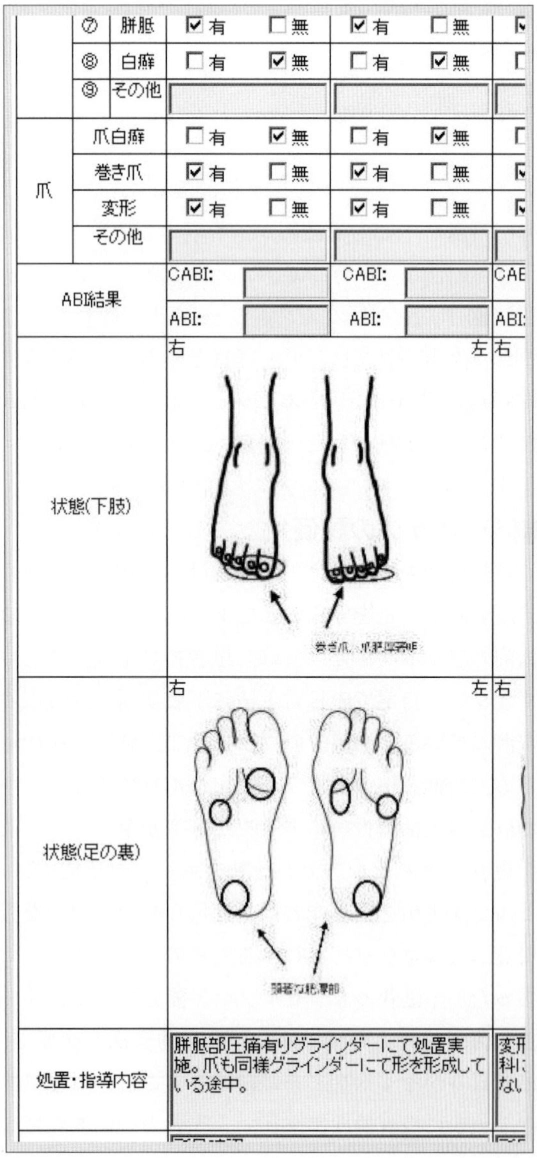

	⑦	胼胝	☑有 ☐無	☑有 ☐無	☑
	⑧	白癬	☐有 ☑無	☐有 ☑無	☐無
	⑨	その他			
爪		爪白癬	☐有 ☑無	☐有 ☑無	
		巻き爪	☑有 ☐無	☑有 ☐無	
		変形	☑有 ☐無	☐有 ☑無	
		その他			
ABI結果			CABI:	CABI:	CABI:
			ABI:	ABI:	ABI:

状態（下肢）

巻き爪, 黒爪厚爪症

状態（足の裏）

顕著な胼胝部

| 処置・指導内容 | 胼胝部圧痛有りグラインダーにて処置実施。爪も同様グラインダーにて形を形成している途中。 | 変形科; なし |

図2. アセスメントシート

取り入れることで患者が足に関心をもつきっかけになり，セルフケアの継続につながることもある。患者の背景を理解し，多方面からアプローチできるようチーム全体で情報共有し取り組んでいく必要がある。

■ おわりに

透析患者に対するフットケアは透析導入時から介入することが必要である。患者とコミュニケーションをとりながら，必要な情報を収集し信頼関係を構築しつつ個々の患者に応じた指導を行っていく。PADの有無だけではなく，足病変全般に対して注意深く観察し，些細な変化を見逃さず早期発見に努めることが重症化予防につながり，透析患者の足を守ることにつながる。

文 献

1) 日本フットケア・足病医学会（編）．重症化予防のための足病診療ガイドライン．東京：南江堂；2022. p. 61-7.
2) 愛甲美穂，日高寿美，石岡邦啓，他．透析患者における末梢動脈疾患―リスク分類（鎌倉分類）を用いたフットケア介入による重症下肢虚血進展防止に関する有用性―．透析会誌．2016；**49**：219-24.
3) 一般社団法人日本フットケア学会（編）．フットケアと足病変治療ガイドブック第3版．東京：医学書院；2017. p. 39.
4) 武安美希子，竹花恵子，村上真由美，他．末梢

動脈疾患における日常的血流評価の有用性の検討．日血浄化技会誌．2018；**26**：245-7.

5）Locking-Cusolito H，Harwood L，Wilson B，et al. Prevalence of risk factors predisposing to foot problems in patients on hemodialysis. Nephrol Nurs J. 2005；**32**：373-84.

3．治療（適応と限界）
1）内科的治療

安田　考志　神戸百年記念病院足病診療科・総合診療科（神戸市兵庫区）
Takashi Yasuda

＜No.151＞ 特集「透析患者の足を救う」（Vol.33 No.1 2023）

■ はじめに

透析患者では，末梢動脈疾患（peripheral arterial disease：PAD）の合併頻度は高く，加えて潰瘍や壊疽を呈する重症虚血肢を伴うことが多い。透析患者の下肢切断後の生命予後は非常に不良で，下肢切断やその後の生命予後の観点からは早期発見，早期治療が特に重要である。平成28年度診療報酬改定では下肢末梢動脈疾患指導管理加算が，令和4年度には下肢創傷処置，下肢創傷処置管理料が新設された。治療においては血行再建術以外にも，運動療法，薬物療法，再生医療（遺伝子治療，細胞治療），low density lipoprotein（LDL）アフェレシスをはじめとした各種アフェレシス，陰圧閉鎖療法（negative pressure wound therapy：NPWT）[vacuum assisted closure（VAC®）療法]をはじめとした創傷処置など内科的治療について概説する。

■ 運動療法

PAD患者に対して，血行再建の有無にかかわらず，薬物療法，運動療法を行う。特に運動療法は跛行症状や生活の質（QOL）の改善のみならず，リスク因子を改善する効果も期待される[1]。「2022年改訂版末梢動脈疾患ガイドライン」では「跛行を生じる強度で歩行し，痛みが中等度になれば休むことを繰り返し，1回30〜60分間行い，週3回少なくとも3ヵ月間行うことが推奨されている。運動療法に は患者のコンプライアンスが必須であり，監督下運動療法が非監督下よりも跛行改善効果が大きいことが示され[2,3]，可能であれば監督下運動療法が推奨される」と記載されている[4]。

■ 薬物療法

跛行症状の改善効果が期待でき，わが国で使用可能なエビデンスを有する薬物はシロスタゾールである。3〜6ヵ月投与によるトレッドミル歩行能とQOLの双方の改善が示されている[5]。シロスタゾールは，包括的高度慢性下肢虚血（chronic limb-threatening ischemia：CLTI）透析患者の主要有害心血管事象（major adverse cardiovascular event：MACE）を回避し長期予後を改善する[6]。ただし，心拍数増加作用を有するため虚血性心疾患を有する透析患者はその使用について慎重に判断する。ベラプロスト［プロスタグランジン（PG）I_2誘導体］は，一定の運動負荷によって歩行距離の改善を認めたとする無作為化比較試験（randomized controlled trial：RCT）が存在する[7]。また，透析患者の報告ではないが，重症下肢虚血（critical limb ischemia：CLI）患者に対するPGE_1の血管内投与は，潰瘍治療と疼痛緩和に有効であったとの報告がある[8]。

2　末梢動脈疾患

▉ 再生医療

1．遺伝子治療

血管新生作用を有する肝細胞増殖因子（hepatocyte growth factor：HGF）を発現するプラスミドDNAを下肢筋肉細胞内に取り込ませ，細胞内で転写・翻訳されて，HGFの産生・分泌を促す。わが国でのCLI患者に対する第Ⅰ／Ⅱ相臨床試験では，2ヵ月～2年後に及ぶ足関節上腕血圧比（ankle brachial pressure index：ABI），潰瘍サイズ，下肢疼痛の改善が報告された[9)10)]。米国[11)]およびわが国[12)13)]での二重盲検RCTでは，下肢切断率に有意な差は認められていないが，安静時疼痛，ABI，潰瘍サイズなどの改善を認めた。

2．細胞治療

細胞治療は，多くの臨床試験で血管内治療（endovascular therapy：EVT）やバイパス手術などの血行再建術の適応外，または血行再建術を試みてもCLIが遷延する症例を対象にしている。

1）自家骨髄単核球（MNC）

CLI患者に対する二重盲検RCT（PROVASA試験）[14)]では，ABI，救肢率および大切断回避生存率（amputation-free survival：AFS）は，骨髄単核球（mononuclear cell：MNC）およびプラセボの両群間に差がなかったが，骨髄MNC移植による用量依存性の潰瘍治癒と有意な安静時疼痛改善が認められた。

2）G-CSF動員自家末梢血単核球（MNC）

顆粒球コロニー刺激因子（granulocyte-colony stimulating factor：G-CSF）動員自家末梢血MNC治療は，2005年にわが国で高度先進医療に承認された。その後，下肢（閉塞性）動脈疾患（lower extremity artery disease：LEAD）患者に対するIMPACT試験[15)]では，1年後の無増悪生存率は，対照群に比して細胞治療群で改善傾向が認められた。

3）G-CSF動員自家末梢血CD34陽性細胞

わが国でのCLI患者に対する第Ⅰ／Ⅱa相臨床試験[16)]では，細胞治療後1年以内の死亡・下肢大切断は発生せず，潰瘍・壊死サイズ，虚血性疼痛などの改善が認められ，CLI離脱率は治療後1年で88%であった。また，維持透析中のCLI患者に対する第

Ⅱ相臨床試験[17)]では，細胞治療に関連する重大な有害事象はなく，治療後52週のCLI離脱率は83%であった。

▉ 補助療法―アフェレシス―

救肢をめざすEVTや血行再建術の補助療法として，これらの治療で効果不十分と判断された場合にアフェレシスが施行される。

1．LDL吸着療法

二重膜濾過法（double filtration plasmapheresis：DFPP）により，リガンドとしてデキストラン硫酸を固定化したリポソーバー®LA-15（株式会社カネカ）を用いる。デキストラン硫酸基が陰性荷電を有し，陽性荷電を有する物質と静電結合することにより吸着を行う。LDLやvery low density lipoprotein（VLDL）を主に除去する。ただしその臨床効果は，LDL除去とは直接関係ないと認識され，血管拡張作用，レオロジー的改善，抗炎症作用などが報告されている[18)]。デキストラン硫酸は，カリクレイン-キニン系を活性化し，ブラジキニン産生が亢進する。このブラジキニンは，アンジオテンシン変換酵素（angiotensin converting enzyme：ACE）によって代謝されるため，ACE阻害薬服用患者は休薬が必要となる。

2．二重膜濾過法（DFPP）

二次膜（血漿成分分画器）として，エバフラックス®5A20（旭化成メディカル株式会社），カスケードフローEC-50W（旭化成メディカル株式会社）を用い，高分子蛋白の除去を目的とする。フィブリノゲン（分子量34万），免疫グロブリンM（90万），LDL（130万）を除去する。アルブミン置換を必要とせず，ブラジキニンも発生しない。

3．直接血液灌流

デキストラン硫酸とトリプトファンをリガンドとし，血液中よりLDLとフィブリノゲンを選択的に吸着除去する。適応患者は，血行再建術不適応な潰瘍を有する閉塞性動脈硬化症患者（Fontaine分類Ⅳ度）である。LDL吸着と同様にブラジキニンが発生

するため，ACE阻害薬服用中の患者は注意が必要である。

■ 陰圧閉鎖療法（NPWT）

　集学的治療を行ったうえで，感染がコントロールでき，血流が維持された環境であれば，創傷治癒目的でのNPWTの適応がある。NPWTはデブリードマンにより壊死組織・不良肉芽を除去し創傷を閉鎖環境下に置き，陰圧を負荷することにより創傷の治癒を促進させる非侵襲的創傷治療法である。

■ おわりに

　透析患者のPAD治療のうち，EVTを除く内科的治療について概説した。運動療法や薬物療法に加えてLDL吸着療法などのアフェレシス療法を組み合わせ救肢できる足病変も多く存在する。また遺伝子治療も保険適用となり，細胞治療も先進医療を実施中である。創傷治療の概念を理解しつつ，われわれ透析医は重症虚血肢や潰瘍を有するPADに対し，総合的にかつ適切に治療法を選択する必要がある。

文　献

1）Lane R, Harwood A, Watson L, et al. Exercise for intermittent claudication. Cochrane Database Syst Rev. 2017；**12**：CD000990.

2）Fokkenrood HJP, Bendermacher BLW, Lauret GJ, et al. Supervised exercise therapy versus non-supervised exercise therapy for intermittent claudication. Cochrane Database Syst Rev. 2013；**23**：CD005263.

3）Hageman D, Fokkenrood HJ, Gommans LN, et al. Supervised exercise therapy versus home-based exercise therapy versus walking advice for intermittent claudication. Cochrane Database Syst Rev. 2018；**4**：CD005263.

4）日本循環器学会，日本血管外科学会. 2022年改訂版末梢動脈疾患ガイドライン. 2022. https://www.j-circ.or.jp/cms/wp-content/uploads/2022/03/JCS2022_Azuma.pdf（閲覧：2022-11-18）

5）Bedenis R, Stewart M, Cleanthis M, et al. Cilostazol for intermittent claudication. Cochrane Database Syst Rev. 2014；**2014**：CD003748.

6）Ishii H, Aoyama T, Takahashi H, et al. Treatment with cilostazol improves clinical outcome after endovascular therapy in hemodialysis patients with peripheral artery disease. J Cardiol. 2016；**67**：199-204.

7）Lièvre M, Morand S, Besse B, et al. Oral beraprost sodium, a prostaglandin I（2）analogue, for intermittent claudication：a double-blind, randomized, multicenter controlled trial. Beraprost et Claudication Intermittente（BERCI）Research Group. Circulation. 2000；**102**：426-31.

8）Creutzig A, Lehmacher W, Elze M. Meta-analysis of randomised controlled prostaglandin E1 studies in peripheral arterial occlusive disease stages III and IV. Vasa. 2004；**33**：137-44.

9）Morishita R, Makino H, Aoki M, et al. Phase I/IIa clinical trial of therapeutic angiogenesis using hepatocyte growth factor gene transfer to treat critical limb ischemia. Arterioscler Thromb Vasc Biol. 2011；**31**：713-20.

10）Makino H, Aoki M, Hashiya N, et al. Long-term follow-up evaluation of results from clinical trial using hepatocyte growth factor gene to treat severe peripheral arterial disease. Arterioscler Thromb Vasc Biol. 2012；**32**：2503-9.

11）Powell RJ, Simons M, Mendelsohn FO, et al. Results of a double-blind, placebo-controlled study to assess the safety of intramuscular injection of hepatocyte growth factor plasmid to improve limb perfusion in patients with critical limb ischemia. Circulation. 2008；**118**：58-65.

12）Shigematsu H, Yasuda K, Iwai T, et al. Randomized, double-blind, placebo-controlled clinical trial of hepatocyte growth factor plasmid for critical limb ischemia. Gene Ther. 2010；**17**：1152-61.

2　末梢動脈疾患

13) Yonemitsu Y, Matsumoto T, Itoh H, et al. DVC1-0101 to treat peripheral arterial disease : a phase I/IIa open-label dose-escalation clinical trial. Mol Ther. 2013 ; **21** ; 707-14.

14) Walter DH, Krankenberg H, Balzer JO, et al ; PROVASA Investigators. Intraarterial administration of bone marrow mononuclear cells in patients with critical limb ischemia : a randomized-start, placebo-controlled pilot trial (PROVASA). Circ Cardiovasc Interv. 2011 ; **4** : 26-37.

15) Horie T, Yamazaki S, Hanada S, et al ; Japan Study Group of Peripheral Vascular Regeneration Cell Therapy (JPRCT). Outcome from a randomized controlled clinical trial - improvement of peripheral arterial disease by granulocyte colony-stimulating factor-mobilized autologous peripheral-blood-mononuclear cell

transplantation (IMPACT). Circ J. 2018 ; **82** : 2165-74.

16) Kawamoto A, Katayama M, Handa N, et al. Intramuscular transplantation of G-CSF-mobilized CD34 (+) cells in patients with critical limb ischemia : a phase I/IIa, multicenter, single-blinded, dose-escalation clinical trial. Stem Cells. 2009 ; **27** : 2857-64.

17) Ohtake T, Mochida Y, Ishioka K, et al. Autologous granulocyte colony-stimulating factor-mobilized peripheral blood CD34 positive cell transplantation for hemodialysis patients with critical limb ischemia : a prospective phase II clinical trial. Stem Cells Transl Med. 2018 ; **7** : 774-82.

18) 赤松眞, 仁木亮介, 川瀬友則, 他. 閉塞性動脈硬化症に対するアフェレシス. 日アフェレシス会誌. 2008 ; **27** ; 34-41.

3. 治療（適応と限界）
2）透析患者の足潰瘍の創傷管理（特に外科的療法）

辻　依子　神戸大学大学院医学研究科形成外科学分野足病医学部門（神戸市中央区）
Yoriko Tsuji

＜No.151＞特集「透析患者の足を救う」（Vol.33 No.1 2023）

■ はじめに

　透析患者は末梢動脈疾患（peripheral arterial disease：PAD）を高率に合併し，約5％に重症下肢虚血（critical limb ischemia：CLI）を発症すると報告されている[1]。透析患者は非透析患者と比較して下肢大切断率が有意に高く，大切断に至った場合，1年後の生存率は約50％と著明に低い[2]。その原因として，切断後の歩行機能や日常生活動作（activities of daily living：ADL）の低下が挙げられる[2]。透析患者はサルコペニアであることが多く，活動性が低い。大切断を受けても義足を装着し歩行

するだけの筋力・体力がなく，容易にフレイルに陥る。そのため透析患者のCLIに対しては可能なかぎり救肢し，かつ歩行機能が保たれた足を残す必要がある。

■ CLI治療のアルゴリズム

　CLIの救肢のためには，まず足潰瘍部に創傷治癒に必要な血流があるかどうかを評価する必要がある。そのツールとして皮膚灌流圧（skin perfusion pressure：SPP）を使用している。SPPは皮下の細動脈レベルの血流を測定しており，創傷治癒との

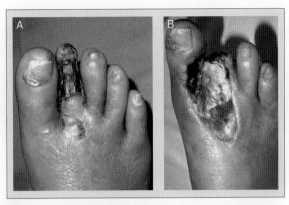

図1．右第2趾黒色壊死を伴うCLI
足関節上腕血圧比（ankle brachial pressure index：ABI）：右1.07，左0.98
SPP：10mmHg
A：ABIは1.07と正常範囲内であったが，SPPは10mmHgと低値であった。血行再建術を施行せずデブリードマンを施行した。
B：デブリードマンを複数回，局所陰圧閉鎖療法，low density lipoprotein（LDL）アフェレシスを施行するも潰瘍の拡大を認めた。

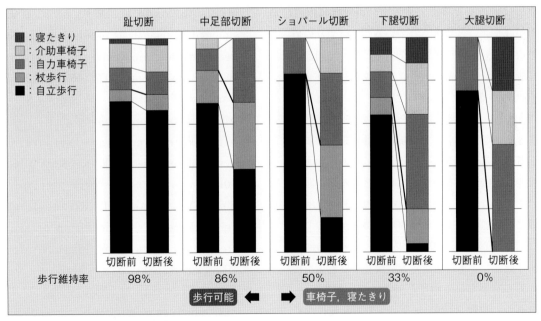

図2．切断による歩行機能の変化
歩行可能＝自立歩行＋杖歩行
歩行維持率＝切断後歩行可能／切断前歩行可能
ショパール切断後は踵部を温存しているにもかかわらず歩行機能が低下した。

（文献5より改変引用）

相関性を認める[3]。SPPが35mmHg未満の場合，先にデブリードマンなどの局所の処置を施行すると，かえって足潰瘍や壊死が進行するおそれがあるた
め，血行再建術を最優先で行う必要がある（**図1**）。血行再建術には外科的バイパス術，血管内治療（endovascular therapy：EVT）がある。日本におけ

2 **末梢動脈疾患**

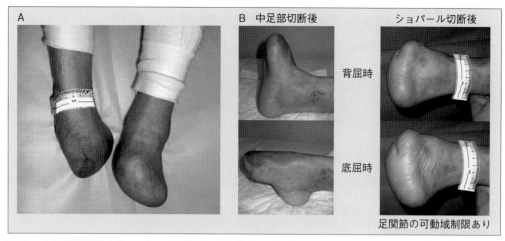

図３．中足部切断後とショパール切断後の歩行機能の変化
A：右足がショパール切断後，左足が中足部切断後の症例。左足と比較し右足は足関節が内反しており，足底に荷重することが不可能である。
B：左側は中足部切断後，右側はショパール切断後の症例。中足部切断後と比較しショパール切断後は足関節の可動域が著明に制限されている。

（文献５より改変引用）

る多施設前向き大規模調査であるSPINACH study においては，透析患者に対する血行再建術はEVT のほうが好ましいと報告されている[4]。いずれの方法を選択しても，血行再建術を先に行い，足関節以下，可能であれば趾先までの血流が改善したうえで潰瘍や壊死組織に対するデブリードマンを施行する。CLIは全層性の壊死であることが多いため，多くの場合は切断を要する。切断時には切断後の歩行機能を考慮する。切断レベルによってどの程度まで歩行機能が維持できるかを検討したところ，足趾レベルの切断では98％，中足部レベルの切断では86％の患者において切断後も比較的歩行機能が維持できたのに対し，踵のみを温存するショパール切断では50％と低下し，下腿切断，大腿切断では義足を作成しても歩行が可能であった患者はそれぞれ33％，０％であった（**図２**）[5]。ショパール切断後に歩行機能が低下した原因として，足関節が内反し足関節の可動域が制限されることが挙げられる（**図３**）。歩行機能を維持するためには中足部を温存する必要があるため，広範囲壊死であってもできるかぎり中足部を温存できるように血行再建術およびデブリードマンを計画すべきである。

文　献

1）Albers M, Romiti M, De Luccia N, et al. An updated meta-analysis of infrainguinal arterial reconstruction in patients with end-stage renal disease. J Vasc Surg. 2007；**45**：536-42.

2）Serizawa F, Sasaki S, Fujishima S, et al. Mortality rates and walking ability transition after lower limb major amputation in hemodialysis patients. J Vasc Surg. 2016；**64**：1018-25.

3）Tsuji Y, Terashi H, Kitano I, et al. Importance of skin perfusion pressure in treatment of critical limb ischemia. Wounds. 2008；**20**：95-100.

4）Iida O, Takahara M, Soga Y, et al. Three-year outcomes of surgical versus endovascular revascularization for critical limb ischemia：The SPINACH study（surgical reconstruction versus peripheral intervention in patients with critical limb ischemia）. Circ Cardiovasc Interv. 2017；**10**：e005531.

5）辻依子，寺師浩人，田原真也．重症下肢虚血患者における下肢切断レベルによる歩行機能への影響．日形会誌. 2010；**30**：670-7.

Q&A① 末梢動脈疾患の検出，モニタリングにどのような客観的評価がよいでしょうか？

神野 卓也 公益財団法人浅香山病院透析臨床工学室（堺市堺区）

Takuya Kamino

<No.151> 特集「透析患者の足を救う」（Vol.33 No.1 2023）

Q 透析患者の末梢動脈疾患（PAD）を検出するために，どのような非侵襲的検査がありますか？

A

1．足関節上腕血圧比（ABI），足趾上腕血圧比（TBI）

透析患者における末梢動脈疾患（peripheral arterial disease：PAD）の非侵襲的検査法として足関節上腕血圧比（ankle brachial pressure index：ABI）が最も広く用いられています。大血管の血流障害の検出に優れスクリーニングに適しています。足趾上腕血圧比（toe brachial pressure index：TBI）はABIに比し，より末梢における血流障害の評価が可能です。ABIは感度，特異度に優れた検査ですが，血管の石灰化が高度な血液透析患者や糖尿病患者ではマンシェットによる駆血が適切に行えず異常高値を示す場合があります。TBIは石灰化の影響を受けにくいとされるため，ABIが1.40を超える高度石灰化症例ではTBIを用いて評価することが重要です。

2．皮膚灌流圧検査（SPP）

皮膚灌流圧検査（skin perfusion pressure measurement：SPP）はレーザードプラによる血流測定を応用したものであり，レーザーの透過深度は皮膚表面から1〜2mm程度であるため皮膚レベルの微小循環の評価に適しています。一般にSPP 50mmHg以下では下肢虚血が疑われ，SPP 30〜40mmHg未満では創傷治癒の可能性が低いとされています[1][2]。また虚血性潰瘍や切断端における治癒予測にも有用です。

3．経皮酸素分圧（TcPO$_2$）

経皮酸素分圧（transcutaneous oxygen tension：TcPO$_2$）は皮膚表面に張り付けた電極を加温し，毛細血管の充血状態における酸素分圧を経皮的に測定します。虚血の有無や創傷治癒の可能性の予測や肢切断部位の判定に用いられていますが，測定条件が精度に大きく影響を与えます。

4．灌流指標（PI）

灌流指標（perfusion index：PI）は動脈血酸素飽和度波形から拍動性血液量と非拍動性血液量成分の比率を数値化したものであり，マシモ社製パルスオキシメータにおいてPIが2.0以下では，SPPと強い相関関係があることが示されています[3]。

5．組織血流量（LDF）法

組織血流量（laser doppler flowmetry：LDF）法はレーザー光を利用し，赤血球など移動する散乱物質によって散乱された光がドプラシフトを受けることで生じる光の波長シフトを検出し，血流量を求めています。ポケットLDF®（株式会社ジェイ・エム・エス）では簡便に短時間で測定を行えるため，下肢末梢血流動態を知るためのモニタリングとして用いられています。

2 末梢動脈疾患

表．下肢末梢血流動態を評価するための各モニタリング装置の特徴

検査法	評価基準	特徴	注意すべき事項
足関節上腕血圧比 (ankle brachial pressure index：ABI)	0.90以下；主幹動脈の狭窄や閉塞 0.91〜0.99；ボーダーライン 1.00〜1.40；標準値 1.40より高値；動脈の高度石灰化疑い	主幹動脈の狭窄，閉塞の検査精度は感度，特異度ともに優れる	定性的測定法 血管の高度石灰化がある場合，検査精度が低下する
足趾上腕血圧比 (toe brachial pressure index：TBI)	0.60〜0.70以下；下肢虚血の可能性 0.70以上；正常値	ABIに比し血管石灰化の影響を受けにくい ABIより末梢部での血流評価が可能	定性的測定法
皮膚灌流圧検査 (skin perfusion pressure measurement：SPP)	50mmHg以下；下肢虚血の可能性 30〜40mmHg未満； 　　　創傷や潰瘍の治癒が困難	測定部位の径に応じたカフを用いることにより大腿，中足，足趾の測定が可能 難治性潰瘍や創傷の治癒予測，下肢切断レベルの評価が可能	足部に浮腫がある場合，検査精度が低下する 体動や不随意運動がある場合，測定困難な場合がある
経皮酸素分圧 (transcutaneous oxygen tension：TcPO$_2$)	60mmHg以下；下肢虚血の可能性 30mmHg以下；重症下肢虚血の可能性	連続測定が可能 血管石灰化の影響を受けにくい 難治性潰瘍や創傷の治癒予測，下肢切断レベルの評価が可能	足部に浮腫がある場合，検査精度が低下する 測定開始までにキャリブレーションや電極の安定に時間を要する 皮膚を加温するため低温やけどに注意を要する
灌流指標 (perfusion index：PI)	明確な指標なし	連続的にモニタリングが可能 体動や不随意運動がある場合でも測定が可能（安定している状態で数値を読み取る）	外気温度の影響を受ける 血圧，呼吸など自律神経の影響を受ける
組織血流量 (laser doppler flowmetry：LDF)	明確な指標なし	連続的にモニタリングが可能 任意の複数部位において同時測定が可能 体動や不随意運動がある場合でも測定が可能（安定している状態で数値を読み取る）	外気温度の影響を受ける 血圧，呼吸など自律神経の影響を受ける

（筆者作成）

Q 透析患者の下肢末梢血流動態を測定するための各モニタリング装置の特徴，限界について教えてください。

A 当院ではABI［VS-3000TN（フクダ電子株式会社）］とSPP［PAD4000（株式会社カネカ）］を併用して透析患者のPADをスクリーニングしています。ABIでは基準値を下回る場合，主幹動脈の狭窄，閉塞が疑われます。一方，SPPでは末梢部での微小循環動態を評価します。ABI，SPPを併用することで，より詳細に透析患者の足の血流動態を把握することができ，血管内治療などの喫緊の対応が必要なのか時間的猶予があるかの判断材料としています。SPPにおいてはSPP 50mmHgをカットオフ値とすると感度が84.9％，特異度が76.6％であったと報告されています[4]。われわれの検討においても足背部においてSPPのカットオフ値は51mmHgであり，同等の検査精度を示しま

した。またSPPのカットオフ値を50mmHgとし，各部位におけるPADの検査精度を透析前と透析後半で比較したところ，足背部では透析前67.3％，透析後半77.6％でしたが，足底部では透析前32.7％，透析後半55.1％であり，PADの多くを検出できないことが示唆されています[5]。足底部でのSPPは足背部に比し高値であるため[5]，足底部でのカットオフ値は足背部のそれよりも高い値に設定することが必要と考えられます。また測定部位別では第1趾のカットオフ値を40mmHgとすることで，足背部および足底部に比し検査精度が優れていることが報告されています[6]。SPPが40mmHg以下では，PADの進展を防ぐフットケアを行います。特にSPPが30mmHg以下の重症虚血症例において創傷が生じた場合，治癒が遷延し下肢切断リスクが高まるため，足の観察を強化し下肢末梢血流量を極力維持できるような透析技術を含めたフットケアで対応しています。

　PIおよびLDF法は簡易かつ短時間で測定でき，小

型であるため透析中にベッドサイドで下肢末梢血流動態の評価を行うことができます。また連続的に足趾の血流動態をリアルタイムに評価することができます。しかし呼吸や刺激など交感神経の影響を受けることや室温などの外部環境が測定値に影響を及ぼすことに注意する必要があります。各装置ともに算出値の個体差が大きくPADに対する絶対値がないため，経時的にモニタリングしていくことが重要です。各モニタリング法ではそれぞれ一長一短があるため，その特性を理解し用いることが重要です（**表**）。

文　献

1 ）Adera HM, James K, Castronuovo JJ Jr, et al. Prediction of amputaion wound healing with skin perfusion pressure. J Vasc Surg. 1995；**21**：823-8.

2 ）Castronuovo JJ Jr, Adera HM, Smiell JM, et al. Skin perfusion pressure measurement is valuable in the diagnosis of critical limb ischemia. J Vasc Surg. 1997；**26**：629-37.

3 ）安田考志，三上貴子，吉野谷清和，他. 血液透析患者の末梢動脈疾患（PAD）診断における灌流指標（PI）の有用性. 大阪透析研究会誌.2013；**31**：61-6.

4 ）Okamoto K, Oka M, Maesato K, et al. Peripheral arterial occlusive disease is more prevalent in patients with hemodialysis：comparison with the findings multidetector-row computed tomography. Am J Kidney Dis. 2006；**48**：269-76.

5 ）神野卓也，澁谷真弓，大前裕輝，他. 血液透析患者の下肢末梢動脈疾患を検出するための皮膚灌流圧測定方法の検討. 透析会誌.2021；**54**：123-9.

6 ）神野卓也，澁谷真弓，西川繁，他. 血液透析患者の下肢末梢動脈疾患における無侵襲検査法と臨床症状の関連性. 透析会誌.2021；**54**：211-7.

Q & A②　透析患者の包括的高度慢性下肢虚血（CLTI）における吸着療法（レオカーナ®）について

石岡　邦啓　　小林　修三
Kunihiro Ishioka　　*Shuzo Kobayashi*

湘南鎌倉総合病院腎臓病総合医療センター（神奈川県鎌倉市）

＜No.151＞ 特集「透析患者の足を救う」（Vol.33 No.1 2023）

■ はじめに

包括的高度慢性下肢虚血（chronic limb-threatening ischemia：CLTI）は，高度な虚血の観点のみで定義された従来の重症下肢虚血（critical limb ischemia：CLI）とは異なり，虚血以外の創傷・組織欠損の状態，足部感染などの下肢切断リスクをもち，治療介入が必要な下肢の総称として提唱され[1]，下肢末梢動脈疾患（peripheral artery disease：PAD）患者全体の11.1％を占める[2]。

ASOの治療法の1つ，low density lipoprotein（LDL）アフェレシスで用いられている吸着型血漿浄化器リポソーバー®（株式会社カネカメディックス）は，セルロースビーズに固定したリガンドであるデキストラン硫酸により，血漿中LDLなどのリポ蛋白を選択的に除去することで，血管拡張作用・血管新生作用・抗炎症作用・血漿粘度の改善など多面的な作用を介し，血流の改善効果をもたらす[3]。このリポソーバー®をもとに，直接血液灌流法（direct hemoperfusion：DHP）による新規吸着型血液浄化器レオカーナ®が新たに開発され，一連につき3月間に限って24回を限度として診療報酬の算定が可能となり，臨床で使用できるようになった。

2　末梢動脈疾患

表. レオカーナ®とリポソーバー®の主な相違点

商品名		レオカーナ®	リポソーバー®
循環方式		直接血液灌流法	血液灌流法
吸着対象物質		LDLおよびフィブリノゲン	LDL
併用機器	血漿分離器	－	膜型血漿分離器サルフラックス® FP
	専用装置	－	血漿浄化装置KANEKA MA-03
	血液回路	簡便	複雑
使用目的		血行再建術不適応のASO患者における潰瘍の改善	分離された血漿中よりアポリポ蛋白B含有リポ蛋白の除去
保険適用患者		Fontaine分類Ⅳ度のASO患者（脂質異常症以外の患者にも適用）	脂質異常症を伴うFontaine分類Ⅱ～Ⅳ度のASO患者

（小林修三. 日アフェレシス学会誌. 2021；**40**：501-5. より改変引用）

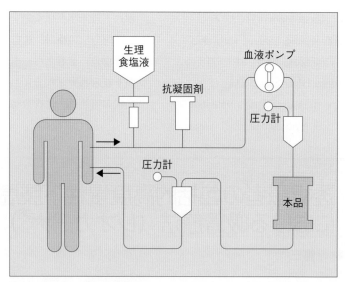

図. レオカーナ®の回路図

（文献9より引用）

■ レオカーナ®

1. レオカーナ®の設計原理

レオカーナ®（株式会社カネカメディックス）吸着体（セルロースビーズ）の表面にリポソーバー®と同様にデキストラン硫酸が固定され，さらにL-トリプトファンも固定されている。陰性荷電を豊富に有するデキストラン硫酸により，陽性荷電物質であるアポリポ蛋白Bとの静電相互作用を介してLDLなどのリポ蛋白を吸着するだけでなく，カリクレイン-キニン系の活性化[4]，一酸化窒素[5][6]やプロスタグランジン（PG）E$_2$[7]，PGI$_2$[8]などの血管作動性因子の産生が誘導される。また，疎水性アミノ酸であるL-トリプトファンは疎水性相互作用によりフィブリノゲンを吸着する。

2. レオカーナ®とリポソーバー®の相違（**表**）

リポソーバー®は血漿吸着型のデバイスであるのに対し，レオカーナ®は血液吸着型である。よって，レオカーナ®では血漿分離を行う必要がなく，回路も簡便となり（**図**）[9]，体外循環血液量が大幅に低減される。デキストラン硫酸に加えて，L-トリプトファンを吸着リガンドとしているため，血液粘度を高めASOの危険因子であるフィブリノゲンを効率的に除去することが可能となった。レオカーナ®の保険適用は，血行再建術不適応または不応答なFontaine分類Ⅳ度のASO患者であるが，高コレステ

ロール血症の制限はないため，透析患者においては使用しやすい。

■■■

■ 臨床成績

　下肢潰瘍を有する血行再建術不適応または不応答なCLTI（Fontaine分類Ⅳ度のASO）患者61例（透析82％，糖尿病79％）を対象として，レオカーナ®の検証的治験が実施された。レオカーナ®治療開始6ヵ月後の潰瘍治癒（完全閉鎖）率は46％で，12ヵ月後は52％であった[10]。保存的治療のみで潰瘍治癒率が30％に満たないことを考慮すると[11)12]，レオカーナ®の臨床的有用性は十分にあると考える。保存的治療のみでは6ヵ月以内の下肢切断率が40％，死亡率が20％との報告[12]があるのに対して，レオカーナ®治療ではそれぞれ8％と7％であり[10]，血行再建術不適応の患者に対する救肢と生命予後の向上が期待される。

■■■

■ 注意事項

　レオカーナ®はリポソーバー®と同じくデキストラン硫酸を吸着リガンドとしているため，アンジオテンシン変換酵素阻害薬を服用している患者への適用は禁忌である。カリクレイン-キニン系の活性化により産生されたブラジキニンが消去されないため急激な血圧低下を引き起こすことがある。

■■■

■ おわりに

　新しく承認された吸着型血液浄化器レオカーナ®は，LDLアフェレシスをはじめとする血漿交換療法と比べて体外循環血液量が少なく，また脂質異常症を伴わない患者にも保険診療が可能となり，実臨床において非常に有用なデバイスである。今後，レオカーナ®が多くのCLTI患者の治療に貢献できることを期待する。

文　献

1 ）Farber A. Chronic Limb-Threatening Ischemia. N Engl J Med. 2018；**379**：171-80.

2 ）Conte MS, Bradbury AW, Kolh P, et al. Global vascular guidelines on the management of chronic limb-threatening ischemia. J Vasc Surg. 2019；**69**：3S-125S. e40.

3 ）Kobayashi S. Applications of LDL-apheresis in nephrology. Clin Exp Nephrol. 2008；**12**：9-15.

4 ）Krieter DH, Steinke J, Kerkhoff M, et al. Contact activation in low-density lipoprotein apheresis systems. Artif Organs. 2005；**29**：47-52.

5 ）Kojima S, Ogi M, Sugi T, et al. Changes in plasma levels of nitric oxide derivative during low-density lipoprotein apheresis. Ther Apher. 1997；**1**：356-61.

6 ）Kizaki Y, Ueki Y, Yoshida K, et al. Does the production of nitric oxide contribute to the early improvement after a single low-density lipoprotein apheresis in patients with peripheral arterial obstructive disease? Blood Coagul Fibrinolysis. 1999；**10**：341-9.

7 ）Kojima S, Harada-Shiba M, Yamamoto A. Plasma constituents other than low-density lipoprotein adsorbed by dextran-sulfate column. Ther Apher. 1997；**1**：309-13.

8 ）Mii S, Mori A, Sakata H, et al. LDL apheresis for arteriosclerosis obliterans with occluded bypass graft：change in prostacyclin and effect on ischemic symptoms. Angiology. 1998；**49**：175-80.

9 ）株式会社カネカ．レオカーナ添付文書．2022年3月改訂（第2版）．

10）一般社団法人日本フットケア・足病医学会．閉塞性動脈硬化症の潰瘍治療における吸着型血液浄化器に関する適正使用指針第1版．2021年2月．https://jfcpm.org/docs/oshirase/kaiyouchiryou_20210225.pdf（閲覧：2022-12-05）

11）Urabe G, Yamamoto K, Onozuka A, et al. Skin perfusion pressure is a useful tool for evaluating outcome of ischemic foot ulcers with conservative therapy. Ann Vasc Dis. 2009；**2**：21-6.

2　末梢動脈疾患

12）日本循環器学会. 末梢閉塞性動脈疾患の治療ガイドライン（2015年改訂版）. https://plaza.umin.ac.jp/~jscvs/wordpress/wp-content/uploads/2020/06/JCS2015_miyata_h.pdf（閲覧：2022-12-5）

末梢動脈疾患

3　骨折

Q＆A　骨折ハイリスク透析患者に対する薬物療法はどうしたらいいですか？

佐藤　宗彦　社会医療法人愛仁会井上病院整形外科・リウマチ科（大阪府吹田市）
Motohiko Sato

＜No.149＞ 特集「透析患者の心臓弁膜症」（Vol.32 No.3 2022）

透析をはじめとした慢性腎臓病（chronic kidney disease：CKD）患者では骨折リスクが増大している[1]。特に皮質骨の占める割合が多い大腿骨近位部での骨折リスクが高いことが明らかになっている[2]。したがって，骨吸収抑制薬では効果不十分と判断され，より有効性の高い骨形成促進薬が必要と考えられる症例も多い。ロモソズマブが登場する以前はテリパラチドが唯一の骨形成促進薬であった。テリパラチドは骨粗鬆症治療薬の有効性の評価において，椎体骨折に対しては評価Aであるが，CKD患者においてより懸念される皮質骨の割合の多い大腿骨近位部骨折については評価Cである[3]。以上より大腿骨近位部，すなわち皮質骨にも高い効果が期待される薬剤の登場が期待されていた。

■■■

Q　骨折ハイリスク透析患者に対する新しい薬物療法を教えてください。

A　2019年3月より新規の骨形成促進薬であるロモソズマブがわが国で使用可能となった。臨床試験では高い有効性が期待されており，腰椎骨密度（bone mineral density：BMD）のみならず，皮質骨の割合が多い大腿骨近位部・頚部のBMDも上昇させることが明らかになっている[4][5]。その効果は特に日本人でより高い結果であった[6]。また，透析患者ではスクレロスチンはきわめて高値になっているため，抗スクレロスチン抗体製剤であるロモソズマブを投与することは理にかなっている。しかし，透析患者に投与したまとまった臨床データはいまだ報告されていない。当院では一

般・透析患者合計500例以上の症例（2022年5月時点）にロモソズマブを導入しており，リアルワールドでの透析患者に対するロモソズマブの有効性，安全性の検討を行い報告した[7][8]。

■■■

Q　ロモソズマブの適応患者を教えてください。

A　適応患者は以下のごとく明確に決められている。すなわち，①BMDが−2.5SD以下で1個以上の脆弱性骨折を有する，②腰椎BMDが−3.3SD未満，③既存椎体骨折の数が2個以上，④既存椎体骨折の半定量評価法の結果がグレード3，この4つのうちの1つでも満たせばロモソズマブの適応である。一度DXAもしくは1枚XPを撮影すれば適応の有無が明確となり，透析患者ではその適応はとても多い。

■■■

Q　ロモソズマブの安全性を教えてください。

A　ロモソズマブは日本人症例492例を含むFRAME試験では，ロモソズマブ群とプラセボ群で心血管系有害事象に不均衡は認められなかったが，日本人症例を含まないARCH試験ではロモソズマブ群とアレンドロネート群で不均衡が認められたため[9]，心血管系有害事象に対する注意喚起がなされている。当院では添付文書に記載されているように，1年以内に心血管系有害事象を生じた患者には投与していない。さらに透析患者などのリスクのある患者では，心

3　骨折

電図，心臓超音波検査，頭部MRIを行い，加齢変化以上の動脈硬化性病変がある場合は投与していない。このような対策をとれば，当院では重篤な心血管系有害事象は生じていない。さらに，ビスホスホネートまたはテリパラチド治療群よりもロモソズマブ群のほうが有害事象が少なかった[7]。わが国で行われた市販後調査においても，ロモソズマブ群は日本人骨粗鬆症患者集団と比べ，心血管系有害事象が少ない傾向にあった。

■■■

Q ロモソズマブの低カルシウム血症のリスクを教えてください。

A デノスマブは透析患者に使用した場合，低カルシウム（Ca）血症のリスクまた遷延化するリスクも高いが，ロモソズマブは当院の検討では有症状の低Ca血症患者は認めなかった。ただ導入時に，骨型酒石酸抵抗性酸性フォスファターゼ（tartrate-resistant acid phosphatase 5b：TRACP-5b）高値・Ca低値の患者は注意が必要である。また，2回目以降の投与時も注意が必要である[8]。前記した低Ca血症のリスクが高い患者に関しては，血清Ca値の定期的なチェック，ならびに低値の場合に活性型ビタミンD3製剤投与・増量などの適切な処置が必要と考えられる。

■■■

Q ロモソズマブの有効性を教えてください。

A 腰椎のみならず，透析患者でより骨折が懸念されている皮質骨の割合が多い大腿骨近位部・頚部でも，高いBMD上昇効果が得られた。特に透析患者では一般患者よりも有効性が高い結果が得られた[8]。これは骨形成マーカーであるI型プロコラーゲン-N-プロペプチド（total type 1 amino-terminal propeptide：total P1NP）のピークが一般の患者では投与開始後1ヵ月である[6]のに比べ，透析患者では3ヵ月後であり[7]，total P1NP高値の期間が長いことがその要因の1つと考えている。さらに当院のリアルワール

ドの症例では，骨折治癒促進効果も期待できることが示唆されている。早期のリハビリテーションによる介入も可能となり，骨折などにより悪化が危惧される身体機能の維持にも有用と考えている[8]。

■■■

Q ロモソズマブの有効性を最大限引き出すにはどうすればいいか教えてください。

A 当院の検討から[8]は，①適応を満たせば若年から開始する，②可能ならば活性型ビタミンD3製剤と併用する，③しっかりと運動する，④栄養をしっかりと摂取する，などが必要と考えられている。

ロモソズマブは透析患者に対しても非常に高い骨量増加効果をもつことが明らかとなっており，骨折治癒促進効果，除痛効果，早期の日常生活動作（activities of daily living：ADL）向上効果も期待されている。適切に適応患者を選択すれば，安全性に関しても過度な懸念の必要性は低いことが示唆されており，必要な患者にはロモソズマブを投与し，脆弱性骨折なき世界を目指していくことがわれわれの未来への約束である。

文　献

1）日本骨粗鬆症学会，生活習慣病における骨折リスク委員会（編）．生活習慣病骨折リスクに関する診療ガイド2019年版．東京：ライフサイエンス出版；2019.

2）Fried LF, Biggs ML, Shlipak MG, et al. Association of kidney function with incident hip fracture in older adults. J Am Soc Nephrol. 2007；**18**：282-6.

3）骨粗鬆症の予防と治療ガイドライン作成委員会（編）．骨粗鬆症の予防と治療ガイドライン2015年版．東京：ライフサイエンス出版；2015.

4）Cosman F, Crittenden DB, Adachi JD, et al. Romosozumab Treatment in Postmenopausal Women with Osteoporosis. N Engl J Med. 2016；**375**：1532-43.

5）McClung MR, Grauer A, Boonen S, et al. Romosozumab in postmenopausal women with low bone mineral density．N Engl J Med. 2014；**370**：412-20.

6）Ishibashi H, Crittenden DB, Miyauchi A, et al. Romosozumab increases bone mineral density in postmenopausal Japanese women with osteoporosis：A phase 2 study．Bone. 2017；**103**：209-15.

7）Sato M, Inaba M, Yamada S, et al. Efficacy of romosozumab in patients with osteoporosis on maintenance hemodialysis in Japan；an observational study．J Bone Miner Metab. 2021；**39**：1082-90.

8）佐藤宗彦．骨粗鬆症を合併した透析患者に対するロモソズマブの有効性安全性の検討：ロモソズマブ300例以上の経験からのメッセージ．日骨粗鬆症会誌. 2021；**7**：396-401.

9）Saag KG, Petersen J, Brandi ML, et al. Romosozumab or Alendronate for Fracture Prevention in Women with Osteoporosis．N Engl J Med. 2017；**377**：1417-27.

4　**腎性貧血**

1. 低酸素誘導因子プロリン水酸化酵素阻害薬の基礎

丸野紗也子　東京大学医学部附属病院腎臓・内分泌内科（東京都文京区）
Sayako Maruno

田中　哲洋　東北大学大学院医学系研究科腎臓内科学分野（仙台市青葉区）
Tetsuhiro Tanaka

＜No.145＞ 特集「腎性貧血の話題」 （Vol.31 No.3 2021）

■ はじめに

低酸素誘導因子（hypoxia-inducible factor：HIF）は，組織低酸素応答の主要な転写因子である。HIFの活性化によって，内因性のエリスロポエチン（erythropoietin：EPO）産生や鉄利用の最適化によるヘモグロビン値上昇が得られ，低酸素誘導因子プロリン水酸化酵素（hypoxia-inducible factor-prolyl hydroxylase：HIF-PH）阻害薬は腎性貧血の新しい治療薬として期待されている。また腎性貧血だけでなく，HIFの活性化は腎臓病そのものや代謝疾患への効果も基礎研究で認められており，本稿ではこれらについても概説する。

■ HIF-PH阻害薬と腎性貧血

腎臓においてEPOは主に皮髄境界付近の間質に存在する線維芽細胞様細胞で産生される。慢性腎臓病（chronic kidney disease：CKD）が進行し，EPO産生能が相対的に低下することが腎性貧血の主要な原因である。

HIFは酸素感受性のあるαと恒常的に発現しているβの2つのサブユニットからなるヘテロダイマーである。HIF-αにはHIF-1α，2α，3αの3つのアイソフォームがある。腎臓では低酸素下にてHIF-1αが尿細管上皮細胞に，HIF-2αが血管内皮細胞・間質線維芽細胞に発現し[1]，EPO産生はHIF-2αにより発現が制御されている。HIF-αは酸素濃度に応じてその発現が調整され，正常酸素下ではHIF-αのプロリン残基がプロリン水酸化酵素により水酸化される。HIF-PHにより水酸化されたHIF-αにはvon Hippel-Lindau protein（pVHL）が結合し，ユビキチン化されてプロテアソームによって分解される。一

方で，低酸素下ではプロリン水酸化酵素による水酸化が行われず，HIF-αは分解されずに核内に移行する。核内に移行したHIF-αはHIF-βと二量体を形成し，低酸素応答配列（hypoxia responsive element：HRE）に結合することでEPOや血管内皮細胞増殖因子（vascular endothelial growth factor：VEGF）などの標的遺伝子の転写を活性化し，低酸素への応答を促進する（**図**）。HIF-PH阻害薬はHIF-αの水酸化を阻害することでHIFを活性化しEPOの転写を誘導し貧血を改善させる。これまでの赤血球造血刺激因子製剤（erythropoiesis stimulating agent：ESA）よりも生理的なEPO濃度でヘモグロビン値を上昇させることができると考えられる。

腎障害が進行した末期腎不全患者においてEPO産生能は完全に失われているわけではない。両側腎臓摘出後の透析患者においても，HIF活性化によって血中EPO濃度上昇が認められており，これは肝臓をはじめとする腎臓以外の臓器におけるEPO産生が推測されている[2]。

また，HIFは鉄代謝にも作用し造血を亢進させる。骨髄での造血が亢進して鉄需要が高まると，鉄の吸収や利用にかかわる多くの因子が動員される。それらの因子のうち，トランスフェリンやトランスフェリン受容体，セルロプラスミンはHIF-1の標的遺伝子として知られている。また，腸管上皮細胞での鉄取り込みに関与するduodenal cytochrome Bやdivalent metal transporter 1の遺伝子発現にもHIF-2が関与し，HIFが活性化することで腸管からの鉄吸収が増加する。また，HIF-PH阻害薬によるHIFの活性化はヘプシジン産生を抑制する。ヘプシジンは主に肝臓から分泌され，鉄の輸送体であるフェロポ

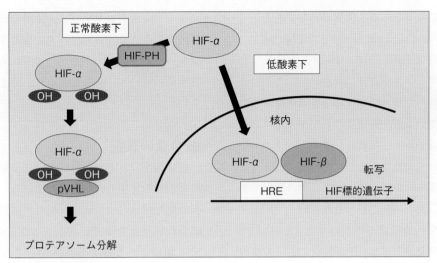

図．HIFの発現調整

ルチンと結合し分解することで，腸管上皮細胞からの鉄吸収や肝細胞からの放出，マクロファージからのリサイクルを抑制する。CKD患者では，血中ヘプシジン値上昇により，血中への鉄供給が低下し，機能的鉄欠乏に陥っていることが知られており[3]，HIF-PH阻害薬はヘプシジン産生をESAよりも強く抑制する[4]。

　このように内因性のEPO産生と鉄代謝の改善によってHIF-PH阻害薬は腎性貧血を改善し，その有効性はヒト臨床試験でも証明されている。本稿執筆時点（2024年1月）において，ロキサデュスタット，ダプロデュスタット，バダデュスタット，エナロデュスタット，モリデュスタットの5剤が腎性貧血（保存期，透析期）治療薬としてわが国で製造販売承認を取得している。

▍腎臓病への効果

　CKDのfinal common pathwayとして，尿細管間質の慢性低酸素が重要である[5]。CKDが進行すると，酸素供給の減少（傍尿細管毛細血管脱落，間質線維化，貧血など）と酸素需要の増大（尿細管における代謝亢進など）により低酸素状態に陥る[6]。慢性的な低酸素状態は間質線維化を進行させ，一方で間質線維化は酸素拡散効率を低下させる。この悪循環により進行性に腎機能が低下し末期腎不全に至る。

　CKDでは慢性低酸素状態のためにHIFの発現が認

められるが，その発現量は低酸素の程度と比較して不十分と考えられている。その原因としては，酸化ストレス[7)-9)]，HIFの異常糖化修飾[10]，尿毒症物質[11]などの関与が考えられている。

　このようにCKDにおいてHIFの発現・機能が不適切に抑制されていることやHIF標的遺伝子の多くが虚血性疾患に対して保護的に働くことを考慮すると，HIF-PH阻害薬は腎臓病の病態進展を抑制させる可能性がある。

　急性腎障害（acute kidney injury：AKI）モデルである虚血再灌流障害ラットのモデルでは，HIF-PH阻害薬の前投与によって急性期の尿細管障害が軽減されたと報告されている[12]。さらに虚血再灌流障害を長期間観察した腎線維化モデル（AKI to CKD transition）では，HIF-PH阻害薬の前投与によって腎線維化を抑制したとの報告がある[13]。つまりHIF-PH阻害薬は虚血によって生じた急性期の尿細管障害の程度を緩和させるだけでなく，その後に進展しうる腎線維化も抑制できたことになる。しかし，5/6腎摘ラットモデルに対してHIF-PH阻害薬を長期（第2〜12週），中期（第4〜12週），後期（第8〜12週）に分けて投与したところ，腎機能や尿細管障害は中期投与群では改善したものの，長期投与群ではむしろ悪化し，後期投与群では変化がないという報告もある[14]。これらの報告は，HIF活性化によるCKD治療介入に適切な介入期間が存在するこ

4 　腎性貧血

とを示唆しており，さらなる検討が必要である。

　また，black and tan brachyury（BTBR）*ob/ob*マウスにおいて4～22週齢にHIF-PH阻害薬を投与したところ，アルブミン尿が有意に減少した。これは後述する代謝異常への有効性を含めた多面的機序の効果と考えられているが，腎局所の炎症ケモカインである尿中MCP-1が減少し糸球体へのマクロファージ浸潤も抑制されていた[15]。また，高脂肪食負荷による肥満関連腎症モデルでもアルブミン尿の抑制や糸球体炎症細胞浸潤の抑制が認められている[16]。

　一方で，多発性嚢胞腎モデルのマウスにおいて，進行した多発性嚢胞腎ではHIF活性化によって嚢胞増大を認めたという報告もあり[17]，HIFの活性化は対象疾患や介入病期によって異なる影響をもたらしうる。HIF-PH阻害薬のCKDそのものに及ぼしうる影響についてはさらなる検討が必要である。

■ 代謝異常への効果

　HIF-PH阻害薬は腎性貧血や腎臓病だけでなく肥満や脂質異常症，糖尿病にも有効な可能性がある。

　BTBR *ob/ob*マウスにHIF-PH阻害薬を投与すると，摂餌量には影響しなかったが，体重増加は抑制され，インスリン抵抗性が改善し，総コレステロール値が低下し，白色脂肪細胞の肥大・炎症細胞浸潤が抑制され，アディポネクチンの値が上昇していた[15]。

　同様にPhd 2 hypomorphマウスによる検討でも野生型と比較して，体重減少，脂肪組織の減少，脂肪細胞の大きさの低下や脂肪組織の炎症軽減が認められた。耐糖能・インスリン感受性も改善し，コレステロール値も低下した[18]。

　HIFの活性化によって骨格筋でのグルコース輸送と解糖系の酵素が増えることや白色肥満組織へのマクロファージの浸潤が抑えられることで体重減少や脂肪組織の減少，耐糖能やインスリン感受性が高まるためと考えられている。

　脂質代謝に関してはHIFの活性化によってinsulin-induced gene 2（Insig-2）という小胞体膜蛋白遺伝子の転写が促進されることで，HMG-CoA還元酵素をユビキチン分解し脂質異常症が改善されるという機序が想定されている[19]。臨床研究においては，薬剤によって血清コレステロール濃度の低下が報告されているものと，コレステロール値の変化は認められなかったとするものがあり，脂質代謝への影響には薬剤間の違いやHIF誘導の差異が関連するかもしれない[20]。

■ 今後の課題

　悪性腫瘍はHIF標的遺伝子であるVEGFが病態を増悪させる可能性が懸念されている。悪性腫瘍は過剰な細胞増殖に血管新生が相対的に間に合わず，低酸素の状態となっている。さまざまな悪性腫瘍で，正常細胞よりもHIFが活性化しており，HIFの過剰発現が予後不良と関係するという報告もある[21]。HIFの活性化が上皮間葉転換を促進し，VEGFを含むHIFの標的遺伝子の発現が誘導されることで腫瘍の増殖や転移を促進する理論的な懸念が考えられている[21)-23]。

　また，網膜症についてもVEGFが病勢の増悪に影響しうることが推察される。しかし，これまでの第Ⅱ相試験ではVEGF値はHIF-PH阻害薬の使用によって変化は認められなかった[24]。悪性腫瘍や網膜症への影響は今後さらなる観察が必要である。

　臨床試験ではそれ以外にも高カリウム血症や代謝性アシドーシス，血栓塞栓症の報告もされており，それらの機序についてもさらなる検討が必要である。

■ まとめ

　HIF-PH阻害薬は，生理的なEPO産生と鉄代謝改善に伴って貧血を改善させる腎性貧血の新しい治療薬である。腎性貧血だけでなく，腎臓病そのものへの治療の効果や肥満，脂質異常症や糖尿病などの代謝異常症への有効性も基礎実験で証明されており，一部の効果は臨床試験でも認められている。一方で，悪性腫瘍や網膜症への副作用も懸念され，今後の大規模臨床試験やさらなる基礎研究での検討が期待される。

文　　献

1) Rosenberger C, Mandriota S, Jürgensen JS, et al. Expression of hypoxia-inducible factor-1 α

and -2a in hypoxic and ischemic rat kidneys. J Am Soc Nephrol. 2002；**13**：1721-32.

2）Bernhardt WM, Wiesener MS, Scigalla P, et al. Inhibition of prolyl hydroxylases increases erythropoietin production in ESRD. J Am Soc Nephrol. 2010；**21**：2151-6.

3）Zaritsky J, Young B, Wang HJ, et al. Hepcidin - A potential novel biomarker for iron status in chronic kidney disease. Clin J Am Soc Nephrol. 2009；**4**：1051-6.

4）Wang B, Yin Q, Han YC, et al. Effect of hypoxia-inducible factor-prolyl hydroxylase inhibitors on anemia in patients with CKD：a meta-analysis of randomized controlled trials including 2804 patients. Ren Fail. 2020；**42**：912-25.

5）Nangaku M. Chronic hypoxia and tubulointerstitial injury：A final common pathway to end-stage renal failure. J Am Soc Nephrol. 2006；**17**：17-25.

6）Mimura I, Nangaku M. The suffocating kidney：Tubulointerstitial hypoxia in end-stage renal disease. Nat Rev Nephrol. 2010；**6**：667-78.

7）Rosenberger C, Khamaisi M, Abassi Z, et al. Adaptation to hypoxia in the diabetic rat kidney. Kidney Int. 2008；**73**：34-42.

8）Katavetin P, Miyata T, Inagi R, et al. High glucose blunts vascular endothelial growth factor response to hypoxia via the oxidative stress-regulated hypoxia-inducible factor/hypoxia-responsible element pathway. J Am Soc Nephrol. 2006；**17**：1405-13.

9）Zhu XY, Chade AR, Rodriguez-Porcel M, et al. Cortical microvascular remodeling in the stenotic kidney：Role of increased oxidative stress. Arterioscler Thromb Vasc Biol. 2004；**24**：1854-9.

10）Ceradini DJ, Yao D, Grogan RH, et al. Decreasing intracellular superoxide corrects defective ischemia-induced new vessel formation in diabetic mice. J Biol Chem. 2008；**283**：10930-8.

11）Tanaka T, Yamaguchi J, Higashijima Y, et al. Indoxyl sulfate signals for rapid mRNA stabilization of Cbp/p300-interacting transactivator with Glu/Asp-rich carboxy-terminal domain 2（CITED2）and suppresses the expression of hypoxia-inducible genes in experimental CKD and uremia. FASEB J. 2013；**27**：4059-75.

12）Bernhardt WM, Câmpean V, Kany S, et al. Preconditional activation of hypoxia-inducible factors ameliorates ischemic acute renal failure. J Am Soc Nephrol. 2006；**17**：1970-8.

13）Kapitsinou PP, Jaffe J, Michael M, et al. Preischemic targeting of HIF prolyl hydroxylation inhibits fibrosis associated with acute kidney injury. Am J Physiol Renal Physiol. 2012；**302**：F1172-9.

14）Yu X, Fang Y, Liu H, et al. The balance of beneficial and deleterious effects of hypoxia-inducible factor activation by prolyl hydroxylase inhibitor in rat remnant kidney depends on the timing of administration. Nephrol Dial Transplant. 2012；**27**：3110-9.

15）Sugahara M, Tanaka S, Tanaka T, et al. Prolyl hydroxylase domain inhibitor protects against metabolic disorders and associated kidney disease in obese type 2 diabetic mice. J Am Soc Nephrol. 2020；**31**：560-77.

16）Saito H, Tanaka T, Sugahara M, et al. Inhibition of prolyl hydroxylase domain（PHD）by JTZ-951 reduces obesity-related diseases in the liver, white adipose tissue, and kidney in mice with a high-fat diet. Lab Invest. 2019；**99**：1217-32.

17）Kraus A, Peters DJM, Klanke B, et al. HIF-1a promotes cyst progression in a mouse model of autosomal dominant polycystic kidney disease. Kidney Int. 2018；**94**：887-99.

18）Rahtu-Korpela L, Karsikas S, Hörkkö S, et al.

HIF prolyl 4-hydroxylase-2 inhibition improves glucose and lipid metabolism and protects against obesity and metabolic dysfunction. Diabetes. 2014 ; **63** : 3324-33.

19) Hwang S, Nguyen AD, Jo Y, et al. Hypoxia-inducible factor 1α activates insulin-induced gene 2 (Insig-2) transcription for degradation of 3-hydroxy-3-methylglutaryl (HMG) -CoA reductase in the liver. J Biol Chem. 2017 ; **292** : 9382-93.

20) 日本腎臓学会 HIF-PH 阻害薬適正使用に関する recommendation. 日腎会誌. 2020 ; **62** : 711-6. https://cdn.jsn.or.jp/data/HIF-PH_recommendation.pdf（閲覧：2021-7-5）

21) Wigerup C, Påhlman S, Bexell D. Therapeutic targeting of hypoxia and hypoxia-inducible factors in cancer. Pharmacol Ther. 2016 ; **164** : 152-69.

22) Semenza GL. Hypoxia-inducible factors : mediators of cancer progression and targets for cancer therapy. Trends Pharmacol Sci. 2012 ; **33** : 207-14.

23) Yang MH, Wu MZ, Chiou SH, et al. Direct regulation of TWIST by HIF-1α promotes metastasis. Nat Cell Biol. 2008 ; **10** : 295-305.

24) Haase VH. HIF-prolyl hydroxylases as therapeutic targets in erythropoiesis and iron metabolism. Hemodial Int. 2017 ; **21** : S110-24.

2．低酸素誘導因子プロリン水酸化酵素阻害薬の臨床

西　愼一　医療法人社団一陽会服部病院腎臓内科・透析センター（兵庫県三木市）
Shinichi Nishi

＜No.145＞ 特集「腎性貧血の話題」 （Vol.31 No.3 2021）

■ はじめに

2019年末に腎性貧血の新規治療薬として低酸素誘導因子プロリン水酸化酵素（hypoxia-inducible factor-prolyl hydroxylase：HIF-PH）阻害薬がはじめて登場し，2021年にかけて計5種類のHIF-PH阻害薬が臨床現場で活用できるようになった。この薬剤の特徴は，従来の注射製剤である外因性エリスロポエチン（erythropoietin：EPO）製剤と異なり，EPO産生亢進を内因性に誘導する内服薬である点にある。1990年にはじめてリコンビナントヒトEPO（recombinant human EPO：rHuEPO）としてエポエチンが登場したとき，透析医療に携わる者は腎性貧血治療に大きな変革が訪れたと感じた。しかし，赤血球造血刺激因子製剤（erythropoiesis stimulating agent：ESA）低反応性という新たな問題が登場し，その克服が腎性貧血治療における障壁となっていた。HIF-PH阻害薬はESA低反応性を克服可能な薬剤として期待されている。その一方で，本剤はEPO以外の多種分子の産生も亢進することから，適用症例の選択に懸念が寄せられている。

ここでは現時点でHIF-PH阻害薬について理解されている点を基に，臨床現場でのHIF-PH阻害薬使用の注意点についてまとめた。

■ HIF-PH阻害薬使用の薬剤概念

EPO製剤は短時間作用型と長時間作用型があり，合わせてESAと呼称している。それでは，HIF-PH阻害薬もESAかという点では多少議論がある。現在のところESAではなく，別タイプの腎性貧血治療薬として認識する意見が強い。ESAは外因性EPOと

して前赤芽球系細胞のEPO受容体に結合し赤血球産生を刺激するが，前赤芽球系細胞以外のEPO受容体に結合しても大量に使用しないかぎり顕著な赤血球産生以外の作用はみられない。一方，HIF-PH阻害薬は数百種類の分子のアップレギュレーション（up regulation：UR）あるいはダウンレギュレーション（down regulation：DR）を誘導する。その作用機序が多面的であることからESAの範疇に入れることに抵抗感がある。

■ HIF-PH阻害薬の作用機序と
　ESA低反応性の克服

HIF-PH阻害薬は内因性にEPO産生を促進する以外に，EPO受容体，トランスフェリン受容体，トランスフェリンそのものなど，赤血球造血に関与するさまざまな分子をURさせる。さらに，消化管上皮細胞の鉄トランスポーター（divalent metal transporter 1：DMT1）のURにより鉄吸収促進にも働く[1]。これらの結果，鉄利用率が高まりヘプシジンは低下し消化管からの鉄吸収抑制が解除される。したがって，HIF-PH阻害薬使用後は血清鉄，フェリチン，トランスフェリン飽和度（transferrin saturation：TSAT）が低下する。HIF-PH阻害薬はこのような複合的な機序で腎性貧血を改善させる薬剤であり，単なるEPO産生促進薬ではない。

慢性炎症，鉄過剰負荷によるヘプシジン上昇例では鉄利用率低下によりESA低反応性を示す。よって，この機序が主体のESA低反応性例にはHIF-PH阻害薬は有効性を示す。

■ 鉄欠乏の問題点と補正の必要性

近年，貧血がなくとも鉄欠乏が臓器障害を招くとするiron deficiency without anemia（IDWA）という概念が提唱されている[2]。認知機能低下，筋力低下，心不全，レストレスレッグス症候群など高齢者や慢性腎臓病（chronic kidney disease：CKD）患者によく認められる合併症とIDWAの関連も指摘されている。IDWAの診断基準はわが国の腎性貧血診療における鉄欠乏基準とほぼ一致している。

また，鉄欠乏自体が血栓症を誘発する危険性も指摘されている。その機序としては，鉄欠乏により誘導されるトロンビンや第Ⅷ因子などの凝固系因子の増加[3]，血小板数上昇などが指摘されている[4]。

CKD患者では経口鉄剤の効きが悪く，透析施行中のCKD患者では一般に静注鉄剤が使用される傾向にある。しかし，静注鉄剤は経口鉄剤より酸化ストレスを亢進させるとの指摘もある。HIF-PH阻害薬により鉄吸収率が改善するのであれば，経口鉄剤の使用を検討してはと思う。

一方で，HIF-PH阻害薬使用による血管石灰化促進リスクが指摘されている[5]。血管石灰化には高リン血症，fibroblast growth factor-23（FGF-23）上昇が関与する。静注鉄剤のなかにはFGF-23を上昇させる薬剤がある。鉄含有リン吸着薬によりリン低下とFGF-23低下を目指すのは，血管石灰化が進行したCKD症例の腎性貧血治療ではより安全かもしれない。2021年には，鉄含有リン吸着薬であるクエン酸第二鉄水和物が鉄欠乏性貧血に対する保険適用を得た。

■ 併用薬とHIF-PH阻害薬服薬タイミング

表1に各薬剤の初期投与量と最高投与量を示す。週3回内服と連日内服のタイプに分かれるが，どちらを使用するかは服薬に関する患者アドヒアランスを確認しながら決定するべきかと思われる。海外ではわが国で使用できない週3回内服タイプのDesidustatも使用されている。

HIF-PH阻害薬は表1に示す通り，薬剤ごとに併用注意薬が異なる。この差異は，薬物代謝関連の酵素やトランスポーターの差異によるものと思われる。表1に示す薬剤はいずれもCKD症例で汎用される薬剤であり，併用時の注意が必要である。

したがって，HIF-PH阻害薬の服薬タイミングは食事時間帯とずらした就寝前が一案である。

■ HIF-PH阻害薬使用が推奨される症例

保存期CKD患者のなかにはESAの皮下注・静注による苦痛を強く訴える患者がいる。このような患者には，ESAからHIF-PH阻害薬への切り替えを考慮してもよい。

HIF-PH阻害薬の積極的適応があるのは，いわゆるESA低反応性例と考えられる。ESA低反応

4　腎性貧血

表1．HIF-PH阻害薬の初期投与量・最高投与量と併用注意薬

HIF-PH阻害薬の使用方法		一般名（英）	Roxadustat	Daprodustat	Vadadustat	Enarodustat	Molidustat
		商品名	エベレンゾ®	ダーブロック®	バフセオ®	エナロイ®	マスーレッド®
保存期CKD患者	初期投与量	未治療	50mg 週3回	2, 4mg 毎日	300mg 毎日	2mg 毎日	25mg 毎日
	初期投与量	ESAから切り替え	70, 100mg 週3回	4mg 毎日	300mg 毎日	2mg 毎日	25, 50mg 毎日
透析CKD患者	初期投与量	未治療	50mg 週3回	4mg 毎日	300mg 毎日	4mg 毎日	75mg 毎日
	初期投与量	ESAから切り替え	70, 100mg 週3回	4mg 毎日	300mg 毎日	4mg 毎日	75mg 毎日
	最高投与量		1回 3.0mg/kgを超えない	24mg/日	600mg/日	8mg/日	200mg/日
HIF-PH阻害薬の併用注意薬							
		リン吸着性ポリマー	×			×	
		多価陽イオン含有経口剤	×		×	×	×
		スタチン製剤	×		×		
		クロピドグレル		×			
		フロセミド			×		
		チロシンキナーゼ阻害剤				×	×
		HIVプロテアーゼ阻害剤					×
		薬物代謝酵素	CYP2C8 UGT1A9	CYP2C8 CYP3A4	UGTs	CYP2C8 CYP2C9 CYP3A4	UGT1A1
		トランスポーター	BCRP OATP1B1 OAT1 OAT3		BCRP OAT1 OAT3		

CYP：cytochrome P450, UGT：uridine diphosphate glucuronosyltransferase, BCRP：breast cancer resistance protein, OATP1B1：organic anion transporting polypeptide 1B1, OAT：organic anion transporter
その他のHIF-PH阻害薬：Desidustat　海外で使用。週3回内服

（筆者作成）

性の背景には慢性炎症によるヘプシジン上昇がある。HIF-PH阻害薬にはヘプシジン低下作用があり，C-reactive protein（CRP）上昇例でもヘモグロビン（hemoglobin：Hb）上昇効果が認められる。したがって，関節リウマチや炎症性腸疾患など持続的炎症が認められるCKD患者の腎性貧血治療に向いている。

また，ESA低反応性により高用量のESAが処方されている患者は，一度HIF-PH阻害薬に切り替えてみる価値があると思われる。高用量ESA使用のリスクはすでに指摘されている点である。

■ HIF-PH阻害薬の副作用

従来のESAでも，血栓症，高血圧，悪性腫瘍，高カリウム血症などは注意すべき合併症とされていた。特に血栓症と高血圧に関しては，Hb上昇速度が速いとそのリスクが高まる。HIF-PH阻害薬では血栓症の頻度がやや高いと指摘されるが，0.5g/dL/週未満のHb上昇速度で管理することが肝要と考えられる。また，HIF-PH阻害薬がvascular endothelial growth factor（VEGF）を軽度上昇させることから，微小がんの悪化が長期使用のなかで懸念されてい

る。HIF-PH阻害薬使用例には定期的ながん検診を指導することも1つの策と思われる。

■ HIF-PH阻害薬処方を慎重に検討すべき症例

日本腎臓学会（Japanese Society of Nephrology：JSN）[5]とアジア太平洋腎臓学会（The Asian Pacific Society of Nephrology：APSN）[6]は，HIF-PH阻害薬の適正使用に関するrecommendationを発表している。表2に示したが，注意すべき病態は類似している。糖尿病網膜症，悪性腫瘍，右心不全，肺高血圧症，多発性腎囊胞，血管石灰化，てんかんなどである。これらの指摘は主にin vivo実験の結果に基づき記載されている。詳細はここでは割愛するが一読願いたい。文献的な考察によるそれぞれの病態に関連する分子も記載した。

HIF自体の代謝に関連するvon Hippel-Lindau（VHL），prolyl hydroxylase（PHD）2などの分子にmutationがあると多血症になることが報告されている。HIF代謝関連分子の分子多型がHIF-PH阻害薬の高反応性や低反応性を招く可能性も推測される。

表2．JSNおよびAPSNから推奨されているHIF-PH阻害薬使用時に
注意すべき病態と関連分子

病　態	JSN	APSN	関連分子
悪性腫瘍	○	○	VEGF
糖尿病網膜症	○	○	VEGF
肝機能障害	○	○	
高カリウム血症	○	○	
高血圧	○	○	NOS
肺高血圧症	○	○	PEDF，NAMPT
心不全	○	○	HIF1α/HIF2α balance
血栓症	○	○	VHL，PHD2，HIF2α mutation
血管石灰化	○	○	FGF-23，RUNX2
多発性腎嚢胞	○	○	TMEM16A，TMEM16F
後天性腎嚢胞	○	○	VEGF
てんかん・神経系合併症		○	NKCC1
脂質・糖代謝異常	○		GLUT1

NOS：NO synthase
PEDF：pigment epithelium-derived factor
NAMPT：nicotinamide phosphoribosyltransferase
PHD2：prolyl hydroxylase 2
RUNX2：runt-related transcription factor 2
TMEM16A，16F：transmembrane protein16A，16F=chrolide channels
NKCC1：Na^+-K^+-2Cl$^-$ cotransporters 1
GLUT1：glucose transporter 1

（筆者作成）

HIF-PH阻害薬を処方する場合，使用前のみならず使用後にも前述病態への慎重な配慮は必要と思われる。ただ，過度に心配してHIF-PH阻害薬を全く使用しないこともいかがかと思われる。ただし，糖尿病網膜症に対して抗VEGF抗体を使用している患者には，その薬理作用を阻害することから使用は回避するべきと考える。

悪性腫瘍に関してどの程度のスクリーニングをしてから使用するべきか，あるいは悪性腫瘍手術後，どの程度の時間を経てから使用可能であるかなどの疑問は尽きない。これらに対する明確な回答はない。筆者は検診で実施される程度の悪性腫瘍スクリーニングを受けていれば使用してもよいのではないかと考える。悪性腫瘍術後の患者には，本人に情報提供し，同意を得て使用を決定するしかないと思われる。

また，HIF-PH阻害薬にはコレステロール低下作用，インスリン抵抗性改善効果なども報告されている。この点はメリットであり，このメリットを利用する方法も考えられる。

■■ おわりに

新規腎性貧血治療薬HIF-PH阻害薬は有用な薬剤であるが，長期使用におけるデータ解析はこれからである。今後，本薬剤の臨床研究がさらに進み新たなエビデンスが蓄積されることを期待する。

文　献

1) Gupta N，Wish JB．Hypoxia-Inducible Factor Prolyl Hydroxylase Inhibitors：A Potential New Treatment for Anemia in Patients With CKD．Am J Kidney Dis．2017；**69**：815-26．

2) Al-Naseem A，Sallam A，Choudhury S，et al．Iron deficiency without anaemia：a diagnosis that matters．Clin Med（Lond）．2021；**21**：107-13．

3) Nashashibi J，Avraham GR，Schwartz N，et al．Intravenous iron treatment reduces coagulability in patients with iron deficiency anaemia：a longitudinal study．Br J Haematol．2019；**185**：93-101．

4) Song AB，Kuter DJ，Al-Samkari H．Characterization of the rate，predictors，and thrombotic complications of thrombocytosis in iron

4 | 腎性貧血

deficiency anemia. Am J Hematol. 2020. Online ahead of print.
5）https://cdn.jsn.or.jp/data/HIF-PH_recommendation.pdf（閲覧：2021-4-15）
6）Yap DYH, McMahon LP, Hao CM, et al.

Recommendations by the Asian Pacific society of nephrology（APSN）on the appropriate use of HIF-PH inhibitors. Nephrology（Carlton）. 2021；**26**：105-18.

3．新しい鉄剤と使用法の進歩

須藤　友紀　酒井　謙
Yuuki Sutou　　*Ken Sakai*

東邦大学医学部腎臓学講座（東京都大田区）

＜No.145＞ 特集「腎性貧血の話題」 （Vol.31 No.3 2021）

■ はじめに

貧血は慢性腎臓病（chronic kidney disease：CKD）患者において代表的な合併症の1つである。腎臓における相対的エリスロポエチン（EPO）産生能低下による腎性貧血に加えて，CKDではさまざまな要因が貧血に関与することが報告されている。その1つに鉄代謝の障害があり，CKD患者では炎症性サイトカインであるIL-6を介して肝臓でのヘプシジン合成が亢進し，かつ腎不全によりクリアランスが低下していることから血中ヘプシジン濃度が上昇する[1]。ヘプシジンは細胞内から血液中への鉄放出を抑制するペプチドホルモンであり，ヘプシジンの増加は血清鉄の低下と細胞内鉄の増加，すなわちフェリチンの増加をきたし，骨髄での鉄利用障害を引き起こす。また，血液透析治療においては回路内失血による鉄欠乏，腎移植においては周術期や月経周期再開における鉄欠乏も存在する。本稿では，CKDにおける新規鉄剤とその使用法について概説する。

■ 慢性腎臓病（CKD）の貧血管理における鉄代謝の現状について

貧血を伴い赤血球造血刺激因子製剤（ESA）や鉄剤の投与を受けていない保存期CKD患者の骨髄では48％の患者が鉄欠乏状態にあると報告されている[2]。また，クレアチニン・クリアランス（CCr）が60mL/分未満の腎不全患者では約7割が血清フェリチン値100ng/mL未満・トランスフェリン飽和度（TSAT）20％未満にあり，腎機能障害の進行に伴い鉄欠乏となっている可能性がある[3]。

「2015年版 日本透析医学会 慢性腎臓病患者における腎性貧血治療のガイドライン」[4]において，ESAも鉄剤も投与されておらず目標ヘモグロビン（Hb）値〔保存期CKD患者：Hb 11.0g/dL以上，血液透析（HD）患者：Hb 10g/dL以上〕が維持できない患者においては，血清フェリチン値が50ng/mL未満の場合，ESA投与に先行した鉄補充療法を提案している。しかし，『KDIGO Clinical Practice Guideline for Anemia in Chronic Kidney Disease』[5]では「ESAを使用しないでHb濃度を増加したい場合，かつTSATが≦30％およびフェリチンが≦500ng/mL（500g/L）の場合に静注鉄剤（または保存期CKD患者では1〜3ヵ月間の経口鉄剤での代用）を試みることが望ましい」としており，欧米と日本でのESAに先行する鉄投与に対する適応には大きな違いが存在する。

鉄製剤の禁忌と鉄補充の上限に関しては，「2015年版 日本透析医学会 慢性腎臓病患者における腎性

貧血治療のガイドライン」[4]では「血清フェリチン値が300ng/mL以上となる鉄補充療法は推奨しない」としている。日本透析医学会は2008年版以来，鉄の過剰投与のリスクをより意識したものになっており，静脈注射による過剰な鉄剤投与は，臓器への鉄沈着の原因だけではなく血管内皮障害を引き起こし，心血管系合併症[6]や感染症[7)8]などの合併症を招くことを懸念している。2012年のKDIGOガイドライン[5]においても，「活動性の感染症がある場合，鉄製剤の静注は避けるべきである」としている。ただし，TSAT＞30％およびフェリチン＞500ng/mL以上では鉄製剤の投与は有効ではないとしているが，禁忌とまではいっていない。以上より，CKDにおける貧血治療は欧米と日本で異なっており，欧米よりも日本のほうが鉄剤使用に関して慎重であるといえる。そのため日本においては，新規鉄剤の臨床開発は行われていないのが現状であったが，2020年9月にカルボキシマルトース第二鉄注射液（フェインジェクト®静注500mg）が発売されたことが記憶に新しい。また，クエン酸第二鉄水和物（リオナ®）が高リン血症に加えて，鉄欠乏性貧血にも適応が拡大された。

■ 国内で使用可能な経口・静注鉄剤と新たに使用可能となった鉄剤

1．経口鉄剤

鉄欠乏性貧血に対して，一般的には経口鉄剤が使用される。経口鉄剤においてはクエン酸第一鉄ナトリウム（フェロミア®），フマル酸第一鉄（フェルム®），乾燥硫酸鉄（フェロ・グラデュメット®），溶性ピロリン酸第二鉄（インクレミン®）などがある。経口鉄剤を投与すると，Hb値は投与開始後6〜8週間で正常化する。しかし，数ヵ月間服用しつづけても血清フェリチン値が正常にならない例も多く，子宮筋腫や子宮内膜症などの婦人科疾患による鉄の損失が多い患者では鉄欠乏の再発も早いため，このような場合には静注鉄剤に切り替える必要がある。また，経口鉄剤服用患者の10〜20％は副作用が存在し，大部分は悪心，便秘，腹痛，下痢，および嘔吐などの消化器症状であり，経口鉄剤を服用できない原因となる。

米国で2014年に透析患者の高リン血症に適応され，2017年に保存期のCKD患者の鉄欠乏性貧血に適応となっているクエン酸第二鉄水和物（リオナ®）が，日本でも2021年3月に鉄欠乏性貧血にも適応拡大となった。クエン酸第二鉄水和物は，鉄欠乏性貧血に対してクエン酸第二鉄として1回500mgを1日1回食直後に経口投与する。患者の状態に応じて適宜増減するが，最高用量は1回500mgを1日2回までとしている。クエン酸第二鉄水和物の市販後調査において，経口鉄剤に多く認められる消化器症状の副作用は，クエン酸第一鉄ナトリウムでは171例中66例（38.6％）であったが，クエン酸第二鉄水和物では346例中97例（28.0％）という結果であった。元来は鉄欠乏治療を主目的としないリン吸着薬の適応拡大は，CKDの早期からのCKDに伴う骨ミネラル代謝異常症（CKD-MBD）および腎性貧血治療にどのような好影響が期待されるのか，注視されるべき領域であろう。米国の透析患者〔HDまたは腹膜透析（PD）〕を対象とした臨床試験では，対照群（酢酸カルシウム，炭酸セベラマー）と比較して，クエン酸第二鉄水和物を投与された群はフェリチンとTSATを有意に増加させ，静注鉄剤とESAの投与が有意に少なかったと報告されている[9]。なお，本試験における到達フェリチン値はわが国の診療ガイドラインには合致していないため，血清フェリチン値に留意した注意深い使用が望まれる（図）。

2．静注鉄剤

日本で使用されている静注鉄剤に関しては今までは含糖酸化鉄注射液（フェジン®）しかなかったが，2020年9月に鉄欠乏性貧血治療剤としてカルボキシマルトース第二鉄注射液（フェインジェクト®）が発売された。カルボキシマルトース第二鉄は生理的フェリチンに類似・安定化するように設計された鉄-炭水化物複合体であり，細胞毒性を有する遊離鉄イオンの放出を最小限に抑えることができるため大量投与が可能となった。適応は「経口鉄剤の投与が困難又は不適当な場合」，用法用量は「通常，成人に鉄として1回あたり500mgを週1回，緩徐に静注又は点滴静注する。総投与量は，患者の血中ヘモグロビン値及び体重に応じるが，上限は鉄として1,500mg

4　腎性貧血

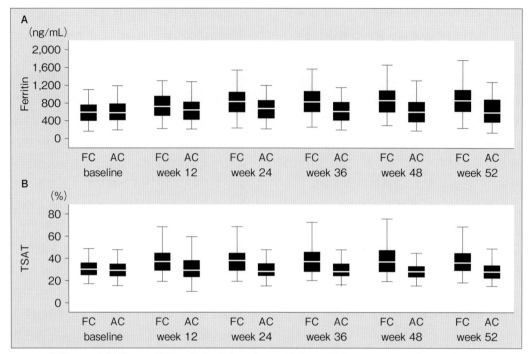

**図．透析患者におけるクエン酸第二鉄水和物使用群と対照群（酢酸カルシウム，炭酸セベラマー）の
52週間後の鉄動態の変化**
FC：クエン酸第二鉄水和物使用群，AC：対照群（酢酸カルシウム，炭酸セベラマー使用群）

（文献9より引用）

とする」となっている。含糖酸化鉄注射液は1日あたりの鉄投与量が最大120mgであり，週に数回の投与が必要となっていたが，カルボキシマルトース第二鉄は1回あたり鉄投与量が500mgと大量の鉄を投与でき，半減期は42.2〜89.1時間と長く，投与後7日目にベースラインまで血清鉄濃度が下がるという作用動態を示すため，週1回投与で鉄補充が可能となった。含糖酸化鉄注射液を使用するよりもカルボキシマルトース第二鉄注射液は鉄を早期に増加させたい患者や静注での鉄補充を必要とするが通院回数の負担を減らしたい患者によい適応と考えられる。しかし，含糖酸化鉄注射液の薬価は1バイアル60円であるが，カルボキシマルトース第二鉄注射液は1バイアル6,078円と高価であり，もともと週3回の通院を必要とするHD患者に対しては通院回数を減らせることはあまり利点とならないが，保存期CKD患者やPD患者においては鉄剤投与のための通院回数が減らせることは利点と考えられる。

静注鉄剤の投与量に関して，含糖酸化鉄注射液では総投与鉄量（mg）＝{2.72[16−治療前Hb（g/dL）]+17}

×体重（kg）（中尾式）で総投与量を計算する必要性があるが，カルボキシマルトース第二鉄注射液は血中Hb値と体重から総投与量を500mg・1,000mg・1,500mgのいずれかを選択して投与を行えばよいため，投与設計が簡易である。

含糖酸化鉄注射液は10〜20％のブドウ糖液で5〜10倍に希釈して静脈内注射のみが適応となっており，点滴投与にするとコロイド変化があるため推奨されていない。しかし，カルボキシマルトース第二鉄注射液は生理食塩液100mLで希釈しての点滴投与が可能なため，外来投与やブドウ糖液を使用しづらい糖尿病患者にも使用しやすい。なお，厚生労働省の留意事項通知では，カルボキシマルトース第二鉄注射液の対象は血中Hb値 8.0g/dL未満の患者となっており，8.0g/dL以上で使用するときには，診療報酬明細書に必要理由を明記しなければならないことにも注意が必要である。以上の両者の比較を**表**に示す。

現在，日本において第Ⅲ相試験を行っている鉄剤として，デルイソマルトース第二鉄がある。デルイ

表．含糖酸化鉄注射液とカルボキシマルトース第二鉄注射液の比較

	含糖酸化鉄注射液	カルボキシマルトース第二鉄注射液
1回投与最大量	120mg	500mg
投与回数	1日1回，必要鉄量を補充できるまで投与 ※HD患者では合計13回を区切りとする[4]	週1回を1コースとして1〜3回
投与量設計	体重とHb値から計算する 計算式例) 患者のHb値Xg/dLと体重Wkgより算出する。 (中尾式による。ただし，Hb値：16g/dLを100%とする) 総投与鉄量 (mg)＝[2.72(16−X)+17]×W	体重と血中Hb値から上限500mg・1,000mg・1,500mgのどれかを決定する
投与方法	静脈内注射のみ	静脈内注射または点滴静注（1バイアルあたり100mLで希釈）
希釈液	10〜20%ブドウ糖液	生理食塩液
よい適応例	・低体重（25kg未満） ・Hb 8.0g/dL以上 ・費用対効果目的 ・透析患者	・大幅な鉄補正が必要な例 ・術前など早期に鉄補正をしたい例

投与量設計（カルボキシマルトース第二鉄注射液）

血中Hb値	体重 25kg以上 35kg未満	体重 35kg以上 70kg未満	体重 70kg以上
10.0g/dL未満	500mg (500mgを1回投与)	1,500mg (1回500mgを週1回，3回投与)	1,500mg (1回500mgを週1回，3回投与)
10.0g/dL以上	500mg (500mgを1回投与)	1,000mg (1回500mgを週1回，2回投与)	1,000mg (1回500mgを週1回，3回投与)

(フェジン®とフェインジェクト®の添付文書より引用，一部改訂)

ソマルトース第二鉄は，平均分子量が1,000Daのオリゴ糖と鉄が強固なマトリックス構造を形成した鉄-炭水化物複合体である。従来，静注鉄剤は白血球の免疫機能を損ない，細菌感染を引き起こすことがいわれてきたが[10]，カルボキシマルトース第二鉄注射液やデルイソマルトース第二鉄は*in vitro*では単球機能を損なわないことが示されており[11]，今後，静注鉄剤の使用選択肢の増加が期待される。

■ おわりに

日本で使用可能となっている経口鉄剤および静注鉄剤に関して概説した。近年，鉄欠乏性貧血へ適応となった薬剤が増えていることから，それぞれの薬剤の特徴を加味しながら使用選択をしていく必要があると考えられる。

文　献

1) Babitt JL, Lin HY. Molecular mechanisms of hepcidin regulation：implications for the anemia of CKD. Am J Kidney Dis. 2010；**55**：726-41.

2) Stancu S, Stanciu A, Zugravu A, et al. Bone marrow iron, iron indices, and the response to intravenous iron in patients with non-dialysis-dependent CKD. Am J Kidney Dis. 2010；**55**：639-47.

3) Fishbane S, Pollack S, Feldman HI, et al. Iron indices in chronic kidney disease in the National Health and Nutritional Examination Survey 1988-2004. Clin J Am Soc Nephrol. 2009；**4**：57-61.

4) 日本透析医学会. 2015年版 日本透析医学会 慢性腎臓病患者における腎性貧血治療のガイドライン. 透析会誌. 2016；**49**：89-158.

5) KDIGO Clinical Practice Guideline for Anemia in Chronic Kidney Disease. Kidney Int Suppl. 2012；**2**：288-335.
https://kdigo.org/wp-content/uploads/2016/10/KDIGO-2012-Anemia-Guideline-English.pdf

6) Kuo KL, Hung SC, Lin YP, et al. Intravenous ferric chloride hexahydrate supplementation

4　腎性貧血

induced endothelial dysfunction and increased cardiovascular risk among hemodialysis patients．PLoS One. 2012；**7**：e50295.

7）Litton E, Xiao J, Ho KM．Safety and efficacy of intravenous iron therapy in reducing requirement for allogeneic blood transfusion：systematic review and meta-analysis of randomised clinical trials．BMJ. 2013；**15**：347.

8）Brookhart MA, Freburger JK, Ellis AR, et al．Infection risk with bolus versus maintenance iron supplementation in hemodialysis patients．J Am Soc Nephrol. 2013；**24**：1151-8.

9）Lewis JB, Sika M, Koury MJ, et al．Ferric citrate controls phosphorus and delivers iron in patients on dialysis．J Am Soc Nephrol. 2015；**26**：493-503.

10）Ichii H, Masuda Y, Hassanzadeh T, et al．Iron sucrose impairs phagocytic function and promotes apoptosis in polymorphonuclear leukocytes．Am J Nephrol. 2012；**36**：50-7.

11）Fell LH, Zawada AM, Rogacev KS, et al．Distinct immunologic effects of different intravenous iron preparations on monocytes．Nephrol Dial Transplant. 2014；**29**：809-22.

5　　便秘

1．CKD・透析患者の便秘の実態

阿部　雅紀　日本大学医学部内科学系腎臓高血圧内分泌内科学分野（東京都板橋区）
Masanori Abe

＜No.150＞ 特集「あなどれない透析患者の便秘」 （Vol.32 No.4 2022）

■ はじめに

便秘の有病率は一般に若年女性で高く，高齢になるにつれ男女ともにその有病率は増加し，男女差が消失する。慢性腎臓病（chronic kidney disease：CKD）・透析患者では便秘は頻度の高い消化器症状の１つであり，特に血液透析（hemodialysis：HD）患者では高いことが知られている。CKD・透析患者の便秘の原因は多数あり，複雑に関与しているものと考えられる。便秘は生活の質（quality of life：QOL）を大きく低下させるだけでなく，CKDの進展リスクや心血管疾患の発症にも関与していることが示唆されている。

■ 慢性便秘症の診断基準

「慢性便秘症診療ガイドライン2017」では，便秘とは「本来体外に排出すべき糞便を十分量かつ快適に排出できない状態」と定義され，便秘症とは「便秘による症状が現れ，検査や治療を必要とする状態」とされる[1]。その症状としては排便回数減少によるもの（腹痛，腹部膨満感など），硬便によるもの（排便困難，過度の怒責など）と便排泄障害によるもの（軟便でも排便困難，過度の怒責，残便感とそのための頻回便など）がある（**表**）。

国際的にはRome Ⅳ診断基準による機能性便秘の定義が標準的に使用されているが，この基準では６ヵ月前から症状があり，最近３ヵ月は排便回数が週３回未満，かつ/または怒責や硬便，残便感などの排便困難症状が少なくとも４回に１回以上の頻度で認めるとされ，過敏性腸症候群（irritable bowel syndrome：IBS）が除外されている。しかし実際の臨床ではIBSは慢性便秘症の原因の１つとして考え

られるため，「慢性便秘症診療ガイドライン2017」ではRome Ⅳ診断基準に記載されている「IBSの基準を満たさない」と「下剤を使用しないときは軟便になることは稀である」の条件は除外されている。

具体的には，正常な排便回数は１日２回〜２日に１回である。排便が３日間ないと医師も患者も異常と認識できる。これで週３回未満の排便回数となり，便秘と診断することができる。ブリストル便形状スケールの１と２が便秘に相当する便形状である（**図1**）[2]。

■ CKD・透析患者の便秘の実態

68報のシステマティックレビューによると，一般住民における便秘の有病率は0.7〜79%の範囲と報告されている[3]。わが国における便秘の有訴者率は，令和元年国民生活基礎調査によると２〜５％程度であり，加齢により有訴者率は増加している。若年層では女性に多いが，高齢になるに従い男性の比率が増加し，80歳以上では男女ともに10%以上となり性差がなくなる傾向にある[4]。

CKD患者のなかでは便秘は最も一般的な胃腸障害の１つであり，特に透析患者においては，透析による除水や水分摂取制限，食物繊維摂取不足，リン吸着薬や陽イオン交換樹脂などの内服薬，運動量低下などの影響から便秘になりやすい状態にある。

CKD患者においては，わが国の透析導入原疾患として糖尿病性腎症と腎硬化症が増加しており，透析患者の高齢化が進んでいる。わが国の2020年末の透析患者数は347,671人であり，その平均年齢は69.4歳で，65歳以上が全体の69.1%を占める[5]。また10年以上の透析歴を有する患者が27.5%まで増加し，

5　便秘

表．慢性便秘症の診断基準

1．「便秘症」の診断基準
　　以下の6項目のうち，2項目以上を満たす
　　a．排便の4分の1超の頻度で，強くいきむ必要がある。
　　b．排便の4分の1超の頻度で，兎糞状便または硬便（BSFSでタイプ1か2）である。
　　c．排便の4分の1超の頻度で，残便感を感じる。
　　d．排便の4分の1超の頻度で，直腸肛門の閉塞感や排便困難感がある。
　　e．排便の4分の1超の頻度で，用手的な排便介助が必要である（摘便・会陰部圧迫など）。
　　f．自発的な排便回数が，週に3回未満である。

2．「慢性」の診断基準
　　6ヵ月以上前から症状があり，最近3ヵ月間は上記の診断基準を満たしていること。

BSFS：ブリストル便形状スケール
この診断基準はRome Ⅳをもとに翻訳改変。実際の日常診療では必ずしもこの診断基準を満たす
必要はなく，「本来体外に排出すべき糞便を十分量かつ快適に排出できない状態」が続くために
日常生活に支障が出ていれば，便秘症と診断。

（文献1より引用）

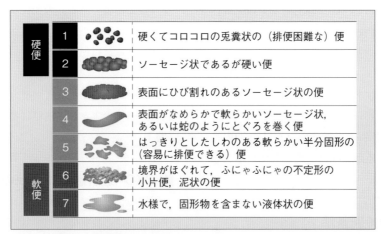

図1．ブリストル便形状スケール
便形状（硬さ）の評価には，世界基準として本スコアが用いられる。わかりや
すく7段階に分類され，客観的な評価が可能である。

（文献2より改変引用）

1992年末には1％に満たなかった透析歴20年以上の患者も2020年末には8.5％まで達しており，透析患者の透析歴も長期化している。このようなわが国の透析患者において便秘は重要な合併症の1つとなっている。

CKD患者での便秘の有病率については，透析導入に至っていない保存期CKD患者よりもHDや腹膜透析（peritoneal dialysis：PD）治療を受けている末期腎不全患者における有病率の報告が多い。30件の観察研究のシステマティックレビューによると，合計5,161人の透析患者（HD患者3,804人およびPD患者1,507人）の胃腸症状では，便秘が最も一般的な胃腸症状の1つであり，その有病率はHD患者では1.6～71.7％，PD患者では14.2～90.3％の範囲であることが報告されている[6)7)]。

またHD患者とPD患者間での便秘の有病率を比較したいくつかの報告によると，便秘はPD患者よりもHD患者により多く認められている。日本でのHD患者202人とPD患者33人を対象とした便秘症の実態調査では，便秘はHD患者の55％，PD患者の30％に認められ，「加齢」「糖尿病」「女性」がリスク因子とされている[8)]。また，日本でのHD患者268人とPD患者204人を対象とした報告では，便秘はHD患者の63.1％，PD患者の28.9％に認められており，

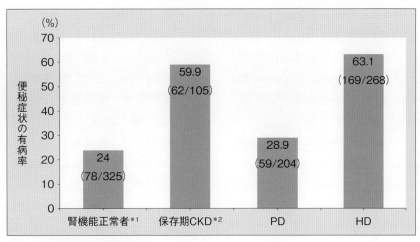

図2. 透析患者の便秘有病率
＊1：本態性高血圧，糖尿病，または慢性糸球体腎炎患者から構成される
＊2：血清クレアチニン濃度が2.0mg/dL以上だが，まだ透析治療を受けていない患者
調査方法：PDまたはHDを受けている483例と，透析治療を受けていない（CKD，本態性高血圧，糖尿病，または慢性糸球体腎炎）441例の日本人外来患者を対象とし，排便に関するアンケートを実施。

（文献9より作成）

HD患者はPD患者よりも便秘のリスクが3.1倍高いことが示されており，HD患者の半数以上は便秘を合併しているといえる（図2）[9]。

■ 透析患者の便秘の原因

　一般的には，慢性便秘症を引き起こす要因として，不規則な食生活や排便習慣，食物繊維の摂取不足，水分摂取不足，運動量低下などの生活習慣が挙げられる。透析患者における便秘の要因のなかには，透析中（4〜5時間）の便意の我慢などによる排便習慣の乱れや心理的ストレスがあり，透析間の体重増加を抑制するための厳格な水分摂取制限やカリウムが多く含まれる野菜や果物の制限による食物繊維の摂取不足などが挙げられる[10]。また高齢透析患者では低栄養状態や運動量低下を認めることが多く，それらも便秘に悪影響を及ぼしていると考えられる。また，一般住民において，便秘症の人は朝食を欠食する割合が高く，朝食を摂取することは排便習慣の確立に重要であると考えられる[11]。透析患者では透析間の体重増加を抑えるために，週初めの透析日の朝食を欠食していることもあり，便秘に関与している可能性も考えられる。

■ 便秘がQOLへ与える影響

　QOLには主に身体的，心理・精神的，社会的の3つの側面があるが，慢性便秘症患者ではこのいずれもが大きく損なわれており，健常者と比較してQOLが有意に低下している。その障害度は関節リウマチ患者や潰瘍性大腸炎などと同程度であり，社会的労働生産性の大きな損失を伴っているという報告もある[12][13]。透析患者に対する便秘治療により，QOLが改善したことが報告されている[14]。

■ おわりに

　CKD患者では便秘の有病率は健常者に比べて高く，特にHD患者においてはさらに高率となる。便秘は頻度の高い消化器症状の1つであり，QOLを大きく低下させるだけでなく，CKDや心血管疾患の発症への関連が示唆されており，早期からの適切な対応とコントロールが求められる。

文　献

1）日本消化器病学会関連研究会　慢性便秘の診断・治療研究会（編）. 慢性便秘症診療ガイドライン2017. 東京：南江堂；2017.
2）Lewis SJ, Heaton KW. Stool form scale as a

5 便秘

useful guide to intestinal transit time. Scand J Gastroenterol. 1997；**32**：920-4.

3）Mugie SM, Benninga MA, Di Lorenzo C. Epidemiology of constipation in children and adults : a systematic review. Best Pract Res Clin Gastroenterol. 2011；**25**：3-18.

4）厚生労働省．令和元年国民生活基礎調査. 2019. https://www.e-stat.go.jp/stat-search/files?page=1&toukei=00450061&tstat=000001141126（閲覧：2022-9-26）

5）花房規男，阿部雅紀，常喜信彦，他．わが国の慢性透析療法の現況（2020年12月31日現在）．透析会誌. 2021；**54**：611-57.

6）Zuvela J, Trimingham C, Le Leu R, et al. Gastrointestinal symptoms in patients receiving dialysis : a systematic review. Nephrology (Carlton). 2018；**23**：718-27.

7）Sumida K, Yamagata K, Kovesdy CP. Constipation in CKD. Kidney Int Rep. 2020；**5**：121-34.

8）西原舞，平田純生，和泉智，他．透析患者の便秘症についての実態調査. 透析会誌. 2004；**37**：1887-92.

9）Yasuda G, Shibata K, Takizawa T, et al. Prevalence of constipation in continuous ambulatory peritoneal dialysis patients and comparison with hemodialysis patients. Am J Kidney Dis. 2002；**39**：1292-9.

10）高島弘至，阿部雅紀．便秘の疫学. 臨透析. 2022；**38**：331-6.

11）福田ひとみ，松嶋優子．大学生の食事状況・食行動と便秘状況. 平成17年度帝塚山学院大学人間文化学部研究年報. 2005；（**7**）：91-7.

12）Belsey J, Greenfield S, Candy D, et al. Systematic review : impact of constipation on quality of life in adults and children. Aliment Pharmacol Ther. 2010；**31**：938-49.

13）Sun SX, Dibonaventura M, Purayidathil FW, et al. Impact of chronic constipation on health-related quality of life, work productivity, and healthcare resource use: an analysis of the National Health and Wellness Survey. Dig Dis Sci. 2011；**56**：2688-95.

14）Shono T, Hyakutake H. Efficacy and safety of elobixibat in hemodialysis patients with chronic constipation: a retrospective study. Ren Replace Ther. 2020；**6**：21.

2．進歩している便秘の薬物療法

古久保　拓　医療法人仁真会白鷺病院薬剤科（大阪市東住吉区）
Taku Furukubo

<No.150>特集「あなどれない透析患者の便秘」（Vol.32 No.4 2022）

■ はじめに

経口薬による便秘治療は，長らく浸透圧性下剤と刺激性下剤が用いられてきたが，近年は治療薬の選択肢が増えている（**表**）。ここでは新たな慢性便秘症治療薬を含め紹介する。

■ 浸透圧性下剤

浸透圧性下剤とは，マグネシウム（Mg）（塩類），ラクツロースやD-ソルビトール（糖類），ポリエチレングリコールなどを浸透圧性物質として利用する下剤である。透析患者では硬便となることが多いた

表．近年発売された慢性便秘症治療薬と注意点

薬剤名	商品名	投与量の範囲	特徴	注意点・備考
ラクツロース	ラグノス®NF経口ゼリー	12〜72g/日	浸透圧を高め，腸管の蠕動運動も促進させる	高アンモニア血症治療にも効果がある
マクロゴール4000（ポリエチレングリコール4000）	モビコール®配合内用剤（LD・HD）	LDとして1〜4包/日	耐性，依存性がなく，小児にもよい適用	LD1包あたり約60mLの水で溶解させて服用。軽度の塩味あり
ルビプロストン	アミティーザ®	12〜48μg/日	小腸〜大腸に作用	下痢，悪心に注意。食後投与。妊婦または妊娠している可能性のある女性には禁忌。透析患者には24μg/日以下から開始
リナクロチド	リンゼス®	0.25〜0.5mg/日	腹痛・腹部不快感を軽減	便秘型過敏性腸症候群にも適応される。食前投与
エロビキシバット水和物	グーフィス®	5〜15mg/日	大腸における便の軟化と大腸運動刺激作用がある	腹痛に注意。食前投与。薬物相互作用に注意

2017〜2019年に発売（一部適応追加）された薬剤を示している。

め，このような浸透圧性下剤は便秘治療として合理的と思われる。いずれの薬剤も透析患者に適応可能であるが，酸化マグネシウムは高Mg血症の原因になるので使用する際は少量にとどめる。

二糖類のラクツロースは便の軟化に加え，腸内細菌により分解されて有機酸を生成し，腸管の蠕動運動を促進する効果も有する。さらに腸内のpHが低下することでアンモニア産生菌の発育が抑制され，アンモニア吸収量が減少するため肝硬変時にも良好な選択となる。単糖類のD-ソルビトールは慢性便秘症への保険適用はないが，浸透圧性下剤として有効である。糖類下剤は腹鳴や放屁が増えることがある。

マクロゴール4000（ポリエチレングリコール4000）（モビコール®配合内用剤）は，腸管内で水と結合して吸収されずに消化管を通過するため，大腸内に水分を届け，生理的に大腸の蠕動運動を促して便排出を容易にする。即効性というよりは，耐性をきたさずに自然排便をもたらす比較的安全な薬剤である[1]。含有される電解質は，腸管内の電解質バランスを乱さずに便に水分を与えるために配合されている。透析患者でも使用可能であり，小規模な検討ながら良好な効果が報告されている[2]。

■ 刺激性下剤

刺激性下剤には，アントラキノン系（センノシドA・B，大黄），ジフェノール系（ピコスルファート

ナトリウム水和物）の薬剤がある。腸内細菌により活性体（それぞれレインアンスロン，ジフェノールメタン）に変換され，文字どおり腸運動を刺激する。比較的即効性があり効果を実感しやすいものの，全結腸内容物が排泄されるほどの反応便となりやすく，毎日の排便習慣を形成するには不適切となる場合がある（自然排便となりにくい）。さらに耐性の形成，アントラキノン系では大腸メラノーシスの原因となるなどのデメリットが知られているため，必要時のみの頓用対応が望ましいとされている。

漢方薬の選択としては，主に大黄を含有する製剤が選択される。大黄甘草湯は一般的な便秘症に，潤腸湯や麻子仁丸は種子類成分による潤滑作用が期待されるため，ウサギの糞に似たコロコロした形状の便の場合に選択される。

■ 上皮機能変容薬

ルビプロストンは小腸粘膜上皮のクロライドチャネル（ClC-2）を刺激することで，塩素（Cl）イオンの腸管内への移動とともにナトリウム（Na）イオンと水の移動が発生し，結果的に腸管内水分量が増加して便を軟化させる。プロスタグランジン誘導体であるため，妊婦または妊娠している可能性のある女性には投与を避ける。副作用としては，悪心（特に女性[3]），下痢（特に65歳以上[3]）が知られており，低用量からの適用も選択肢となる。血液透析患

5　便秘

者においてリン吸着薬内服患者の便秘にも一定の効果が期待できる[4]。

リナクロチドは，14個のアミノ酸残基からなる合成ペプチドであり，腸管上皮細胞表面のグアニル酸シクラーゼC（guanylate cyclase C：GC-C）受容体を介し，細胞内環状グアノシン一リン酸（cGMP）濃度を上昇させることで，小腸と大腸の水分分泌を促進させ，小腸の輸送能を促進し，さらには大腸の痛覚過敏改善作用（求心性神経を抑制）を示す。このため慢性便秘症においては腹痛のある症例に適用されることが多い。常用量は食前に0.5mg/日（減量用量 0.25mg/日）であるが，海外での検証では，0.145mgと0.29mg/日の用量で慢性便秘症に効果が認められている[5]。主な有害作用は下痢であり，腸管のGC-C受容体発現量の個人差が関連している可能性がある[6]。

■ 胆汁酸トランスポーター阻害薬

エロビキシバット水和物は，回腸末端部に存在する胆汁酸の吸収を担うトランスポーターのileal bile acid transporter（IBAT）を阻害し，小腸で吸収される胆汁酸を結腸に移行させ，胆汁酸による便の軟化作用（Clイオン流入によりNaイオンと水が流入する）と大腸の運動刺激作用の両者で排便を促す。大腸運動亢進による腹痛には注意すべきであり，過敏性腸症候群に保険適用はない。透析患者への適用により，排便回数や便の性状の改善だけでなく，生活の質（QOL）改善も得られたと報告されている[7]。

1日1回（食事刺激による胆汁酸を利用するため食前）10mg/日から開始し，5～15mg/日の範囲で調節可能である。服用から排便までの時間には個人差があり，生活習慣を考慮して服用タイミングを設定する（必ず食前）。なお，上皮機能変容薬のいずれかとの併用は可能とされている。相互作用や効果の個人差の原因は主に胆汁酸の作用を利用していることに起因している。

■ その他の下剤

膨張性下剤は，消化管で吸収されずに水分を含んで便容積を増大させて排便を起こす。ポリカルボフィルカルシウムは過敏性腸症候群の下痢型，便秘型いずれにも適用できるが，慢性便秘症の適応はない。

オピオイド誘発性便秘症（opioid-induced constipation：OIC）に対して，末梢性μオピオイド受容体拮抗薬のナルデメジンが選択できる。原則として，従来型下剤でコントロールできない便秘に投与されるが，便秘を引き起こす前から予防的に投与することの有用性も検討されている。

文　献

1) Lindberg G, Hamid SS, Malfertheiner P, et al ; World Gastroenterology Organisation. World Gastroenterology Organisation global guideline：Constipation--a global perspective. J Clin Gastroenterol. 2011 ; **45** : 483-7.

2) Endo H, Obara N, Watanabe T, et al. Using Polyethylene Glycol 3350 Plus Electrolytes in Constipated Hemodialysis Patients：A Case Series. Intern Med. 2021 ; **60** : 379-84.

3) Eguchi T, Yoshizaki T, Takagi M, et al. Risk Factors for Adverse Events in Patients with Chronic Constipation Following Lubiprostone Administration. Dig Dis. 2021 ; **39** : 10-5.

4) 吉田拓弥, 古久保拓, 田中千春, 他. 血液透析患者の便秘症に対するルビプロストンの臨床効果. 大阪透析研究会誌. 2014 ; **32** : 29-32.

5) Lembo AJ, Schneier HA, Shiff SJ, et al. Two randomized trials of linaclotide for chronic constipation. N Engl J Med. 2011 ; **365** : 527-36.

6) Zhao Q, Fang Y, Yan C, et al. Effects of linaclotide in the treatment of chronic constipation and irritable bowel syndrome with constipation：a meta-analysis. Z Gastroenterol. 2022 ; **60** : 970-7.

7) Kamei D, Kamei Y, Nagano M, et al. Elobixibat alleviates chronic constipation in hemodialysis patients：a questionnaire-based study. BMC Gastroenterol. 2020 ; **20** : 26.

3．腸内細菌叢の相違が宿主の疾患や予後に及ぼす影響

菊地　晃一[1]　　阿部　高明[1][2]
Koichi Kikuchi　　*Takaaki Abe*

東北大学病院腎臓・高血圧内科（仙台市青葉区）[1]
東北大学大学院医工学研究科分子病態医工学分野／医学系研究科病態液性制御学分野（仙台市青葉区）[2]

＜No.150＞ 特集「あなどれない透析患者の便秘」（Vol.32 No.4 2022）

■ 腸内環境変化と腎不全

　ヒトの腸管内には500〜1,000種類，約100〜1,000兆個の腸内細菌が常在し腸内細菌叢を形成している。腸内細菌叢は健常時にはビタミンや蛋白質合成，感染防御，免疫刺激などをはじめ宿主のヒトにとって種々の有益な機能を果たしている。しかし，何らかの原因でひとたび健常な腸内細菌叢のバランスが破綻し腸内腐敗毒素や発癌性物質の産生増加，病原性細菌の増加など宿主にとって有害性の強い状態に変容してしまうとさまざまな疾患を引き起こすと同時に，その疾患の病態に影響を及ぼしうる。このように疾患に関連するような生体にとって好ましくない腸内細菌叢の状態を「ディスバイオーシス（dysbiosis）」と呼ぶ。腎不全患者においても腸内細菌叢が変化してディスバイオーシスが生じていることが患者検体や腎不全モデル動物の糞便，腸管内内容物を用いた検討から報告されており[1][2]，腎不全をはじめとする腎臓病の病態と腸内環境が相互に関与する「腸腎連関」が近年注目されている。

　腸腎連関の重要なキーワードの1つが尿毒素である。腎機能の低下に伴って体内に蓄積してくる物質を総称して「腎不全物質」と呼び，そのなかでも生体に対して毒性を発揮する物質は「尿毒素」と呼ばれる。保存期腎不全患者では尿毒素の蓄積は腎機能を悪化させ，その結果さらに尿毒素の蓄積が進むという悪循環を引き起こすだけでなく，心血管合併症や動脈硬化，サルコペニア，骨代謝異常といった腎不全に合併する全身症状にも関与することが報告されている[3][4]。また，100種類以上の代謝物が尿毒素として報告されている[5]。インドキシル硫酸，*p*-クレシル硫酸，トリメチルアミン-*N*-オキシド（TMAO）などは腎不全患者の心血管合併症や総死亡率への関与が知られている代表的な尿毒素である。これら3つの代謝物は，いずれも腸内細菌叢の代謝を介して生体内で産生されることが知られている。食事中の蛋白質成分であるトリプトファン，チロシン，カルニチンやコリンが小腸で完全に吸収されずに余剰分が大腸に到達すると腸内細菌叢の代謝により，それぞれインドール，*p*-クレゾール，トリメチルアミンへと変化する。その後，肝臓で代謝を受けてインドキシル硫酸，*p*-クレシル硫酸，TMAOの尿毒素へと変化する。前述の通り腎不全患者では腸内細菌叢がディスバイオーシスに変化しており，特に尿毒素の産生に関与する蛋白質発酵を行う菌種が増加しているとする報告もある[6]。その結果として尿毒素の前駆体となるインドールや*p*-クレゾールの腸管内産生が腎不全患者では増加し，尿毒素の血中濃度の上昇には腸内細菌叢の変化も影響していると推察される。

　次にこれらの尿毒素が保存期腎不全患者や透析患者に及ぼしうる影響について述べる。インドキシル硫酸と*p*-クレシル硫酸は酸化ストレスの惹起，組織の線維化促進作用，炎症誘発作用を有し[7]，心血管疾患における血管平滑筋の増殖，血管内皮細胞障害，大動脈石灰化，心筋細胞の肥大化や線維化への関与が指摘されている[8][9]。また血管でのnuclear factor（NF）-κB活性化や芳香族炭化水素受容体（aryl hydrocarbon receptor：AhR）経路を介して血管壁への単球浸潤や血管炎症にも関与することが報告されている[10][11]。さらに近年，腎不全マウスを用いた解析からインドキシル硫酸と*p*-クレシル硫酸は腎不全時に血中濃度が上昇するだけでなく，心臓

5　便秘

や脳，骨格筋などの全身の諸臓器の組織中にも蓄積し[12]，特にインドキシル硫酸は骨格筋のミトコンドリア機能の低下とエネルギー代謝経路の変化を惹起し腎不全に合併する筋萎縮であるウレミックサルコペニアの一因となることが報告されている[12]。またヒトを対象とした臨床研究でも保存期および末期腎不全患者のインドキシル硫酸，p-クレシル硫酸の血中濃度は心血管イベント発生率や死亡率と相関することが報告されている[13)14]。さらにインドキシル硫酸は低酸素誘導因子（hypoxia-inducible factor：HIF）の活性化を阻害し，腎不全患者で必発する腎性貧血の増悪にも関与していることが明らかにされている[15]。

　TMAOはそれ自体に動脈硬化の強促進作用を有する腸内細菌叢由来の代謝物であり，腎機能の低下に伴って蓄積する尿毒素でもある[16)17]。TMAOはマクロファージ泡沫化による動脈硬化促進や血栓形成促進作用を有しており，血中TMAO濃度の高値は心血管疾患の原因になると報告されている[18)19]。この血中濃度上昇の原因としては尿中クリアランスの低下に加えトリメチルアミン代謝に関わる腸内細菌叢が増加するようなディスバイオーシスによる産生増加も要因と考えられる。このことは腎不全患者の糞便をマウスに移植すると健常人の糞便を移植されたマウスよりもTMAOの血中濃度が高値になることからも示されている[20]。

　腎臓のクリアランスが廃絶した末期腎不全患者は血中尿毒素の体外への排泄を透析療法に拠っている。しかしながら，蛋白結合率の高いインドキシル硫酸やp-クレシル硫酸は透析による除去率が約30%しかないことが報告されている[21]。そこで，近年ではプレバイオティクスやプロバイオティクスなどのさまざまな手法を用いて腸内細菌叢を整えることで，腸内細菌による有害な尿毒素産生の抑制や血中尿毒素を低減させる研究が行われている。また透析患者の便秘合併率は健常者に比べて有意に高く，便秘では腸管内内容物移動時間の延長により生体内に吸収される尿毒素が増加すると予想され，このような観点からも透析患者の便通コントロールはきわめて重要と考えられる。

文　献

1) Ramezani A, Massy ZA, Meijers B, et al. Role of the gut microbiome in uremia : a potential therapeutic target. Am J Kidney Dis. 2016 ; **67** : 483-98.

2) Vaziri ND, Wong J, Pahl M, et al. Chronic kidney disease alters intestinal microbial flora. Kidney Int. 2013 ; **83** : 308-15.

3) Vanholder R, De Smet R. Pathophysiologic effects of uremic retention solutes. J Am Soc Nephrol. 1999 ; **10** : 1815-23.

4) Vanholder R, Fouque D, Glorieux G, et al. Clinical management of the uraemic syndrome in chronic kidney disease. Lancet Diabetes Endocrinol. 2016 ; **4** : 360-73.

5) Vanholder R, Van Laecke S, Glorieux G. What is new in uremic toxicity? Pediatr Nephrol. 2008 ; **23** : 1211-21.

6) Wong J, Piceno YM, DeSantis TZ, et al. Expansion of urease- and uricase-containing, indole-and p-cresol-forming and contraction of short-chain fatty acid-producing intestinal microbiota in ESRD. Am J Nephrol. 2014 ; **39** : 230-7.

7) Niwa T. Uremic toxicity of indoxyl sulfate. Nagoya J Med Sci. 2010 ; **72** : 1-11.

8) Gryp T, Vanholder R, Vaneechoutte M, et al. p-Cresyl Sulfate. Toxins (Basel). 2017 ; **9** : 52.

9) Leong SC, Sirich TL. Indoxyl sulfate-review of toxicity and therapeutic strategies. Toxins (Basel). 2016 ; **8** : 358.

10) Ito S, Osaka M, Edamatsu T, et al. Crucial role of the aryl hydrocarbon receptor (AhR) in indoxyl sulfate-induced vascular inflammation. J Atheroscler Thromb. 2016 ; **23** : 960-75.

11) Tumur Z, Shimizu H, Enomoto A, et al. Indoxyl sulafate upregulates expression of ICAM-1 and MCP-1 by oxidative stress-induced NF-kappaB activation. Am J Nephrol. 2010 ; **31** : 435-41.

12) Sato E, Saigusa D, Mishima E, et al. Impact

of the oral adsorbent AST-120 on organ-specific accumulation of uremic toxins：LC-MS/MS and MS imaging techniques. Toxins（Basel）. 2017；**10**：19.

13）Barreto FC, Barreto DV, Liabeuf S, et al. Serum indoxyl sulfate is associated with vascular disease and mortality in chronic kidney disease patients. Clin J Am Soc Nephrol. 2009；**4**：1551-8.

14）Meijers BK, Claes K, Bammens B, et al. p-Cresol and cardiovascular risk in mild-to-moderate kidney disease. Clin J Am Soc Nephrol. 2010；**5**：1182-9.

15）Chiang CK, Tanaka T, Inagi R, et al. Indoxyl sulfate, a representative uremic toxin, suppresses erythropoietin production in a HIF-dependent manner. Lab Invest. 2011；**91**：1564-71.

16）Koeth RA, Wang Z, Levison BS, et al. Intestinal microbiota metabolism of L-carnitine, a nutrient in red meat, promotes atherosclerosis. Nat Med. 2013；**19**：576-85.

17）Zhu W, Gregory JC, Org E, et al. Gut microbial metabolite TMAO enhances platelet hyperreactivity and thrombosis risk. Cell. 2016；**165**：111-24.

18）Tang WH, Wang Z, Kennedy DJ, et al. Gut microbiota-dependent trimethylamine N-oxide（TMAO）pathway contributes to both development of renal insufficiency and mortality risk in chronic kidney disease. Circ Res. 2015；**116**：448-55.

19）Kim RB, Morse BL, Djurdjev O, et al. Advanced chronic kidney disease populations have elevated trimethylamine N-oxide levels associated with increased cardiovascular events. Kidney Int. 2016；**89**：1144-52.

20）Xu KY, Xia GH, Lu JQ, et al. Impaired renal function and dysbiosis of gut microbiota contribute to increased trimethylamine-N-oxide in chronic kidney disease patients. Sci Rep. 2017；**7**：1445.

21）Mair RD, Sirich TL, Meyer TW. Uremic Toxin Clearance and Cardiovascular Toxicities. Toxins（Basel）. 2018；**10**：226.

Q & A ① 透析患者への食事面での便秘対策はどうしたらいいですか？

吉川　　睦　国家公務員共済組合連合会虎の門病院分院栄養部（川崎市高津区）
Mutsumi Yoshikawa

＜No.150＞ 特集「あなどれない透析患者の便秘」（Vol.32 No.4 2022）

■ 透析患者の便秘状況

　快適な日々を送るための健康面での基本条件として快食，快眠ならびに快便が三原則といわれている。しかしながら，ストレスの増大や運動不足，偏った食事，高齢化の進展に伴い便秘を訴える患者が増加している。透析患者の便秘の割合を調査した報告[1][2]では，便秘の自覚症状を有する患者は42％

で，70歳以上では71％であった。2019年 国民生活基礎調査[3]での便秘の自覚症状を有する人の割合は34.8％であり，このことから透析患者の便秘の割合は高いことがわかる。透析患者が便秘になりやすい要因としては，食物繊維の不足，腸内細菌バランスの乱れ，水分制限，便秘しやすい薬剤の併用，運動量減少による腸管蠕動運動の低下，排便習慣の乱

5　便秘

表1．食物繊維を含む量に対してカリウムの少ない食品

食品名		100gあたりの含有量			（常用量）
		カリウム（生）(mg)	カリウム（茹）(mg)	食物繊維（g）	
穀類	大麦（押し麦）	200		10.3	
	オートミール	260		9.4	1カップ（80g）
	ライ麦パン	190		5.6	1枚（60g）
	全粒粉パン	140		4.5	1枚（60g）
	コーンフレーク	95		2.4	
	発芽玄米	68		1.8	茶碗1杯（160g）
イモ類	しらたき	12		2.9	
	こんにゃく	33		2.2	
豆類	おから	350		11.5	小鉢1杯（50g）
	大豆	1,900	水煮缶　250	6.8	
	小豆	1,300	ゆで小豆缶　160	3.4	
野菜類	ゴボウ	320	210	6.1	
	オクラ	260	280	5.2	1本（10g）
	ぜんまい		水煮　19	5.2	
	ブロッコリー	460	210	4.3	
	切り干し大根		62	3.7	
	モロヘイヤ	530	160	3.5	
	人参	270	240	2.8	
	タケノコ	520	水煮　77	2.3	
	もやし	160	50	2.2	
	キャベツ	200	92	2	
キノコ類	きくらげ	1,000	37	5.2	
	しいたけ	290	200	4.4	1枚（15g）
	まいたけ	230	110	4.3	1パック（100g）
	マッシュルーム	350	水煮　85	3.2	
海藻類	めかぶ	88		3.4	
	もずく	2		1.4	1食分（50g）

れなどが考えられている。一般的には，便秘は生命にはかかわらないが，日常生活や心理面での影響は大きいため，適切な対応が必要である。食事面からの便秘対策について考えたい。

■■■

■ 食事面での便秘対策アプローチ

1．食物繊維の摂取

便秘の改善には生活習慣の改善が基本となるが，食事面における便秘の原因は食物繊維の摂取不足であることが多く，食物繊維の摂取量を適正にすることで症状が改善する場合が多いとされている。

食物繊維は「ヒトの消化酵素で分解されない食物中の難消化性成分の総体」とされている。日本人の食事摂取基準（2020年版）[4]では，食物繊維の摂取目標量は18〜64歳の男性で1日あたり21g以上，女性で18g以上とされている。2019年 国民健康・栄養調査報告[5]の結果での食物繊維摂取量では18.4±7.2g/日であるのに対し，透析患者の食物繊維摂取量は12.1g/日で食物繊維摂取量は少ないことがわかる[2]。

食物繊維は水に溶ける水溶性食物繊維と水に溶けにくい不溶性食物繊維に大別される。水溶性食物繊維は腸内の善玉菌を増加させ，便を柔らかくする作用があり，果物や繊維の柔らかい野菜，海藻類に含まれる。不溶性食物繊維は，便の量を増加させて腸管を刺激し，腸の蠕動運動を活発化し便通を整える作用がある。根菜類やキノコ類，繊維の固い野菜，豆類などに含まれる。毎食の食事で食物繊維の豊富な食品を十分に摂取することが大事である。

しかし，野菜や果物にはカリウムも多く含まれているため，透析患者はカリウム制限のために野菜摂取を控える傾向にある。野菜でもカリウム量には幅があるため，一律に野菜摂取を制限するのではな

表2．CKDステージによる食事療法基準

ステージ（GFR）	エネルギー (kcal/kgBW/日)	たんぱく質 (g/kgBW/日)	食塩 (g/日)	カリウム (mg/日)
ステージ1 (GFR≧90)	25～35	過剰な摂取をしない	3≦ ＜6	制限なし
ステージ2 (GFR 60～89)		過剰な摂取をしない		制限なし
ステージ3a (GFR 45～59)		0.8～1.0		制限なし
ステージ3b (GFR 30～44)		0.6～0.8		≦2,000
ステージ4 (GFR 15～29)		0.6～0.8		≦1,500
ステージ5 (GFR＜15)		0.6～0.8		≦1,500
5D (透析療法中)	下表			

注）エネルギーや栄養素は，適正な量を設定するために，合併する疾患（糖尿病，肥満など）のガイドラインなどを参照して病態に応じて調整する。性別，年齢，身体活動度などにより異なる。
注）体重は基本的に標準体重（BMI＝22）を用いる。

ステージ5D	エネルギー (kcal/kgBW/日)	たんぱく質 (g/kgBW/日)	食塩 (g/日)	水分	カリウム (mg/日)	リン (mg/日)
血液透析 (週3回)	30～35[注1, 2]	0.9～1.2[注1]	＜6[注3]	できるだけ少なく	≦2,000	≦たんぱく質(g)×15
腹膜透析	30～35[注1, 2, 4]	0.9～1.2[注1]	PD除水量(L)×7.5＋尿量(L)×5	PD除水量＋尿量	制限なし[注5]	≦たんぱく質(g)×15

腹膜透析（peritoneal dialysis：PD）
注1）体重は基本的に標準体重（BMI＝22）を用いる。
注2）性別，年齢，合併症，身体活動度により異なる。
注3）尿量，身体活動度，体格，栄養状態，透析間体重増加を考慮して適宜調整する。
注4）腹膜吸収ブドウ糖からのエネルギー分を差し引く。
注5）高カリウム血症を認める場合には血液透析同様に制限する。

（文献6より引用）

く，カリウム量の比較的少ない食材を選びながら食物繊維を摂取したい。また，茹でこぼしによってもカリウム量が減少すること，かさを減らし摂取量を増加することでも食物繊維摂取量を増やせる。また，穀類からの食物繊維摂取として，玄米ご飯や麦ご飯に置き換えることでも効率的に食物繊維が摂取できる（**表1**）。

2．食事量の低下を防ぐ

透析食での食事制限や加齢による食欲低下などで食事量が低下すると便の量が少なくなるため，便の排出が困難になりやすい。また，食事量低下により体力低下を招き，低栄養に陥る可能性もある。体力低下での筋力低下も腹圧が十分にかけられないため，排便困難を招く。過度な食事制限は行わず適切な摂取量での食事量を確保する（**表2**）[6]。

3．1日3食摂取する。特に朝食を摂取するようにする

毎食，できるだけ決まった時間帯に摂取し，食習慣が乱れないようにする。夕食からの空腹時間が長い朝食後は胃・結腸反射が強く起こり，腸の蠕動運動が活発となり排便がスムーズになる。また，冷たい水を朝食前に摂取することも腸の蠕動運動促進に効果的である。毎朝の朝食摂取と朝食後便意がなくてもトイレへ行く習慣をつけることでリズムをつけることが大事である。

4．適度な油脂や香辛料，乳酸菌などの摂取

油脂には便の滑りをよくする効果があるほか，香辛料，酸味も腸を刺激する作用がある。また，透析患者では抗菌薬などの影響により腸内細菌のバランスが乱れやすくなっている。乳酸菌やビフィズス菌には腸内の有害菌の増殖を抑え，有用菌を増殖させる効果があり，消化・吸収・排便を促進させる効果

5 便秘

があるため適宜利用する。乳酸菌の多い食品として
あげられるものはヨーグルトであるが，ヨーグルト
はリンが多く含まれるため，摂取量には注意する。
リンの少ない乳酸菌飲料などを利用してみることも
検討する。いずれも大量摂取は刺激過剰になる可能
性があり好ましくはないが，適度な摂取で腸の蠕動
運動促進効果が得られる。

■ 透析患者への食事指導

慢性腎臓病（chronic kidney disease：CKD）・透
析患者の食事は塩分，水分やカリウムなど制限が必
要な場合が多いが，栄養士の立場からは食品選択や
調理方法の工夫により便秘対策の食事指導を行って
いきたい。

文　献

1）遠藤裕子，斉藤洋子，新山泰子，他．透析患者と
便秘．透析会誌．1984；**17**：115-21.
2）田中春日，栃原美香，森田幸江，他．透析患者
の食物繊維摂取量と排便状態について．大阪透
析研究会誌．2006；**24**：51-5.
3）厚生労働省．2019年 国民生活基礎調査の概況．
https://www.mhlw.go.jp/touke6i/saikin/hw/
k-tyosa/k-tyosa19/index.html（閲覧：2022-8-5）
4）厚生労働省．日本人の食事摂取基準（2020年版）．
https://www.mhlw.go.jp/content/10904750/
000586553.pdf（閲覧：2022-8-5）
5）厚生労働省．令和元年 国民健康・栄養調査報告．
https://www.mhlw.go.jp/content/000710991.pdf
（閲覧：2022-8-5）
6）日本腎臓学会（編）．慢性腎臓病に対する食事療
法基準 2014年版．日腎会誌．2014；**56**：553-99.

Q&A② 　CKD・透析患者の便秘に対して生活習慣の面からのアプローチをどうすべきですか？

中村　道代　信楽園病院血液浄化療法室（新潟市西区）
Michiyo Nakamura

＜No.150＞特集「あなどれない透析患者の便秘」（Vol.32 No.4 2022）

慢性便秘症の診断には，「慢性便秘症診療ガイドラ
イン2017」の診断基準（**表**）[1] が有用です。

慢性腎臓病（chronic kidney disease：CKD）・透析
患者は，食事制限による食物繊維摂取不足，水分制
限，カリウム抑制薬やリン吸着薬などの薬物の影響，
糖尿病やストレスによる自律神経障害など，さまざま
な要因により便秘が起きやすいことは日常的に経験さ
れています。

慢性便秘予防には，食事療法や薬物療法以外にも，
生活習慣の改善と適度な運動が重要とされています。

まずは，患者の排便習慣や便の性状について情報
収集し，便秘の要因をアセスメントすることが重要で
す。対策は要因ごとに異なりますが，患者によって，種々
要因が重複している場合も少なくありません。便秘の
要因と疑われるなかで，薬剤など除去できるものは可
能な限り実施を試みます。そのうえで，患者個々の状
況に合わせて，食事療法・薬物療法・運動療法・生
活習慣改善などを組み合わせた指導を根気よく継続す
ることが大切です。

表. 慢性便秘症の診断基準

1．「便秘症」の診断基準 　　以下の6項目のうち，2項目以上を満たす 　　a．排便の4分の1超の頻度で，強くいきむ必要がある。 　　b．排便の4分の1超の頻度で，兎糞状便または硬便（BSFSでタイプ1か2）である。 　　c．排便の4分の1超の頻度で，残便感を感じる。 　　d．排便の4分の1超の頻度で，直腸肛門の閉塞感や排便困難感がある。 　　e．排便の4分の1超の頻度で，用手的な排便介助が必要である（摘便・会陰部圧迫など）。 　　f．自発的な排便回数が，週に3回未満である。 2．「慢性」の診断基準 　　6ヵ月以上前から症状があり，最近3ヵ月間は上記の基準を満たしていること。

BSFS：ブリストル便形状スケール

（文献1より引用）

Q 排便習慣を身に付けるためのポイントは？

A 良好な排便に排便習慣を整えることは欠かせません。そのためには毎日3食きちんと食べること，特に朝食をしっかり食べることが重要です。人体には胃−結腸反射というメカニズムがあり，食べ物や飲み物が胃に送られることで腸の動きが活性化されて排便が促されます。夕食後からの空腹時間が長い朝食の摂取で，胃−結腸反射が特に活発になります。そのため，毎朝しっかりと朝食をとり，便意がなくてもトイレに行くことを習慣づけるように，患者へ指導を行うことが重要です。また，消化管は自律神経の影響を受けることから，規則正しい食事や睡眠をとり，自律神経を安定させ，腸の蠕動運動を促すことも重要となります。

Q 便秘解消のための運動療法のポイントは？

A 運動不足になると腸を動かす筋肉も衰えて十分な蠕動運動ができなくなり，これも便秘の原因となります。腸の蠕動運動は副交感神経の影響を受けることから，副交感神経を活性化させるウォーキングや自転車エルゴメーターなどの有酸素運動が有効です。しかし，過度な運動は逆に交感神経を活性化させて逆効果となるため注意が必要です。その際に，運動強度を確認する方法として，「トークテスト」があります。つまり，運動中に会話が継続できる程度の運動強度であれば，適切な運動負荷であるといえます[2]。

透析中に運動を組み込むなど，患者個々のライフスタイルに合わせて，運動を習慣化することで，筋力低下を予防し，自律神経のバランスに働きかけ，腸の蠕動運動を促すことが期待できます。

腸の蠕動運動を促すために，お腹の外から腸に刺激を与える腹壁マッサージを行うことも効果があります。実際には，仰向けに寝そべって両膝を立てた状態で，おへそを中心に「の」の字を描くよう時計回りにゆっくり手の平でマッサージを行います。お腹を温めてから行うとさらに効果的です。

便秘解消のための運動やマッサージは毎日継続することが大切です。患者の生活リズムに合わせて，無理なく継続して行えるような方法を患者とともに考え，根気よく声掛けを行い，排便状況の変化を確認してください。

文　献

1）日本消化器病学会関連研究会 慢性便秘の診断・治療研究会（編）．慢性便秘症診療ガイドライン2017．東京：南江堂；2017．

2）長谷川信，和田直樹．便秘を防ぐ生活習慣改善と運動療法．臨透析．2022；**38**：391-5．

参考文献

・花房規男．イラストでわかる腎臓・透析療法・透析患者の体：病態生理から合併症までキホン知識を総まとめ．透析ケア冬期増刊．2021；240-3．

・江藤りか．便秘の透析患者が元気になる方法—薬剤師の視点から．透析ケア．2021；**27**：1048-52．

カリウム管理

1. カリウム異常とCKD・透析患者の予後

角谷　裕之　　柏原　直樹
Hiroyuki Kadoya　　*Naoki Kashihara*

川崎医科大学高齢者医療センター（岡山県倉敷市）

<No.146> 特集「透析患者のカリウム管理を考える」 （Vol.31 No.4 2021）

■ はじめに

　カリウム（K）イオンは細胞内液の主要な陽イオンであり，体内総Kの約98％が細胞内に分布する。血清K濃度は細胞内外のKイオンの移動および腎臓からの排泄によって恒常性が厳密に維持されている。しかし，慢性腎臓病（chronic kidney disease：CKD）患者においては，さまざまな理由により血清K濃度異常が起こりうる。特に進行したCKDでは尿中K排泄低下に関連して高K血症が起こり，場合によっては致死的不整脈を呈することがある。また，低K血症も筋力低下や心伝導障害，不整脈などの原因となる。K濃度異常をきたしやすいCKD患者においては，定期的に血清K値をモニタリングすることが重要である。本稿では，CKD・透析患者における高K血症および低K血症と総死亡，心血管疾患（cardiovascular disease：CVD）の関連性について解説する。

■ 血清K値と生存率の間にU字型の関連性

　これまでに報告されている海外のコホート研究では，血清K値は総死亡，CVDに対してU字型の関係となっている。

　Korgaonkarらは高K血症（K≧5.5mEq/L）が総死亡とCVD発症の複合エンドポイントにおいて，有意な危険因子であったと報告している[1]。Nakhoulらは電子医療記録（electronic medical record：EMR）を用いた検討において死亡やCVD発症直近の血清K値が5.5mEq/L以上の群では，4.0～4.9mEq/Lの群と比較して死亡のハザード比（HR）が1.65と有意に上昇していたと報告している[2]。また，LuoらもEMRを用いた検討において，血清K値が5.5～

5.9mEq/Lの群は，4.5～4.9mEq/Lの群と比較して総死亡のHRが1.60と有意に上昇していたと報告している[3]。Nooriらは高K血症をきたさない場合でも，K摂取量が多い群では予後不良となることを報告している[4]。2009年における日本透析医学会の予後調査では，血清K値が6.5mEq/L以上の群で全死亡増加を認めており，高K血症は腎不全患者の予後に大きく関与していることが示唆されている。

　一方で，前述の一連の報告では血清K値が4.0mEq/L未満の群においても総死亡のリスクが有意に高くなることを報告している。Kovesdyらは透析前血清K値が栄養状態と関連しており，4.0mEq/L未満で全死亡および心血管死ともに増加したと報告している[5]。また，Hwangらは血清K低値群（K<3.5mEq/L）は血清K高値群（K>5.5mEq/L）と比較して生命予後が不良であったことを報告している[6]。これに対して，Punらは血液透析中の心臓突然死の危険因子として透析前血清K値は関係せず，低K透析液（2.0mEq/L未満）の使用が関係したと報告している[7]。これらはいずれも観察研究から得られた結果であり，血清K値を管理することによる予後への影響を直接的に示すものではない。しかしながら，血清K値が4.0mEq/L未満および5.5mEq/L以上において，総死亡のリスクが大幅に上昇したとする海外からの複数の報告があるため，わが国の「エビデンスに基づくCKD診療ガイドライン2018」では，血清K値の管理目標値を4.0mEq/L以上，5.5mEq/L未満と設定している[8]。

　CKDにおける血清K値の管理としては，血清K値が高い場合には，レニン・アンジオテンシン・アルドステロン系阻害薬（RAASi）の調整や代謝性アシドーシスの補正，食事指導やK吸着薬の投与など

により，5.5mEq/L未満に管理することを推奨している。また，血清K値が4.0mEq/L未満の場合は，原因として薬剤以外にも過剰なK制限や摂取不足がないか，尿細管疾患や内分泌疾患の可能性がないか検索したうえで，対策を講じることを推奨している。

■ わが国におけるK異常の実態と予後解析：リアルワールドデータを活用した解析

K異常と総死亡，CVDとの関連を検討している研究の多くは，欧米を中心に限られた地域でしか実施されていない[9]。高K血症の臨床的要因，有病率および治療戦略には差異があることを鑑みると，さまざまな地域でのK異常の特徴および長期的な影響について理解することが重要である[10]。さらに，高K血症はCKDや心不全など特定の疾患に続発して発症するため，その管理方法を把握するためには，さまざまな臨床現場を反映する疫学データが必要である。

そこで，われわれはわが国のリアルワールドデータを活用した解析を実施した。1つ目が，包括的CKD臨床効果情報データベース（J-CKD-DB）を活用したものであり，2つ目が，レセプトデータの解析である。

1．J-CKD-DBを用いたCKD患者における K異常の実態解析

J-CKD-DBは電子カルテ情報を活用して，全国規模のCKD患者の臨床情報を統合しデータベース（DB）化したものである（**図1，2**）。従来からの手入力によるDB構築では，入力負荷がきわめて大きく，入力誤差も不可避である。それゆえ，数十万人以上の規模のDB構築は不可能である。

日本腎臓学会は，日本医療情報学会と共同して新規全国規模のJ-CKD-DBを構築した。CKDに関する全国規模の包括的DBを構築し，CKDの実態調査，予後規定因子の解析，腎臓病診療の質の向上，健康寿命の延伸に寄与することが目的である[11][12]。医療情報を公開するための標準規格であるSS-MIX2を活用し，電子カルテ情報からCKD該当例のデータ（患者基本情報，処方，検査値など）を自動抽出しDB化するものである。年余にわたる縦断解析可能な第

2世代DB（J-CKD-DB-Ex），第3世代DB（J-CKD-DB-Next）の構築も進んでいる。

本プロジェクトの目的は，①リアルワールドデータを用いたわが国の腎臓病の診療実態の可視化，②臨床エビデンスの自律的で自動的な創出システムの構築，③次世代研究者への堅牢な研究資源の提供，にある。ビッグデータの構築によりデータ駆動型研究への展開が可能となる。

J-CKD-DBの登録例のなかから外来患者のみを抽出し，横断的な解析を実施したところ，3万9,121例が該当した。

年齢中央値は71歳，男性54.7％，平均推算糸球体濾過量（eGFR）51.3mL/分/1.73m^{2}で，65歳以上が全体の70％を占め，CKD重症度分類（GFR区分）はG1 1,001人（2.6％），G2 2,612人（6.7％），G3a 2万3,333人（59.6％），G3b 8,357人（21.4％），G4 2,710人（6.9％），G5 1,108人（2.8％）だった。

男女とも加齢に伴いG3b，G4の割合が増加した。尿蛋白定性検査は1万9,055人（48.7％）で施行されており，CKD重症度分類（蛋白尿区分）は，A1 9,357人（49.1％），A2 3,126人（16.4％），A3 6,572人（34.5％）であった。さらに，KDIGO（Kindney Disease Improving Global Outcomes）のCKD重症度分類における高リスク群は，男性の30.1％，女性の25.5％であった[13]。

K値に関する解析では，血清K目標達成率はG4，G5において79.1％，73.5％であった。CKDステージが進むほど高K血症を有する患者の割合が上昇した。ロジスティック回帰分析では，CKDステージG3aの患者と比べてG3b，G4，G5の患者において高K血症を有する割合が上昇した。さらに代謝性アシドーシスの指標と高K血症との関連が認められ，代謝性アシドーシスが高K血症の原因の1つである可能性が示唆された[14]。

2．レセプトデータを用いたK異常の実態，予後解析

100万人以上の患者のデータからなる病院レセプトDBを用いて観察的レトロスペクティブコホート研究を行った[15][16]。これにより，幅広い層の日本人患者の高K血症の有病率，発症率，治療法および管理実態を把握することが可能となった。

6 カリウム管理

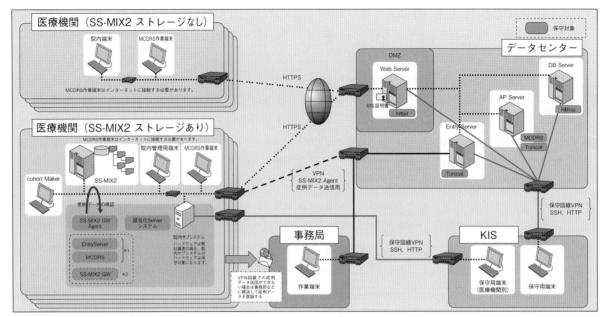

図1．J-CKD-DB（臨床効果データベース整備業）

SS-MIX2 GW Agentは定期的にSS-MIX2ストレージを検索し，対象データの更新を確認する。

対象データに更新がある場合，暗号化，匿名化をしてEntry Serverに送信し，MCDRSへ症例データの登録を行う（登録はVPN回線にて行っている）。

Entry Serverに送信したデータはSS-MIX2 GW Agentの画面にて確認することが可能である。

＊1：院内にMCDRS，Entry Serverを配置し，SS-MIX2 GWを院内Entry Serverにすることにより院内MCDRSにデータを登録することも可能である。

＊2：院内にSS-MIX2 GWを配置し，MCDRSの入力画面よりSS-MIX2ストレージを介してMCDRSの入力画面に検索結果を表示することも可能である。

（文献11より改変引用）

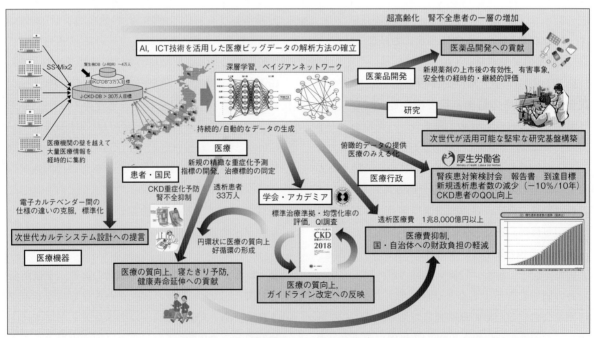

図2．重層的腎臓病データベースの構築とCKD-DB利活用によるCKD重症化/透析導入抑制・健康寿命延伸構想

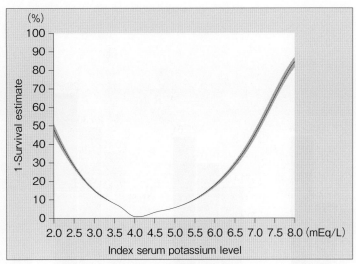

図３．３年死亡率と血清K値の関連性を示す３次スプライン解析
（文献14より引用）

1）高K血症発症時の患者背景

平均年齢72.4±13.0歳，男性の割合は55％であった。平均血清K値は5.4±0.5mEq/Lで，高リスク併存疾患として64.8％が高血圧，56.4％がCKD，47.7％が糖尿病，33.7％が心不全を有していた。CKDを有する患者のうち70％以上はCKDの病期が進行している患者であった（ステージ５：19.6％，ステージ４：28.9％，ステージ３b：25.9％）。

2）高K血症の有病率と発症率

高K血症発症にCKD，心不全，糖尿病，RAASi投与が関係することが判明した。高K血症の有病率は67.9/1,000人であった。CKD患者は227.9/1,000人，心不全患者は134.0/1,000人，RAASi投与患者は142.2/1,000人と増加していた。有病率はCKDの重症度に伴い増加していた（ステージ１：72.4/1,000人，ステージ２：103.3/1,000人，ステージ３a：132.2/1,000人，ステージ３b：245.6/1,000人，ステージ４：436.5/1,000人，ステージ５：511.9/1,000人）。RAASi投与患者はあらゆるサブグループで高K血症の有病率および発症率が高かった。高K血症の発症率はステージ５のCKD患者で最も高く（66.2％），次いでステージ４（51.7％）およびステージ３b（21.0％）の患者で高かった。

3）血清K値と生存率の関係

３年生存率と血清K値との間には，4.0mEq/Lを最低値としてU字型の関連が認められた（**図３**）。死亡リスクは血清K値 5.1〜5.4 mEq/Lで上昇し，HRは7.6［95％信頼区間（CI）：7.2〜8.0］であった。血清K値 6.0mEq/Lでの推定３年死亡率は17.7％（95％CI：16.9〜18.5）であった。高K血症の患者では死亡リスクは高く，血清K値 5.1〜5.4 mEq/LでHRは7.6（95％CI：7.2〜8.0），血清K値 5.5〜5.9mEq/Lで10.6（95％CI：9.9〜11.4），血清K値 6.0mEq/L以上で17.7（95％CI：16.3〜19.2）と死亡リスクは高かった。高K血症をきたした患者ではエピソード発生から３年以内に22.0％（95％CI：21.5〜22.6）の患者が死亡し，K値が正常であった患者の死亡率は1.7％であった（95％CI：1.6〜1.7）。２群間のリスク差は20.4％（95％CI：19.9〜20.9）であった。高K血症患者のサブグループ別では，心不全を有するサブグループで高い３年死亡率を認めた。血清K値が正常なCKDステージ３aおよび３b，4，5の３年死亡率は，それぞれ1.51％および3.93％，10.86％，12.09％であったのに対し，CKDステージ３aの軽度（5.1〜5.4mEq/L），中等度（5.5〜5.9mEq/L），重度（6.0mEq/L以上）の高K血症患者の３年死亡率はそれぞれ10.31％，11.43％，22.64％と増加した（**図４**）。

6 カリウム管理

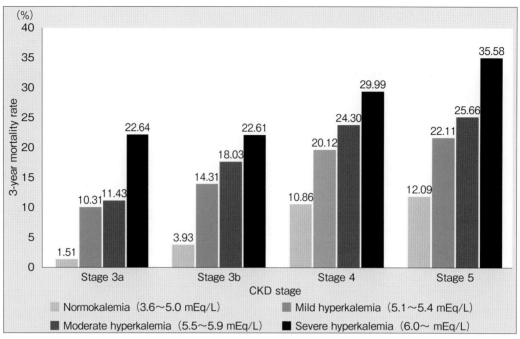

図４．CKDステージごとの高K血症による３年死亡率

（文献14より引用）

■ まとめ

前述したわが国における研究結果より，日本人の血清K値と３年生存率の間にU字型の関連性があることが示された。この結果は，非透析CKD患者を対象とした米国の研究結果と一致しており，同研究では高K血症および低K血症の双方が死亡，重大なCVDおよび入院のリスクと関連しており，血清K値と不良な臨床転帰との間にU字型の関連性があった。また，血清K値の初期値が高い患者およびCKDの病期が進んだ患者ほど死亡率が高かった。これらの結果より，CKDの重症度と高K血症の程度は相加的に死亡率を高めていることが示唆される。

CKD・透析患者では，血清K値の継続的なモニタリングおよび是正を行うことによって，患者の予後が改善することが示された。

文　献

1）Korgaonkar S, Tilea A, Gillespie BW, et al. Serum potassium and outcomes in CKD：insights from the RRI-CKD cohort study. Clin J Am Soc Nephrol. 2010；**5**：762-9.

2）Nakhoul GN, Huang H, Arrigain S, et al. Serum Potassium, End-Stage Renal Disease and Mortality in Chronic Kidney Disease. Am J Nephrol. 2015；**41**：456-63.

3）Luo J, Brunelli SM, Jensen DE, et al. Association between Serum Potassium and Outcomes in Patients with Reduced Kidney Function. Clin J Am Soc Nephrol.2016；**11**：90-100.

4）Noori N, Kalantar-Zadeh K, Kovesdy CP, et al. Dietary potassium intake and mortality in long-term hemodialysis patients. Am J Kidney Dis. 2010；**56**：338-47.

5）Kovesdy CP, Regidor DL, Mehrotra R, et al. Serum and dialysate potassium concentrations and survival in hemodialysis patients. Clin J Am Soc Nephrol. 2007；**2**：999-1007.

6）Hwang JC, Wang CT, Chen CA, et al. Hypokalemia is associated with increased mortality rate in chronic hemodialysis patients. Blood Purif. 2011；**32**：254-61.

7）Pun PH, Lehrich RW, Honeycutt EF, et al. Modifiable risk factors associated with sudden cardiac arrest within hemodialysis clinics.

Kidney Int. 2011；**79**：218-27.

8）日本腎臓学会（編）．エビデンスに基づくCKD診療ガイドライン2018．東京：東京医学社；2018．

9）Betts KA, Woolley JM, Mu F, et al. The prevalence of hyperkalemia in the United States. Curr Med Res Opin. 2018；**34**：971-8.

10）Sawano M, Kohsaka S, Okamura T, et al；National Integrated Project for Prospective Observation of Non-Communicable Disease and its Trends in the Aged（NIPPON DATA 80）Research Group. Validation of the european SCORE risk chart in the healthy middle-aged Japanese. Atherosclerosis. 2016；**252**：116-21.

11）柏原直樹，桑原篤憲，長洲一，他．包括的慢性腎臓病データベース（J-CKD-DB）．日腎会誌．2017；**59**：1034-41.

12）柏原直樹，祖父江理，中川直樹，他．J-CKD-DB．日腎会誌．2021；**63**：198-206.

13）Nakagawa N, Sofue T, Kanda E, et al.

J-CKD-DB：a nationwide multicentre electronic health record-based chronic kidney disease database in Japan. Sci Rep. 2020；**10**：7351.

14）Sofue T, Nakagawa N, Kanda E, et al. Prevalences of hyperuricemia and electrolyte abnormalities in patients with chronic kidney disease in Japan：A nationwide, cross-sectional cohort study using data from the Japan Chronic Kidney Disease Database（J-CKD-DB）. PLoS One. 2020；**15**：e0240402.

15）Kashihara N, Kohsaka S, Kanda E, et al. Hyperkalemia in Real-World Patients Under Continuous Medical Care in Japan. Kidney Int Rep. 2019；**4**：1248-60.

16）Kohsaka S, Okami S, Kanda E, et al. Cardiovascular and Renal Outcomes Associated With Hyperkalemia in Chronic Kidney Disease：A Hospital-Based Cohort Study. Mayo Clin Proc Innov Qual Outcomes. 2021；**5**：274-85.

2．RAA系阻害薬の継続・中止と腎・心血管予後

小松　康宏　板橋中央総合病院（東京都板橋区）
Yasuhiro Komatsu　群馬大学（群馬県前橋市）

＜No.146＞特集「透析患者のカリウム管理を考える」（Vol.31 No.4 2021）

■ はじめに

レニン・アンジオテンシン・アルドステロン系阻害薬（以下，RAASi）は，蛋白尿を呈する慢性腎臓病（chronic kidney disease：CKD）の中心的治療薬となっている．さらに，高血圧，左室駆出率が低下した心不全（heart failure with reduced ejection fraction：HFrEF），冠動脈疾患に対する治療の中心薬でもある．一方，RAASiの副作用として高カリウム（K）血症があり，高K血症が出現したり持続する場合にRAASi投与を減量または中止するか，継続するかの判断に苦慮することもある．本稿ではRAASi投与の継続・中止が腎・心血管予後に与える影響に関し概説する．

■ RAASiの腎・心血管保護効果

アンジオテンシン変換酵素（以下，ACE）阻害薬とアンジオテンシン受容体拮抗薬（以下，ARB）は，蛋白尿減少効果と腎機能低下抑制効果が認めら

6 カリウム管理

れ，蛋白尿を呈するCKD患者では，降圧薬の第一選択として国内外の多くのガイドラインで推奨されている。一方，進行した腎不全患者に対してもRAASi投与を継続，あるいは新規に投与開始することで腎保護効果が期待できるかに関してはエビデンスが不足しており，専門家の間でも見解の相違がある。2016年に米国腎臓財団（kidney disease outcomes quality initiative：KDOQI）が実施したアンケート調査では，「慢性腎臓病患者が推算糸球体濾過量（eGFR）20mL/分/1.73m^{2}未満となった時点で，ACE阻害薬ないしARBを中止すべきか？」に対し，53.8%が反対（中止しない），46.2%が賛成（中止する）の意を示した[1]。

69名の小児CKD患者を対象とした観察研究は，RAASi投与中止後に腎不全進行が悪化することを示した[2]。対象は平均年齢 13.7歳，eGFR 27mL/分/1.73m^{2}の69名の小児CKD患者で，RAASi投与中止前1.9年から投与中止後1.2年間のeGFR低下速度を観察したところ，投与中止後に血圧値が上昇し，アルブミン尿量が増加し，1年あたりのeGFR低下速度は中止前の-1.5mL/分/1.73m^{2}から中止後には-3.9mL/分/1.73m^{2}に加速した。

成人を対象とした観察研究では，スウェーデンの腎レジストリに登録されたeGFR<30mL/分/1.73m^{2}でレニン・アンジオテンシン系（RAS）阻害薬を投与開始した10,254名（年齢中間値72歳）を対象とし，6ヵ月以内に中止した場合の予後との関連を検討したものがある[3]。中止群は継続群に比べ，5年死亡リスク，主要心血管イベント（major adverse cardiac events：MACE）のリスクが高いが，透析を必要とするリスクは低かった。Qiaoらは，ペンシルベニアの3,909名のCKD患者（eGFR<30mL/分/1.73m^2）を対象に，RAASi投与中止群と投与継続群について傾向スコアマッチング法を用いて比較した[4]。投与中止群は投与継続群に比し，投与中止は死亡率とMACEの増加と関連しているが，腎代替療法を必要とする腎不全リスクとは有意差を認めなかった。腎保護効果に関する研究を解釈するにあたっては，対象患者のeGFR低下速度や蛋白尿の程度に注目する必要がある。RAASi投与開始前，あるいは投与継続時のeGFR低下速度が緩徐な集団を

対象とした場合には，RAASiの効果は示しにくい。eGFR<30mL/分/1.73m^{2}のCKD患者を対象とした，RAASi投与中止の影響を比較する無作為化比較試験が現在進行中であり，結果が待たれるところである。

RAASiが心血管保護効果を有することは，多数の介入試験やメタ解析によって示されている。特に，HFrEFに対しては日本循環器学会の「急性・慢性心不全診療ガイドライン（2017年改訂版）」においても，ACE阻害薬，ARB，β遮断薬，ミネラルコルチコイド受容体拮抗薬（MRA）の使用を推奨している。残念ながら，大多数の研究は進行したCKD患者を研究対象から除外しているため，進行したCKD患者に対するエビデンスは前述したQiaoらの研究[4]などに限られる。

■ RAASiと高K血症

RAASi自体の作用だけでなく，RAASi処方が必要となる糖尿病やCKD，心不全といった病態自体が高K血症のリスクである。

2016年の欧州心臓病学会（European society of cardiology：ESC）の急性・慢性心不全診療ガイドラインは，血清K濃度が5.0mEq/L未満のHFrEF患者で，ACE阻害薬ないしARBを服用していても心不全症状が持続する場合には，少量のMRAを開始すること，血清K濃度が5.5mEq/Lを超えたらMRAを半量にすること，6.0mEq/Lを超えたら中止することを推奨している。従来は高K血症を懸念し，RAASi投与中止後に再開されないことも多かったが，長期的な腎・心血管保護効果や生命予後が悪化するようでは本末転倒ともいえる。

ジルコニウムシクロケイ酸ナトリウム水和物などの新規高K血症改善薬の登場によって，高K血症の管理法は新しい時代に入った。欧州腎臓学会の機関誌であるNephrology Dialysis Transplantaiton誌は2019年に特集号を発行し，高K血症の新たな管理法を示した。また，国際的腎臓ガイドライン作成機関であるKidney Disease Improving Global Outcome（KDIGO）は，腎臓病患者に対するK異常管理の争点会議の結果を，国際腎臓病学会の機関誌であるKidney International誌に発表しており[5]，安全に

表．進行したCKD患者に対するRAASi使用の注意点

```
1．RAASi投与開始後にGFRが20％以上低下した場合，蛋白尿減少効果が認められない
   場合，RAASi投与中止を検討する
2．低血圧，急性腎障害，急速な腎不全進行がある患者では中止を検討する
3．利尿薬，高K血症改善薬を使用しても，高K血症が改善しなければRAASiを中止する
```

RAASiを処方するために，臨床医には高K血症発症の病態機序を理解し，高K血症の治療に熟知していることが求められる。

■ CKD患者にRAS阻害薬を使用するときの注意点

進行した腎不全患者や透析患者に対するRAASiの腎保護（残腎機能保護）および心血管保護効果に関するエビデンスは少ないものの，RAASi投与による腎不全悪化の懸念は少ないようである。一方，糖尿病患者に関しては不明な点が残されており，個々の患者の状況に応じて検討する必要がある。KDOQIは進行したCKD患者に対するRAS阻害薬使用に関する争点報告を発表し[1]，今後の研究の方向性とともに現時点での専門家オピニオンを示している。**表**に要点をまとめたが，RAS阻害薬投与開始後の腎機能（GFR）および蛋白尿の変化を評価し，GFRが20％以上低下し，蛋白尿の改善がみられなければ中止を検討するというものである。進行したCKD患者であっても治療の対象となること，高K血症が出現しても，管理可能ならば投与中止理由にならないことを意味している。ただし，RAS阻害薬の処方や高K血症の診断，管理法を熟知していることが前提となる。

■ おわりに

RAASiは，腎・心血管保護効果や生命予後改善効果が示されているが，進行したCKDや透析患者に対する有効性と安全性に関してはエビデンスが少な

く，今後の研究が俟たれる。個々の患者の病態，処方後の効果や有害事象を評価し，個別に慎重に対応することが重要である。

文　献

1）Weir MR, Lakkis JI, Jaar B, et al. Use of Renin-Angiotensin System Blockade in Advanced CKD：An NKF-KDOQI Controversies Report. Am J Kidney Dis. 2018；**72**：873-84.

2）van den Belt SM, Heerspink HJL, Kirchner M, et al. Discontinuation of RAAS Inhibition in Children with Advanced CKD. Clin J Am Soc Nephrol. 2020；**15**：625-32.

3）Fu EL, Evans M, Clase CM, et al. Stopping Renin-Angiotensin System Inhibitors in Patients with Advanced CKD and Risk of Adverse Outcomes：A Nationwide Study. J Am Soc Nephrol. 2021；**32**：424-35.

4）Qiao Y, Shin JI, Chen TK, et al. Association Between Renin-Angiotensin System Blockade Discontinuation and All-Cause Mortality Among Persons With Low Estimated Glomerular Filtration Rate. JAMA Intern Med. 2020；**180**：718-26.

5）Clase CM, Carrero JJ, Ellison DH, et al；Conference Participants. Potassium homeostasis and management of dyskalemia in kidney diseases：conclusions from a Kidney Disease：Improving Global Outcomes（KDIGO）Controversies Conference. Kidney Int. 2020；**97**：42-61.

6　カリウム管理

3．透析患者におけるカリウム摂取

菅野　義彦　東京医科大学腎臓内科学分野（東京都新宿区）
Yoshihiko Kanno

＜No.146＞特集「透析患者のカリウム管理を考える」（Vol.31 No.4 2021）

■ はじめに

血液透析におけるカリウム（K）摂取は，患者はともかく医療従事者にとっては不倶戴天の敵のように扱われてきた。それはやはり腎不全による直接の死因の1つがKであり，高K血症によって命を落とす患者が多かったという，われわれの先輩方の無念な思いが語り継がれてきたのだと思われる。透析の効率も低く，わが国で透析が臨床応用された患者の年齢も若かったころは本当に血清K値のコントロールは困難であり，バナナ1本，ジュース1本が生命にかかわるというのは，経験の長い方にとってはついこの間のように思えることであろう。もちろん，現在も高K血症が危険な状態であることに変わりはなく，やはりこれで命を落とす患者もゼロにはなっていないと思われるが，患者が高齢化することでKも高値であることだけを気にする数値ではなくなってきた。

Kにかぎらず透析患者の検査値はさまざまな要素の最終的な結果として捉える必要があるが（**表**），透析前の血清K値は野菜や果物の摂取量の目安として用いられている。そのため血清K高値の患者に対してはこうした食べ物に対する問診を行い，原因が明らかになればその摂取量を減らし，そうでなければK吸着薬を投与するという対応がなされている。実際に血清K値が高い患者は他の摂取量を示す数値も高いことがあり，採血結果が出るたびに食べすぎ飲みすぎを何人もの医療従事者に戒められることになる。こうした患者は1クールに数人おり，体重増加も多いことから透析後半には血圧低下や胸痛などのトラブルが起きて医療従事者にとっては手がかかって印象の強い患者像となることから，医療従事

表. 透析患者の採血データに影響を与える因子

- ・体格
- ・年齢
- ・尿量
- ・ダイアライザの膜面積
- ・透析時間・回数
- ・血流量
- ・K吸着薬の使用
- ・コンプライアンス
- ・食事摂取量
- ・体調・冠婚葬祭

者の間でも「透析患者と食事」といえば食べ過ぎる人に制限をするというイメージが強いのは仕方がないことかもしれない。一方で，血清K低値の場合には極端に低い場合を除いて特にコメントされることもなく，むしろ自己管理のよい患者として褒められることもある。患者自身にとっても毎回の体重増加が多くなければ除水量も少ないため，透析治療自体により身体が受ける負担も少ない。食べ過ぎないことはさまざまな意味でよいことになるのだが，食べ過ぎないことと食べないことは紙一重であることに気づきにくい。

やや古いデータになるが，日本透析医学会の2008年末と2009年末の統計調査を用いて解析した結果では**図**に示す通り，基礎的因子のみによる補正では，透析前血清K値 5.0～6.0mEq/Lを基準として，それより高くても低くても死亡リスクが増大する傾向を認めた[1]。この傾向は栄養関連因子による補正により，4.5mEq/L未満の透析前血清K低値に認められた高い死亡リスクは減少し，5.0mEq/L以上の透析前血清K高値に認められた死亡リスクは逆に増大していた。すなわち，低い透析前血清K値に認められ

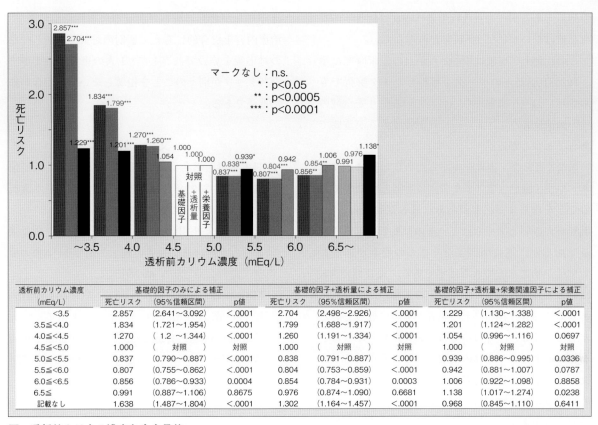

図．透析前カリウム濃度と生命予後

（文献1より引用）

透析前カリウム濃度	基礎的因子のみによる補正			基礎的因子+透析量による補正			基礎的因子+透析量+栄養関連因子による補正		
（mEq/L）	死亡リスク	（95%信頼区間）	p値	死亡リスク	（95%信頼区間）	p値	死亡リスク	（95%信頼区間）	p値
<3.5	2.857	（2.641~3.092）	<.0001	2.704	（2.498~2.926）	<.0001	1.229	（1.130~1.338）	<.0001
3.5≦<4.0	1.834	（1.721~1.954）	<.0001	1.799	（1.688~1.917）	<.0001	1.201	（1.124~1.282）	<.0001
4.0≦<4.5	1.270	（ 1.2~1.344）	<.0001	1.260	（1.191~1.334）	<.0001	1.054	（0.996~1.116）	0.0697
4.5≦<5.0	1.000	（ 対照 ）	対照	1.000	（ 対照 ）	対照	1.000	（ 対照 ）	対照
5.0≦<5.5	0.837	（0.790~0.887）	<.0001	0.838	（0.791~0.887）	<.0001	0.939	（0.886~0.995）	0.0336
5.5≦<6.0	0.807	（0.755~0.862）	<.0001	0.804	（0.753~0.859）	<.0001	0.942	（0.881~1.007）	0.0787
6.0≦<6.5	0.856	（0.786~0.933）	0.0004	0.854	（0.784~0.931）	0.0003	1.006	（0.922~1.098）	0.8858
6.5≦	0.991	（0.887~1.106）	0.8675	0.976	（0.874~1.090）	0.6681	1.138	（1.017~1.274）	0.0238
記載なし	1.638	（1.487~1.804）	<.0001	1.302	（1.164~1.457）	<.0001	0.968	（0.845~1.110）	0.6411

た高い死亡リスクの一部がそれらの患者の不良な栄養状態に，そして高い透析前血清K値に認められた死亡リスクの一部がそれらの患者の良好な栄養状態に関係していたことを示唆している。高い透析前血清K値は突然死の原因となるが，以上の結果からはむしろ低K血症のほうが不十分な食事摂取量など不良な栄養状態を介して，死亡リスクを高くする可能性が考えられた。現在ほど低栄養が注目されていなかった時期のデータであるため，その後さらに高齢化が進んでいることを考えると，この傾向はさらに強まっていると考えられる。実際にこれを支持する報告が国内外から続いている。

大前らは200人を平均3.3年観察した結果を発表しており，この結果でも透析前血清K値が5.0mEq/L以下の低値群が予後不良と関連し，ハザード比（HR）は透析前血清K値4.5mEq/L以下で6.377，透析前血清K値4.5～5.0mEq/Lで2.733であった。著者らは透析前血清K高値が予後良好と関連し，透析前血清K

値を5.0mEq/Lに保つ必要があると述べているが[2]，この研究では低K血症の危険性に視点を置いているため，全国調査の結果でリスクと考えられた透析前血清K値6.0mEq/L以上の高K血症のリスクについては正確に評価・言及されていない。また，透析患者の長期予後ではさまざまな因子が影響するため評価が難しいが，Moromizatoらは沖縄県の透析患者461人を平均7年間追跡した観察研究で低K血症が登録後3年以内の死亡に対する独立したリスクであることを示している[3]。

透析患者の人口構成が異なる海外においてもこの傾向はみられている。2008年から継続している韓国内での前向き研究のデータをLeeらが解析した2017年の報告では，透析前血清K値4.5mEq/L未満であることが年齢や合併症などの補正後でも死亡に対する独立した危険因子となっていた（HR 1.30，95%信頼区間 1.10～1.53）[4]。これは対照全体の35%の腹膜透析患者を含む3,230人の人工透析患者全体で

6 カリウム管理

の結果であるが，血液透析患者に限れば統計学的な有意差はないがUカーブ現象がみられている。

このUカーブ現象はHoppeらが24の臨床研究に示された310,825人のデータを解析したメタ解析でも示されており，以前からいわれている通り安全域の狭い血清K値のコントロールは困難であるが重要であることがわかる[5]。

血清K値をコントロールするためには**表**に示す通り，血清K値がさまざまな要素に影響した結果であることを理解する必要がある。最も変動が大きく，影響が大きいと考えられているのは食事による摂取量であるが，逆にいえばたくさんの要素があることを活かすこともできるはずである。患者側でもKに対する意識は強く，90％以上の患者が制限を有用と考えており，70％以上の患者が実際に行っているとしているが[6]，その中心は血清K値を上げるとされている生野菜や果物の摂取制限と考えられる。これらはわが国の透析患者の大半を占める高齢者の嗜好に合った食べ物であり，これらの禁止により食事摂取全体が進まずに低栄養になってしまう危惧もある。生野菜や果物の摂取により食欲が増すようであれば，管理栄養士によって指導される茹でこぼしや水さらしなどのテクニックを用いたり，果物のなかでもリンゴやイチゴなど1人前あたりのK含有量が少ないものを選ぶなどの工夫をしたうえで摂取を勧めることも考えられる。そして血清K値が高値となるようであれば透析量を増やしたり，生野菜や果物以外で含有量の多いもの（刺身，肉など）を避けたり，K吸着薬を処方したりといったかたちで対応できる可能性がある。生野菜や果物はKも含んでいるが，ビタミン類，食物繊維も含まれているため，血液透析患者共通の悩みでもある便秘にも効果を示し，さらに食欲低下を改善できることも考えられる。

他の栄養素と同様，血液透析＝K摂取制限の原則は守りながらも，個々の測定値の変化や生活環境，治療内容を総合的に考えて個別の対策を検討し，その対応策を施設で共有して，1人の患者にさまざまなスタッフが別々のことを指導しないことがきわめて重要である。

文　献

1）日本透析医学会（編）．図説わが国の慢性透析療法の現況　2009年12月31日現在．東京：日本透析医学会統計調査委員会；2010．p.79.

2）大前清嗣，小川哲也，吉川昌男，他．生命予後からみた維持透析患者の適正血清カリウム値の検討．透析会誌．2013；**46**：915-21.

3）Moromizato T, Kohagura K, Tokuyama K, et al. Predictors of Survival in Chronic Hemodialysis Patients：A 10-Year Longitudinal Follow-Up Analysis. Am J Nephrol. 2021；**52**：108-18.

4）Lee S, Kang E, Yoo KD, et al. Lower serum potassium associated with increased mortality in dialysis patients：A nationwide prospective observational cohort study in Korea. PLoS One. 2017；**12**：e0171842.

5）Hoppe LK, Muhlack DC, Koenig W, et al. Association of Abnormal Serum Potassium Levels with Arrhythmias and Cardiovascular Mortality：a Systematic Review and Meta-Analysis of Observational Studies. Cardiovasc Drugs Ther. 2018；**32**：197-212.

6）全国腎臓病協議会（編）．2016年度血液透析患者実態調査報告書．全国腎臓病協議会，日本透析医会，統計研究会の共同調査．
https://www.zjk.or.jp/material-book/download/06_5aa613509e6f8/upload/20180312-152412-5162.pdf

4．新規高カリウム血症改善薬の有用性と適応

土谷　健　東京女子医科大学血液浄化療法科（東京都新宿区）
Ken Tsuchiya

<No.146> 特集「透析患者のカリウム管理を考える」（Vol.31 No.4 2021）

■ はじめに

　昨今の新型コロナウイルスの感染拡大により，あらためて社会的不安要因のなかでは透析医療が脆弱な医療であることを思い知らされた。透析患者の新型コロナウイルス罹患時の重症化および高い致死率は透析室の感染防御の重要性を際立たせたが，クラスター発生時などでは透析が予定通りに施行できなくなる可能性がある。また，頻発する災害も巨大地震のみでなく，ある程度の災害でも透析が困難となる可能性がある。このことは，透析の最も基本となる体重（溢水）およびカリウム（K）（致死的不整脈）管理の重要性を再認識させるものである。

　Kはその95%が腎から排泄されるため，腎機能障害時，特に透析時ではその蓄積による高K血症は古典的な合併症であった。それが慢性腎臓病（chronic kidney disease：CKD）の認知と理解の普及など保存期からの患者教育も進み，高K血症の理解が広まったこともあり，その管理は安定したものと考えられていた。しかしながら，CKDの治療にレニン・アンジオテンシン・アルドステロン（RAAS）系阻害薬が不可欠であり，さらには患者の高齢化とともに食事指導が制限一辺倒から，予防などの柔軟な考えも普及し，肉類（蛋白質）や野菜・果実（ビタミン補充，アルカリ化）摂取も再考され，その際におけるK管理の在り方があらためて検討されるに至っている。

　一方，K吸着剤は以前より陽イオン交換樹脂製剤が用いられ，そのイオン選択性，剤形などの選択が可能であったが（ポリスルホン酸レジン）[1]，ここに新規高K血症改善薬が登場し，さらに近々にもう1剤の上市が報告予定とされており，それらの特性を解説する。

■ 従来薬から新規薬剤の登場[2]

1．陽イオン交換樹脂製剤[1]

　陽イオン交換樹脂（ポリマー）製剤は腸管内で本剤成分がもつ陽イオン［カルシウム（Ca）イオンやナトリウム（Na）イオン］と腸管内のKイオンが交換され，ポリスチレンスルホン酸ポリマーとしてそのまま糞便中に排泄される。これにより腸管内Kイオンが体外へ排泄され，血液中のK値を下げる効果が期待される。わが国では，陽イオン交換樹脂製剤としてポリスチレンスルホン酸Na(sodium polystyrene sulfonate：SPS)，ポリスチレンスルホン酸Ca(calcium polystyrene sulfonate：CPS)が使用されている。これらの薬剤の飲みやすさを考え，さまざまな形状の工夫が行われてきたが，1970年代から使用されてきたこうした薬剤に加え，45年ぶりの2020年に新たな高K血症改善薬ジルコニウムシクロケイ酸Naが登場し，さらに2022年にもう1剤，パチロマーの上市が予定されており，今後選択肢が広がると思われる。

2．ジルコニウムシクロケイ酸Na

　ジルコニウムシクロケイ酸Naは，結晶内のNaイオンと水素（H）イオンを消化管内のKイオンと選択的に交換し，K排泄を行う。均一な微細孔構造で，微孔開口径は平均約3Åであり，Kイオンの直径（2.98Å）に近いとされている（**図1A**）。ヒト消化管の異なる部位を模倣したいずれの環境においてもK交換能が示されたため，消化管全体にわたってKを捕捉すると考えられ，このことが朝1回の内服で

6　カリウム管理

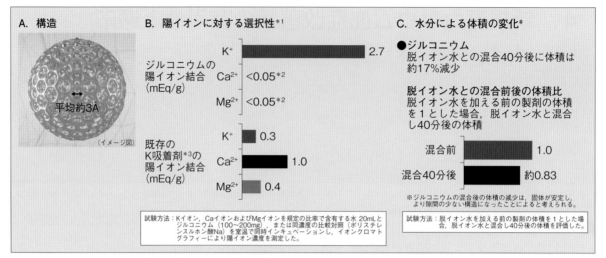

図1．ジルコニウムの作用機序と陽イオンに対する選択性
*1：K⁺：Ca²⁺：Mg²⁺の存在比を1：1：1として検討した。
*2：Ca²⁺およびMg²⁺のイオン交換容量は検出限界以下であった。
*3：ポリスチレンスルホン酸Na

（#：アストラゼネカ社資料，文献4より引用）

効果が期待できる根拠となっている[3]。従来薬よりKイオンに対する選択性が高いとされており，他イオンの低下をきたさないとされる（**図1B**）。本剤は非ポリマー無機陽イオン交換化合物であり，消化管から体内に吸収されないと考えられる。さらにポリマー製剤が水分を吸収し膨化するのに対して，ジルコニウムは体積膨張せず，むしろ縮小するとされている（**図1C**）。これはジルコニウムの固体が隙間の減少した安定した構造になったことによると推定されている[4]。

実際の使用例は臨床試験からの報告[5]で，維持血液透析を週3回施行中で，スクリーニング期間中の最大透析間隔後の血清K値（透析前値）が5.4mmol/L超および1回の最小透析間隔後に5.0mmol/L超で，透析液中K濃度が3.0mmol/L以下の末期腎不全患者196例（うち日本人 56例）を対象とした試験である。ジルコニウム群とプラセボ群で，用量調節期間として非透析日にジルコニウム5g 1日1回を開始用量とし，最大透析間隔後の血清K値（透析前値）が4.0〜5.0mmol/Lを達成・維持するよう1週間に1回増減し，評価期間として4週間投与量を変更せずに継続した（**図2**）。**図2**のようにジルコニウム群で安定した5.0mmol/L以下の血清K値を実現した。

本剤は粉末状の薬剤で，45mLの水に懸濁して内服する。従来のK吸着剤と異なり，1日1回の内服であり，食事摂取との直接的な影響がないことが特徴である。また，内服により比較的急速に血清K値の降下作用がみられることは，高K値時の投与の有効性が期待される。ただし，高K血症の緊急治療薬の効能効果は明記されていない。また，透析患者では非透析日に内服することになっており，従来薬との相違がみられている。薬剤投与による副作用は，浮腫（浮腫，体液貯留，全身性浮腫，末梢性浮腫，末梢腫脹），便秘（各10%未満）などが認められており，重大な副作用として低K血症（11.5%），うっ血性心不全（0.5%）が報告されているので十分注意が必要である。

3．パチロマー

パチロマーは今後上市が予定されている，新しいK吸着剤である。わが国での製品データがないため，現在までの報告論文を中心にまとめるが，従来の臨床試験での報告は本稿末にある文献[6]に示されている。

薬品情報については，ポリマー製剤であり，CaとKとの交換を行う。マグネシウム（Mg）にも吸着作用がある。K濃度が高まる遠位大腸で主要な吸着作用を発揮する。従来のSPSと比較して特徴的な

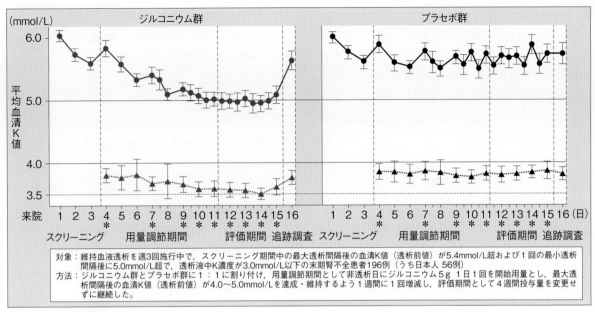

図2. 血清K値の推移

──●──：透析前，……▲……：透析後

平均値±標準偏差　＊：最大透析間隔後の測定

（文献５より引用）

表. パチロマーとジルコニウムの比較

	パチロマー	ジルコニウム
作用機序	Ca-K交換樹脂	Na，H-K交換結晶
対イオン含量	1,600mgCa/8.4g パチロマー	400mgNa/5g ジルコニウム
イオン結合	K，Mg	K
形態	粉末	粉末
初期投与量	8.4g/日	1回10g×3/日 2日間
維持量	8.4～25.2g/日	保存期：5～10g/日　最高用量 15g/日 透析期：5g/日 非透析日　最高用量 15g/日
効果発現	4～7時間	1～6時間
相互作用	他剤とは前後3時間の間隔をあける	Hイオンを吸着して，一過性に胃内pHを上昇させる可能性 関連薬は前後2時間あける
副作用	悪心，下痢，低Mg血症	悪心，下痢，便秘，低K血症，浮腫

（文献２より引用）

点は膨化率が低いこと，結果として水分吸収が低く，浮腫のリスクも低いとされている。また，1gあたり8.5～8.8mEqのK吸着能があり，従来のSPSより高いとされる。これは主に分子量が小さいこと，化学構造の違いによるとされている。副作用については従来薬と同様，胃腸管症状が中心で，悪心，嘔吐，便秘，下痢が報告されている。また，低Mg血症の指摘もある。薬剤間の相互作用については消化管への全般的な分布により他剤との相互作用が推察され，その生物学的利用率の低下が予測されている。薬剤間については投与間隔をずらすことが推奨されている。ジルコニウムとの比較を**表**に示す[2]。

6 カリウム管理

■おわりに

　2020年に新規高K血症改善薬が登場し，さらに2022年新たな薬剤が上市される。ジルコニウムは従来のポリマー製剤と異なり，投与方法は1日1回など注意が必要である。しかしながら，新たに上市される薬剤も含め，高K血症に対応する手段の選択肢が広がったと考えられる。

文　献

1) Wong SWS, Zhang G, Norman P, et al. Polysulfonate Resins in Hyperkalemia : A Systematic Review. Can J Kidney Health Dis. 2020 ; 7 : 2054358120965838.

2) Bridgeman MB, Shah M, Foote E. Potassium-lowering agents for the treatment of nonemergent hyperkalemia : pharmacology, dosing and comparative efficacy. Nephrol Dial Transplant. 2019 ; 34 (Suppl 3) : iii45-50.

3) Packham DK, Rasmussen HS, Lavin PT, et al. Sodium zirconium cyclosilicate in hyperkalemia. N Engl J Med. 2015 ; 372 : 222-31.

4) Stavros F, Yang A, Leon A, et al. Characterization of structure and function of ZS-9, a K+ selective ion trap. PLoS One. 2014 ; 9 : e114686.

5) Fishbane S, Ford M, Fukagawa M, et al. A Phase 3b, Randomized, Double-Blind, Placebo-Controlled Study of Sodium Zirconium Cyclosilicate for Reducing the Incidence of Predialysis Hyperkalemia. J Am Soc Nephrol. 2019 ; 30 : 1723-33.

6) Ali W, Bakris G. Evolution of Patiromer Use : a Review. Curr Cardiol Rep. 2020 ; 22 : 94.

第3章

高齢者における透析医療

1．高齢者の透析導入と留意点
　1．高齢者と非高齢者の透析導入期における相違点
　2．高齢者の透析導入後予後
　3．高齢者CKDステージG5患者の保存的腎臓療法と
　　アドバンス・ケア・プランニング

　Q&A　高齢透析患者の栄養管理　食欲低下が起きるメカニズムを教えて下さい

2．高齢透析患者のサポート
　1．高齢透析患者の身体的問題をどうサポートするか
　2．高齢透析患者の精神面の問題をどうサポートするか
　3．高齢透析患者の社会的な面をどうサポートするか

1 高齢者の透析導入と留意点

1．高齢者と非高齢者の透析導入期における相違点

能瀬　勇馬　北播磨総合医療センター腎臓内科（兵庫県小野市）
Yuma Nose

藤井　秀毅　神戸大学大学院医学研究科腎臓内科（神戸市中央区）
Hideki Fujii

＜No.154＞ 特集「高齢者の透析導入」（Vol.33 No.4 2023）

■ はじめに

　わが国の高齢化率は上昇の一途を辿っており，内閣府が示している「令和5年版高齢社会白書」によると65歳以上人口は2022年10月1日時点で3,624万人であり，総人口における65歳以上人口の割合である高齢化率は29.0%となっている[1]。さらに，75歳以上の人口は1,936万人，総人口における割合は15.5%となっており，今後も高齢化率は増加していくと推測されている。このような状況のなか，日本透析医学会が行った「2021年末の慢性透析患者に関する集計」によると，透析導入患者の平均年齢は71.09歳であり，年々高齢化している[2]。総人口における高齢化率の上昇を鑑みると，透析導入患者も今後高齢化することが予想される。高齢者は非高齢者と比較すると併存疾患や服用している薬剤が多く，日常生活動作（activities of daily living：ADL）も低下していることが多い。このような背景を踏まえて，高齢者に透析を導入する場合に非高齢者と比較しどのような点が具体的に異なっているのかを理解したうえで，それに対してどのようにアプローチしていくべきかを検討する。

■ 高齢者と非高齢者における透析導入時の相違点

1．原疾患，既往歴，血管石灰化や動脈硬化性病変における相違点

　高齢者における透析導入を行う際に，非高齢者と比較し異なっている特性を認識することが重要である。以前われわれは，80歳以上の透析導入患者を超高齢者群として，60歳未満の患者を対照群として背景因子の違いを報告した[3]。超高齢者群では透析導入の原疾患において糖尿病性腎臓病の割合が低かった。糖尿病性腎臓病を原疾患とする患者は腎硬化症や慢性糸球体腎炎を原疾患とする患者よりも若年で透析導入となることがあるため[4]，このような結果となった可能性がある。また，心血管疾患の既往は超高齢者群のほうが多かった（**図1A**）。推算糸球体濾過量（estimated glomerular filtration rate：eGFR）は両群間で同等であったが，血清カルシウム，リン値は超高齢者群のほうが良好であった。一方で，拡張期血圧は対照群よりも超高齢者群で有意に低く，脈圧は高値であり，心臓における僧帽弁および大動脈弁の石灰化は超高齢者群において高度であった（**図1B〜E**）。以上のことから，超高齢者においては動脈硬化性病変が進行していることが考えられる。

2．身体機能，認知機能における相違点

　高齢者においてはフレイルあるいはサルコペニアを有する患者が非高齢者よりも多い。透析導入時において，日常生活における身体機能が低下している患者の割合が50歳代の患者では8.3%であったのに対し，80歳以上の患者では31.9%にものぼったと報告されている[5]。また，透析患者は非透析患者よりも認知症を有する割合が高いことが知られている[6]。透析導入時は患者にとって慣れない環境で新しい医療行為を受けることとなるため，予期せぬ危険行動や抜針が起きる可能性を十分に考慮しておく必要がある。80歳以上の高齢者において，もともと自立して生活していた透析導入患者のうち35%が，透析導入後1年以内に介護あるいは施設などへの入所を要する状況となったという報告がある[7]。認知症の増

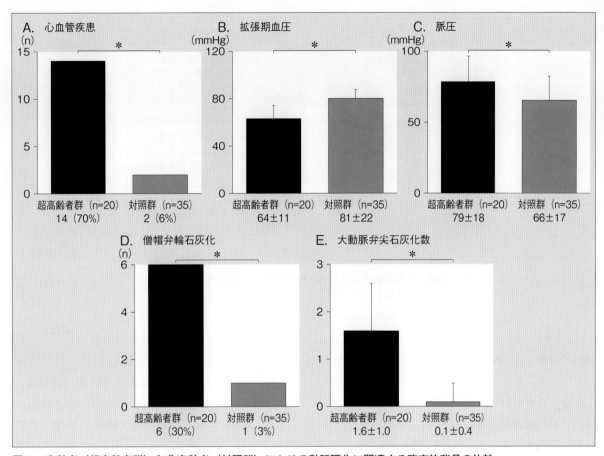

図1．高齢者（超高齢者群）と非高齢者（対照群）における動脈硬化に関連する臨床的背景の比較
mean±SD，＊：p＜0.05

（文献3より筆者作成）

悪やADLの低下がみられる可能性を見越して，患者本人そしてご家族に十分に説明し，準備をしておいてもらう必要がある。

3．透析のモダリティによる相違点

　高齢者において血液透析と腹膜透析（peritoneal dialysis：PD）のいずれを選択するかは，医学的な適応はもちろん，周辺環境などについても注意を要する。前述の通り，透析導入後にはADLが低下することが見込まれるため，患者家族には血液透析導入後の生活を具体的にイメージしてもらい，そのうえで選択していただく必要がある。70歳以上の患者において透析のモダリティを比較したところ，血液透析とPDで生命予後に差はなかったという報告がある[8]。また，60歳以上の患者において，血液透析といわゆるアシストPDの生活の質（quality of life：

QOL）を比較した研究によると，QOLに差はなかった[9]。重要なことは，患者あるいはご家族に十分な情報提供を行ったうえで，医学的適応や患者のQOLなどを考慮しともに選択していくことである。

4．予後における相違点

　本邦において透析開始直後の死亡率を年齢別に検討した研究がある[10]。60歳未満の患者の透析導入12ヵ月後までの死亡率は5.2%であるのに対し，80歳以上の患者では30.2%であった。米国においても類似の研究がなされており，透析導入後1年間の死亡について検討され，多変量解析により死亡率は年齢に関連していることが指摘された[11]。すなわち，高齢者は非高齢者より透析導入早期に死亡する可能性が高いということがわかる。年齢以外の要素で透析導入時の早期死亡に関連するものをみてみると，同

1 高齢者の透析導入と留意点

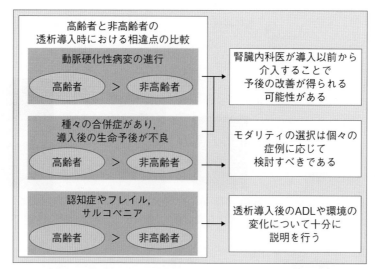

図2．高齢者と非高齢者の透析導入時における相違点の比較と
それに対するアプローチ

(筆者作成)

研究では虚血性心疾患を有していること，腎臓内科医による介入がなされていなかったことなどと関連しているとされた。当科の研究においても，透析導入前に超高齢者を腎臓内科医による介入がなされていたかどうかにより2群に分けて検討したところ，介入がされていた群ではヘモグロビン，血清アルブミン値が有意に高く，血清リン値は低値であった[3]。また，入院期間は有意に短かった。これはすなわち，透析導入早期に死亡することを避けるためには，透析導入前から腎臓内科医が積極的にフォローアップし，介入を検討することが必要であることを示唆しているのではないかと考えられる。

■ おわりに

高齢者と非高齢者の透析導入時における相違点の比較について述べた（図2）。高齢者は透析導入時に進行した動脈硬化性病変を有しており，導入後の早期死亡率が非高齢者と比較し高い。これらのリスクを低減するためには，腎臓内科医があらかじめ介入する必要がある。また，高齢者においては認知機能やQOLの面も考慮しながら，患者それぞれに応じた全人的なアプローチを行っていく必要性が非高齢者よりも高いと考えられる。

文　献

1）内閣府．令和5年版高齢社会白書（全体版）．https://www8.cao.go.jp/kourei/whitepaper/w-2023/zenbun/05pdf_index.html（閲覧：2023-10-15）

2）日本透析医学会．わが国の慢性透析療法の現況（2021年12月31日現在）．https://docs.jsdt.or.jp/overview/index.html（閲覧：2023-8-24）

3）Fujii H, Nakai K, Goto S, et al. Clinical characteristics of very elderly patients at hemodialysis initiation. Intern Med. 2015；**54**：579-83.

4）日本透析医学会．2015年末の慢性透析患者に関する基礎集計．https://docs.jsdt.or.jp/overview/index2016.html（閲覧：2023-8-24）

5）Shah S, Leonard AC, Thakar CV. Functional status, pre-dialysis health and clinical outcomes among elderly dialysis patients. BMC Nephrol. 2018；**19**：100.

6）Kuo YT, Li CY, Sung JM, et al. Risk of dementia in patients with end-stage renal disease under maintenance dialysis-a nationwide population-based study with consideration of competing risk of mortality. Alzheimers Res Ther. 2019；**11**：31.

7）Jassal SV, Chiu E, Hladunewich M. Loss of independence in patients starting dialysis at 80 years of age or older. N Engl J Med. 2009；**361**：1612-3.

8）Lamping DL, Constantinovici N, Roderick P, et al. Clinical outcomes, quality of life, and costs in the North Thames Dialysis Study of elderly people on dialysis：a prospective cohort study. Lancet. 2000；**356**：1543-50.

9）Iyasere OU, Brown EA, Johansson L, et al. Quality of Life and Physical Function in Older Patients on Dialysis：A Comparison of Assisted

Peritoneal Dialysis with Hemodialysis. Clin J Am Soc Nephrol. 2016；**11**：423-30.

10）Yazawa M, Kido R, Ohira S, et al. Early Mortality Was Highly and Strongly Associated with Functional Status in Incident Japanese Hemodialysis Patients：A Cohort Study of the Large National Dialysis Registry. PLoS One. 2016；**11**：e0156951.

11）Foley RN, Chen SC, Solid CA, et al. Early mortality in patients starting dialysis appears to go unregistered. Kidney Int. 2014；**86**：392-8.

2．高齢者の透析導入後予後

稲熊　大城　藤田医科大学ばんたね病院医学部内科学講座（名古屋市中川区）
Daijo Inaguma

＜No.154＞特集「高齢者の透析導入」（Vol.33 No.4 2023）

■ はじめに

　「わが国の慢性透析療法の現況（2022年12月31日現在）」によると，2022年に透析導入された患者数は39,683人であり，平均年齢は71.42歳（男性：70.76歳，女性：72.92歳），5歳ごとでの分布では，年齢層のピークは男性が70～74歳，女性は80～84歳と報告されている[1]。透析導入患者の平均年齢は，2010年と比較すると約3歳高くなっている。約30年前の1990年と比較すると，なんと約13歳も高くなっており，急速に高齢化が進行している。このような状況において，高齢者の透析導入に関わるさまざまな問題点が浮き彫りとなってきた。本稿では，高齢者の透析患者の特徴，予後ならびに課題につき概説する。

■ 高齢透析導入患者の特徴

　慢性腎臓病（chronic kidney disease：CKD）は

心血管病（cardiovascular disease：CVD）の独立した危険因子である。この背景にはCKDに至る原疾患が，生活習慣病である糖尿病性腎症ならびに腎硬化症の占める割合が大きいことが関連している。糖尿病，高血圧ならびに脂質代謝異常症は冠動脈疾患や脳卒中などのCVDを発症させ，さらに後遺症である慢性心不全や機能障害をしばしば引き起こす。腎も大きな影響を受ける臓器であり，進行性腎障害をきたし，最終的に透析あるいは腎移植を必要とする末期腎不全に至る。高齢透析導入患者においては，すでに何らかのCVDに罹患している場合が少なくなく，以前われわれが実施したコホート研究（Aichi Cohort Study of Prognosis in Patients Newly Initiated into Dialysis：AICOPP）では，透析導入前に冠動脈疾患の既往のある患者は，既往のない患者と比較して有意に平均年齢が高いことが示された（72.7歳 vs. 66.4歳）[2]。また，脳卒中についても同様

1 高齢者の透析導入と留意点

であった（72.4歳 vs. 66.9歳）[3]。最近, 透析を含む
CKD患者において, 大動脈弁狭窄症が注目されて
いる。スウェーデンのナショナルデータによると,
2005〜2018年に透析導入された14,550人の患者のう
ち, 3.4％に大動脈弁狭窄症を認め, さらに導入後
のフォロー中（観察期間の中央値 2.7年）, 新たに
595人が大動脈弁狭窄症を発症したと報告している
（16.3/1,000人年）[4]。また, 大動脈弁狭窄症の新規発
症には年齢が深く関与していた。透析導入年齢が高
くなるほど導入時のCVD合併が多く, また導入後も
CVD再発ならびに新規発症が多くなる可能性が高
く, 生命予後にも大きく影響すると思われる。

　悪性腫瘍の罹患は高齢になるほど高率となり, 生
命予後に大きく関わってくる。わが国の透析患者
における悪性腫瘍罹患率は, 70〜74歳 6.6％, 75〜
79歳 7.8％, 80〜84歳 8.1％, 85〜89歳 8.3％となり,
年齢に伴い増加を示している[5]。悪性腫瘍に対する
各種治療の進歩により, 予後の改善が認められるこ
とから, 担がん状態であっても透析導入されるケー
スが増加すると見込まれる。

　認知機能も年齢とともに低下し, すでに透析導入
前の保存期CKDの段階で認知症をきたしているこ
とも少なくない。米国退役軍人を対象としたコホー
ト研究によると, 2007〜2011年の4年間に透析導入
された45,076人の患者のうち約3％にあたる1,336人
において, 導入前から認知症が認められたと報告さ
れている。しかも, 透析導入期に認知症を認める場
合は生命予後も不良であることが示されている[6]。

■ 高齢透析導入患者の予後

　透析患者は特に高齢者において, 決して生命予後
はよいとはいえない。厚生労働省の「平成23年簡易
生命表の概況」によると, わが国の平均余命は2011
年時点において, 70歳男性 14.93年, 70歳女性 19.31
年, 80歳男性 8.39年, 80歳女性 11.36年であった[7]。
一方, 透析患者における2020年の平均余命は, 70歳
男性 7.9年, 70歳女性 9.3年, 80歳男性 4.8年, 80歳
女性 5.6年とおよそ2分の1であった[5]。透析導入前
の各種臨床パラメータが透析導入後の予後を予測す
るモデルに関する報告が最近増加してきた[8][9]。わ
れわれも以前, スコアリングシステムを作成したが,

年齢の影響は非常に重要な予後関連因子であった。

　これまで数多くの透析患者を対象とした観察研究
において, 年齢が生命予後と関連していることが示
されてきた。ポルトガルからの報告では, 65歳以上
での透析導入患者における6ヵ月死亡率は14％であ
り, 75歳以上の導入では75歳未満に比べ有意にリス
クが高いと報告されている（オッズ比 2.48）[10]。米
国MedicareならびにMedicaidのデータにおける約
70,000例の新規透析患者データによると, 3ヵ月死
亡率のオッズ比は70歳未満患者と比較し, 70〜74歳,
75〜79歳, 80〜84歳, 85〜89歳ならびに90歳以上の
患者はそれぞれ, 1.27, 1.49, 1.74, 2.09ならびに2.84
であった[8]。これらの報告から, 高齢透析導入患者
では透析導入後の短期予後が不良であることがうか
がえ, Conservative Kidney Management（CKM）を
検討するうえでも, 重要な情報である。

　AICOPPでは透析導入時の日常生活動作
（activities of daily living：ADL）と予後について調
査した。ADLはBarthel Index（BI）を用いて評価し,
BI 100, BI 75以上100未満ならびにBI 75未満の平均
年齢はそれぞれ, 65.1歳, 70.8歳ならびに75.2歳であっ
た。年代別の累積生存率を図に示す。どの年代にお
いてもADLの低下は大きく生命予後と関連があり,
特に80歳以上のADLの低下した患者はきわめて生
命予後が不良であることが示された（図）[11]。

　高齢者は腹膜透析より血液透析を選択される割合
が高いが, 腹膜透析は在宅治療でバスキュラーアク
セスが不要であり, またより緩徐な腎代替療法であ
る点で高齢者に適した治療といえる。高齢透析患者
における透析療法の違いと生命予後については, 観
察研究の結果がすべてであり, 一定の見解がない。
そのため, shared decision making（SDM）を用いて
総合的な判断での選択が望まれる。

■ 高齢透析導入患者における
　予後改善のポイント

　高齢透析導入患者の予後に関わる要因として,
CVD合併, 栄養状態, 貧血, 骨ミネラル代謝異常,
骨折, 透析-アクセス, ADLならびに認知機能など
が挙げられる。これらの個々の病態は透析導入前後
に顕著となることが多いものの, 突如として出現す

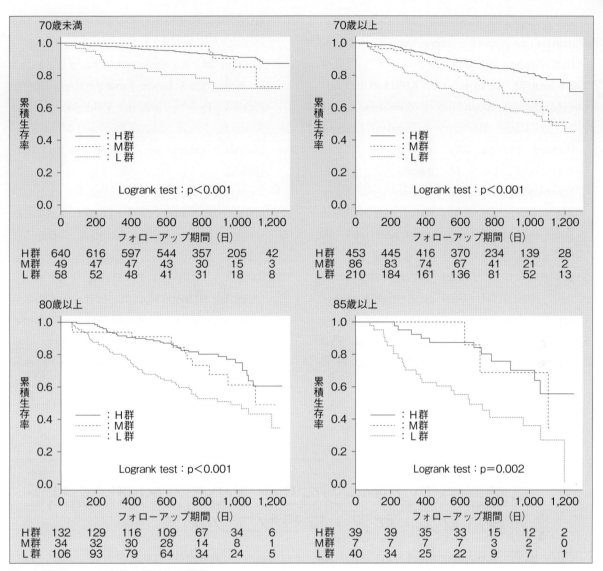

図. 年齢別BIスコアと生命予後との関連
透析導入時のADLをBIで評価。スコアにより3群に分類〔H（high）群：BI 100, M（middle）群：BI 75以上100未満, L（low）群：BI 75未満〕。

（文献11より改変引用）

るわけではない。したがって，保存期CKDにおける管理が重要であり，スムーズな透析への移行が維持透析期における予後と関連する。数多くのCKD患者の診療に関してかかりつけ医と腎専門医との良好な連携は不可欠であり，腎専門医への早期紹介によるかかりつけ医との役割分担は今後ますます地域での推進が求められる。また，スムーズな移行を可能にするためには前記のさまざまな病態に対する治療の徹底に加え，SDMの手法を用いた腎代替療法選択を実践し，十分な理解のうえに適切な時期に透

析アクセスを作製し，さらに導入時期を決定することが必須である。

文　献

1）日本透析医学会．わが国の慢性透析療法の現況（2022年12月31日現在）．https://docs.jsdt.or.jp/overview/index.html（閲覧：2024-2-1）

2）Inaguma D, Koide S, Takahashi K, et al. Relationship between history of coronary heart disease at dialysis initiation and onset of events

1　**高齢者の透析導入と留意点**

associated with heart disease：a propensity-matched analysis of a prospective cohort study. BMC Nephrol. 2017；**18**：79.

3）Kojima M, Inaguma D, Koide S, et al. Relationship between History of Ischemic Stroke and All-Cause Mortality in Incident Dialysis Patients. Nephron. 2019；**143**：43-53.

4）Vavilis G, Bäck M, Bárány P, et al. Epidemiology of Aortic Stenosis/Aortic Valve Replacement（from the Nationwide Swedish Renal Registry）. Am J Cardiol. 2022；**163**：58-64.

5）日本透析医学会. わが国の慢性透析療法の現況（2021年12月31日現在）https://docs.jsdt.or.jp/overview/index2022.html（閲覧：2024-2-1）

6）Molnar MZ, Sumida K, Gaipov A, et al. Pre-ESRD Dementia and Post-ESRD Mortality in a Large Cohort of Incident Dialysis Patients. Dement Geriatr Cogn Disord. 2017；**43**：281-93.

7）厚生労働省. 平成23年簡易生命表の概況.

https://www.mhlw.go.jp/toukei/saikin/hw/life/life10/（閲覧：2024-2-1）

8）Thamer M, Kaufman JS, Zhang Y, et al. Predicting Early Death Among Elderly Dialysis Patients：Development and Validation of a Risk Score to Assist Shared Decision Making for Dialysis Initiation. Am J Kidney Dis. 2015；**66**：1024-32.

9）Rankin S, Han L, Scherzer R, et al. A Machine Learning Model for Predicting Mortality within 90 Days of Dialysis Initiation. Kidney360. 2022；**3**：1556-65.

10）Santos J, Oliveira P, Malheiro J, et al. Predicting 6-Month Mortality in Incident Elderly Dialysis Patients：A Simple Prognostic Score. Kidney Blood Press Res. 2020；**45**：38-50.

11）Inaguma D, Tanaka A, Shinjo H. Physical function at the time of dialysis initiation is associated with subsequent mortality. Clin Exp Nephrol. 2017；**21**：425-35.

3．高齢者CKDステージG５患者の保存的腎臓療法とアドバンス・ケア・プランニング

守山　敏樹　大阪大学キャンパスライフ健康支援・相談センター（大阪府豊中市）
Toshiki Moriyama

＜No.154＞特集「高齢者の透析導入」（Vol.33 No.4 2023）

■ はじめに

わが国の透析導入患者は年々高齢化しており，透析導入が患者にとって益をもたらさないケースも時に経験される。近年，そのような場合の選択肢として，透析非導入という保存的腎臓療法（conservative kidney management：CKM）の重要性が注目されている。その実践には，患者，家族のCKMという選択についての適切な理解とその選択についての瑕疵のない意思表示が求められる。そのための有力なプロセスとしてアドバンス・ケア・プランニング（advance care planning：ACP）があり，その前提として適切なインフォームド・コンセント（informed consent：IC）と共同意思決定（shared decision making：SDM）が欠かせない。本稿ではCKM実践に求められるこれらの手順について，入口となる紹介をできればと思う。

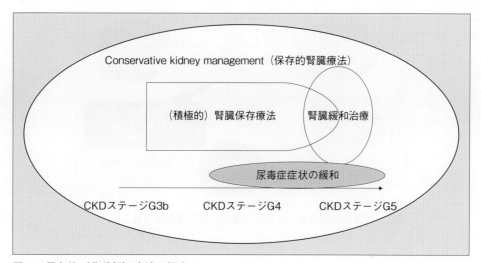

図1．保存的（非透析）療法の概念
この図では，KDIGOの定義にあるCKDステージG5に限らず，より早期からの連続性をもつ治療として示してある。

（筆者作成）

■ CKMは人生の最終段階に末期腎不全に至った際の治療選択肢の1つである

日本の慢性維持血液透析は高齢者医療の側面が強く，透析療法による益［生命予後改善，患者中心予後（patient-centered outcome）の改善など］が多いとはいえない患者群が存在する。高齢，合併症，活動性の低下などがその患者群の特徴である。これらの背景を有する慢性腎臓病（chronic kidney disease：CKD）患者に対して，非透析の保存的療法が実行可能でかつ発展の余地がある治療法の1つであるという認識が高まっている。

CKMはCKDステージG5の患者に対する計画的で包括的な患者中心のケアであり，腎臓病の進行を遅らせ，合併症を最小限に抑えるための介入を含むが，主に症状管理と心理的，社会的，文化的，精神的サポートに焦点をあてており，透析療法は含まないとされる[1]。**図1**ではCKMの概念を国際的腎臓病ガイドライン機構（Kidney Disease Improving Global Outcomes：KDIGO）の定義にあるCKDステージG5に限らず，より早期からの連続性をもつ治療として示す。

CKMは腎代替療法（renal replacement therapy：RRT）と対をなすものとして，透析非導入という選択のもと実施される療法全体を包含する幅広い概念といえる。

■ 透析などのRRTが人生の最終段階の末期腎不全の当然の選択肢ではない

進行性腎臓病を有する高齢者の治療法選択は，非高齢者と比較してその後の生活・予後などへの影響が大きい。しばしば高齢患者にとって，透析療法は透析を実施しない保存的な管理と比較して生存への利益は限定的であり，高頻度に生活の質を低下させ，人生の終末期のケアをより濃厚なものへとする傾向がある。2016年のシステマティックレビューでは，透析を受けている高齢患者（＞75歳）の年間生存率は73.0％であると示された[2]。また，保存的管理ではなく透析を選択した80歳以上の患者において，生存に関する益がないことが示されている[3]。しかし，日本そして米国でも多くの腎臓専門医は進行性腎臓病の高齢患者の治療選択肢としてCKMを提示していない。したがって，透析の開始が「選択肢の1つ」であると認識する患者はほとんどいない。透析開始に関する決定は各患者の目標，併存疾患および基礎となる機能状態を念頭に置いて，個別に行われることが医療の本来の姿であろう。進行したCKD患者に対するCKMは心不全や心血管疾患などの併存疾患を有する多くの高齢のフレイル患者には益となる可能性があることがもう少し認識される必要がある。

1　高齢者の透析導入と留意点

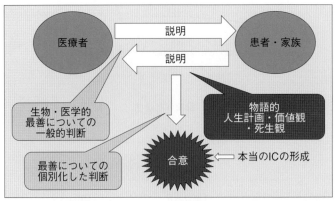

図2．「情報共有合意モデル」に基づく意思決定プロセス
（文献8より引用）

■ 人生の最終段階における医療の選択には丁寧な意思決定が欠かせない

1．ACPの必要性[4]

　長寿社会の日本において，一人ひとりの高齢者が最期まで本人らしく生きることができるよう支援し，その目的に資するよう医療・ケアを提供することの重要性はますます高まっているなか，医療・ケアチームによる適切な意思決定支援の重要性が増している。人生の最終段階に至るまで，個人を尊重しつつ医療・ケアの意思決定を支援するプロセスとして，ACPが注目されるようになった。ACPは「将来の医療・ケアについて，本人を人として尊重した意思決定の実現を支援するプロセス」である。ACPの主体は医療・ケアを受けるすべての人であり，ACP開始の時期としては，高齢者CKDステージG5患者は，将来RRTの蓋然性が高まることを考慮するなら，CKDステージG5に至るか，またはその前段階でも認知機能，自己決定能力が保たれている時期に通院中の医療機関においてACPを開始することが望ましい。ACPの実践者は本人，家族ら，そして本人に関わる多職種の医療・ケア従事者である。医療・ケア従事者は本人および家族や代弁者らとのSDM，すなわち，十分なコミュニケーションを通し，関係者皆が納得できる合意形成とそれに基づく選択と意思決定が必要である。

2．IC取得はCKM実践において必須である[5]

　ICは治療前に医療関係者が患者に対して予定す
る治療法を説明しその承諾を得てはじめて治療できること，すなわち，「患者が十分に説明されたうえで治療に承諾すること」と解されている。ICと医師の説明義務という似た概念があり，補足的に両者を比較して述べる。両者はともに患者の自律尊重原則，自己決定権を具体化するための重要な手段であり，日本でほぼ同義に用いられることが多いが，厳密には異なる概念である。形式面からの違いがわかりやすい。ICの主体は同意者，すなわち患者であるのに対して，説明義務の主体は医師である。前者は説明に基づく患者の理解，そして説明内容の受諾までを含む全過程を指し，後者は医療者に課された「説明義務」を明示したものといえる。

3．SDM

　前記ICと混同されやすいのがSDMである。SDMとは医療者と患者が協働して，患者にとって最善の医療上の決定を下すに至るコミュニケーションのプロセスであり，医学的情報と患者の価値観，選好に基づいて決定される。法的，倫理学的な定義では，ICとは特定の医療介入や研究参加を患者が承認し，実施する権限を委任するという自律的な「行為（acts）」を意味する。この「行為」としてのICは患者の権利である[6]。一方，SDMの実践によって患者が家族や臨床医の協力のもと疾患や状態を理解し，情報に基づいた決定を下す前に治療の利点，リスク，制限，代替案，不確実性を理解すると，意思決定プロセスの共有が円滑に行える[7]。ACP推進，

IC取得において，SDMは理想的な実践方法であるといえる。このコンセプトに沿った対話を通じて，最適な意思決定が促進され，患者の価値観と選好を聞き取ることができる（**図2**）[8]。

■ おわりに

RRTが必要となる可能性が高い高齢者CKDステージG5患者が人生の最終段階を迎えるにあたって，透析非導入を軸としたCKMという選択肢も治療法の１つであることが認識されるようになった。しかし，その実践にあたってはいくつもの障壁があり，それがCKMの広がりの妨げとなっている。本稿ではCKM選択などを含む，高齢者CKDステージG5患者の人生の最終段階での医療とケアの方向性決定にあたって重要であるACP，その意思決定に必要なICとSDMについて紹介した。今後の高齢者CKDステージG5患者の医療・ケア実践の一助となることを願っている。

文　献

1）Davison SN, Levin A, Moss AH, et al；Kidney Disease：Improving Global Outcomes. Executive summary of the KDIGO Controversies Conference on Supportive Care in Chronic Kidney Disease：developing a roadmap to improving quality care. Kidney Int. 2015；**88**：447-59.

2）Foote C, Kotwal S, Gallagher M, et al. Survival outcomes of supportive care versus dialysis therapies for elderly patients with end-stage kidney disease：A systematic review and meta-analysis. Nephrology（Carlton）. 2016；**21**：241-53.

3）Verberne WR, Geers AB, Jellema WT, et al. Comparative Survival among Older Adults with Advanced Kidney Disease Managed Conservatively Versus with Dialysis. Clin J Am Soc Nephrol. 2016；**11**：633-40.

4）日本老年医学会．ACP推進に関する提言. https://www.jpn-geriat-soc.or.jp/proposal/acp.html（閲覧：2023-9-7）

5）Brennan F, Stewart C, Burgess H, et al. Time to Improve Informed Consent for Dialysis：An International Perspective. Clin J Am Soc Nephrol. 2017；**12**：1001-9.

6）Beauchamp TL, Chlidress JF. The definition and elements of informed consent. In Principles of Biomedical Ethics. Eighth Edition. Oxford：Oxford Univ Press；2019. p.119-23.

7）Sheridan SL, Harris RP, Woolf SH；Shared Decision-Making Workgroup of the U.S. Preventive Services Task Force. Shared decision making about screening and chemoprevention. a suggested approach from the U.S. Preventive Services Task Force. Am J Prev Med. 2004；**26**：56-66.

8）清水哲郎，会田薫子，田代志門（編）．臨床倫理の考え方と実践：医療・ケアチームのための事例検討法．東京：東京大学出版会；2022.

　高齢者の透析導入と留意点

Q&A　高齢透析患者の栄養管理　食欲低下が起きるメカニズムを教えて下さい

鳥羽　宏司[1)]　　細島　康宏[2)]　　蒲澤　秀門[2)]　　田中　　舞[2)]
Koji Toba　　　*Michihiro Hosojima*　　　*Hideyuki Kabasawa*　　　*Mai Tanaka*

新潟市民病院栄養管理科（新潟市中央区）[1)]
新潟大学大学院医歯学総合研究科腎研究センター病態栄養学講座（新潟市中央区）[2)]

<No.154> 特集「高齢者の透析導入」（Vol.33 No.4 2023）

■ はじめに

　食欲低下は透析患者を含む慢性腎臓病（chronic kidney disease：CKD）患者で合併しやすく，長期に及ぶ栄養障害や日常生活動作，生活の質に影響を与え，生命予後に関連することが知られている[1)]。CKD患者の食欲低下には，①interleukin（IL)-1，tumor necrosis factor（TNF)-α など炎症性サイトカインの上昇やこれによる分岐鎖アミノ酸（branched chain amino acids：BCAA)，トリプトファンをはじめとするアミノ酸パターンの変化，②レプチン，neuropeptide Y（NPY)，コレシストキニン（cholecystokinin：CCK)，グレリンなど食欲に関連するホルモンの変化，③尿毒症物質の蓄積，④味覚異常などが関連している可能性が報告されている[2)]が，これらが複雑に関連し合うことで，栄養状態の増悪に大きな影響を与えていると考えられる。その他にも，薬剤の副作用，食事制限，歯周病を含む歯科的な問題，さらには経済的・社会的な問題など，さまざまな要因が影響していると考えられている。本稿では，透析患者を含むCKD患者において食欲低下が起きるメカニズムと対策についてまとめてみたい。

■ ■ ■

■ 食欲低下が起きるメカニズムとその対策

1．炎症性サイトカインとアミノ酸組成の変化

　透析患者では健常者と比較して，IL-1，TNF-α などの炎症性サイトカインの血中濃度が上昇する。これらは体内のアミノ酸組成を変化させ，BCAA濃度の低下とトリプトファン濃度の上昇を引き起こすが，これに伴い血液脳関門におけるトリプトファン輸送が増加すると，食欲低下作用のあるホルモンであるセロトニンの脳内での合成が亢進され，食欲低下が促進されるという仮説が提唱されている（Tryptophan/serotonin disorder仮説）（**図**)[2)]。このような食欲刺激反応の低下は炎症性サイトカインの他にも後述するCCKやレプチン，さらにはカテコラミンやインスリンといった複数の因子が複雑に関係し合うことによって引き起こされると考えられている。この対策として，透析量の増加やon-line血液透析濾過（hemodiafiltration：HDF）など透析方法の変更による効果も期待されている。最近，high-flux膜を用いた血液透析（hemodialysis：HD）患者との比較において，on-line HDF患者における炎症の低減およびたんぱく質摂取量の増加が報告された[3)]。本邦からも置換液量増加により食欲が増加傾向であったことが報告されているが[4)]，今後のより詳細な検討を期待したい。

2．ホルモンの変化

　食欲のコントロールに関しては，レプチン，NPY，CCK，グレリンといった複数のホルモンの活性が刺激および，抑制される複雑な生理学的システムから成り立っている。レプチンは脂肪細胞から分泌され，視床下部に作用し，強力な食欲亢進作用のあるホルモンであるNPYを減少させる働きがあるが，CKD患者ではこのレプチンの血中濃度が上昇することが明らかとなっている。一方で，HD患者においては食欲低下との相関はみられなかったとの報告もある[5)]。これに対しては研究デザインが限定的であり，その他の慢性疾患の影響を除外できていないことや，セロトニンをはじめ，食欲と複雑に

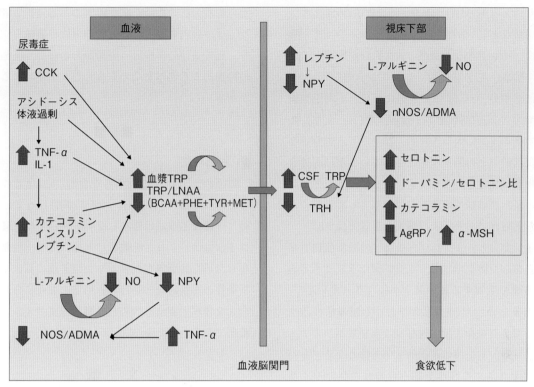

図. Tryptophan/serotonin disorder仮説
TRP：トリプトファン，LNAA：大分子中性アミノ酸，PHE：フェニルアラニン，TYR：チロシン，MET：メチオニン，NO：一酸化窒素，NOS：一酸化窒素合成酵素，ADMA：非対称性ジメチルアルギニン，nNOS：神経型一酸化窒素合成酵素，CSF：脳脊髄液，TRH：トリプトファンヒドロキシラーゼ，AgRP：アグーチ関連ペプチド，α-MSH：αメラニン細胞刺激ホルモン

（文献2より改変引用）

関連し合っているその他のさまざまなホルモンや炎症性サイトカイン，アミノ酸などによる影響を加味できていないとする考え方もあり，その詳細は明らかとなっていない。CCKは主に脂質やたんぱく質の摂取によって上部小腸より分泌される消化管ホルモンであるが，視床下部に作用してセロトニンの脳内での合成を亢進し，強力な食欲抑制作用を有することが明らかとなっている。腹膜透析患者を対象とした報告では，その対象患者においてCCKの高値がみられたが，食欲低下との関連はみられなかったとされている[6]。これには，腹膜からのグルコース吸収がCCKのフィードバック機構に影響を及ぼした可能性が示唆されており，今後，HDやHDF患者を対象とした研究に期待したい。グレリンは胃の壁細胞から分泌され，NPYを刺激することで食欲を亢進させるのみならず，エネルギー消費量を抑制する作用がある。意外にも，透析患者ではこのグレリンの血中濃度が高いことが知られている。しかし，末期腎不全患者では健常者と比較してグレリン分泌の日内変動がなく常に高値が続いており，グレリン抵抗性が生じているということや非活性型のデスアシルグレリンのみが上昇しており，活性型のアシルグレリンの血中濃度には差を認めないという報告もある[7]。グレリン様作用薬であるアナモレリン塩酸塩は複数のがん悪液質に対して食欲改善効果や筋肉量増加作用が報告されている[8]が，本邦における適応は非小細胞肺がん，胃がん，膵がん，大腸がんにおけるがん悪液質に限定されている。今後のより詳細な検討により，透析患者の栄養障害に対する適応拡大にも期待したい。

3．尿毒症物質
　尿毒症物質はこれまでに約150種類が同定されており，それらは①水溶性低分子［非対称性ジメチル

1　高齢者の透析導入と留意点

アルギニン（ADMA），トリメチルアミン-N-オキシド，尿酸など］，②血清蛋白結合型低分子（終末糖化産物，インドキシル硫酸，*p*-クレジル硫酸，インドール酢酸，キヌレン酸，フェニル酢酸など），ならびに③中分子［β_2-ミクログロブリン，副甲状腺ホルモン（parathyroid hormone：PTH）など］の３つのグループに大別される。なかでも，中分子物質は食欲低下との関連が想定されているが，明確な毒性物質は特定されていない[9]。このような尿毒症物質の産生には腸内細菌叢が供給源として重要であると考えられており，末期腎不全患者ではウレアーゼやインドール，*p*-クレゾールなどの尿毒症物質産生酵素をもつ菌が増加し，炎症制御に重要である短鎖脂肪酸を生成する菌の減少が報告されている[10]。腸内細菌を介したCKD患者における尿毒症の治療法として，有益な生菌の投与によるプロバイオティクス，特定の有益菌の選択的な栄養源となるプレバイオティクス，これらを組み合わせたシンバイオティクス，高食物繊維食による食事療法などが挙げられるが，実際にCKD患者に対してシンバイオティクスが血清*p*-クレジル硫酸を減少させた報告もみられるため，今後この分野の研究の進展に期待ができると考えられる[11]。

4．味覚障害

透析患者では味覚異常を伴うことが多い。1,745名の透析患者を対象とした米国の検討によると，34.6%で味覚異常の自覚があり，血清アルブミンや上腕筋周囲長をはじめとするさまざまな栄養指標の悪化との関連がみられた[12]。本邦のHD患者でも，甘味，塩味，酸味，苦味，うま味の５基本味のいずれにおいても味覚閾値が健常人より高く，味覚感度の低下が報告されている[13]。血清亜鉛値の低下は味覚異常との関係が知られているが，透析患者におけるその関連は不明であるものの亜鉛の投与によってHD患者におけるたんぱく質摂取量が増えたという報告がある[14]。また，アンジオテンシン変換酵素阻害薬，アンジオテンシンⅡ受容体拮抗薬，カルシウム拮抗薬，アロプリノールなどの薬剤も添付文書上では味覚異常を引き起こす可能性があり，抗不安薬や睡眠薬，リン吸着薬による薬剤性の食欲低下も考

えられる。このため，味覚障害のある透析患者に対しては，管理栄養士による調理方法や調味方法の紹介，透析条件の再検討，亜鉛製剤の検討，薬剤師との協働による使用薬剤の見直しなどを検討する必要がある。

■■■

■ おわりに

以上のように，透析患者を含むCKD患者の食欲不振にはさまざまなメカニズムが関わっているため，一律な治療法は存在しない。現状では患者とのコミュニケーションを綿密にとることで，制限の緩和も含めた食事内容の検討や使用薬剤の見直し，透析条件の再検討などを行い，患者の変化に合わせた介入を管理栄養士も含めた多職種で実践することが重要であると考える。

文　献

1）Oliveira CM, Kubrusly M, Lima AT, et al. Correlation between nutritional markers and appetite self-assessments in hemodialysis patients. J Ren Nutr. 2015；**25**：301-7.

2）Aguilera A, Codoceo R, Bajo MA, et al. Eating behavior disorders in uremia：a question of balance in appetite regulation. Semin Dial. 2004；**17**：44-52.

3）Molina P, Vizcaíno B, Molina MD, et al. The effect of high-volume online haemodiafiltration on nutritional status and body composition：the ProtEin Stores prEservaTion（PESET）study. Nephrol Dial Transplant. 2018；**33**：1223-35.

4）朝日大樹，長友まどか，中島成仁，他．前希釈オンラインHDFにおける置換液量増加での臨床効果：愁訴の検討．日血浄化技会誌. 2016；**24**：286-8.

5）Bossola M, Muscaritoli M, Valenza V, et al. Anorexia and serum leptin levels in hemodialysis patients. Nephron Clin Pract. 2004；**97**：c76-82.

6）Aguilera A, Codoceo R, Selgas R, et al. Anorexigen（TNF-alpha, cholecystokinin） and orexigen (neuropeptide Y) plasma levels in peritoneal dialysis (PD) patients : their relationship with nutritional parameters. Nephrol Dial Transplant. 1998 ; **13** : 1476-83.

7) Bossola M, Scribano D, Colacicco L, et al. Anorexia and plasma levels of free tryptophan, branched chain amino acids, and ghrelin in hemodialysis patients. J Ren Nutr. 2009 ; **19** : 248-55.

8) Katakami N, Uchino J, Yokoyama T, et al. Anamorelin (ONO-7643) for the treatment of patients with non-small cell lung cancer and cachexia : results from a randomized, double-blind, placebo-controlled, multicenter study of Japanese patients (ONO-7643-04). Cancer. 2018 ; **124** : 606-16.

9) 鳥羽宏司, 細島康宏, 蒲澤秀門. たんぱく質代謝の評価. 臨透析. 2023 ; **39** : 369-74.

10) Wong J, Piceno YM, DeSantis TZ, et al. Expansion of urease- and uricase-containing,

indole- and p-cresol-forming and contraction of short-chain fatty acid-producing intestinal microbiota in ESRD. Am J Nephrol. 2014 ; **39** : 230-7.

11) Rossi M, Johnson DW, Morrison M, et al. Synbiotics Easing Renal Failure by Improving Gut Microbiology (SYNERGY) : A Randomized Trial. Clin J Am Soc Nephrol. 2016 ; **11** : 223-31.

12) Lynch KE, Lynch R, Curhan GC, et al. Altered taste perception and nutritional status among hemodialysis patients. J Ren Nutr. 2013 ; **23** : 288-95.e1.

13) 堀尾強, 森本真理, 楢崎有季子. 血液透析患者の味覚閾値. 栄養誌. 2007 ; **65** : 173-7.

14) Wang LJ, Wang MQ, Hu R, et al. Effect of Zinc Supplementation on Maintenance Hemodialysis Patients : A Systematic Review and Meta-Analysis of 15 Randomized Controlled Trials. Biomed Res Int. 2017 ; **2017** : 1024769.

2　高齢透析患者のサポート

1．高齢透析患者の身体的問題をどうサポートするか

森　克仁　大阪公立大学大学院医学研究科腎臓病態内科学（大阪市阿倍野区）
Katsuhito Mori

＜No.147＞ 特集「高齢透析患者のサポート」（Vol.32 No.1 2022）

■ はじめに

透析患者では尿毒症物質の蓄積，慢性炎症，内分泌・代謝異常，食欲低下などを背景に，体蛋白（骨格筋），エネルギー貯蔵（体脂肪）が減少する特徴的な栄養不良を示し，protein-energy wasting（PEW）と呼称される。また，透析患者の高齢化はサルコペニア，フレイルという新たな課題を生み出した[1]。腎障害で認められるPEW，加齢との関連が深いサルコペニア，フレイルはそれぞれ独立した概念であるが，高齢透析患者ではかなりの要素が重複している[2]（**図**）。高齢化する透析患者をサポートするには，身体的，精神・心理的，社会的な側面からの包括的なアプローチが必須である。本稿では，主に身体的サポートとして食事・栄養療法と運動療法に焦点をあてる。

■ 透析患者における身体的問題 （PEW, サルコペニア, フレイル）

1．PEW

透析患者では栄養不良（malnutrition）をしばしば認め，また炎症を伴い動脈硬化を合併していることも多く，それぞれmalnutrition-inflammation complex syndrome（MICS）やMIA症候群（malnutrition inflammation atherosclerosis syndrome）などさまざまな用語が提唱されてきた。一般的には，透析患者における "malnutrition" といえば低栄養をイメージするが，"malnutrition" には低栄養（undernutrition）とそれとは逆の過体重（overweight）や肥満（obesity）も含まれる。また，透析患者では摂食量が低下していないにもかかわらず体重減少を認める場合がある。そこで，国際腎臓栄養代謝学会（International Society of Renal Nutrition and Metabolism：ISRNM）は "wasting"（消耗）という言葉を採用し，腎臓病および透析患者の栄養障害をPEWという言葉で表現した[3]。日本人には馴染みにくい略語であるが，文字通り，体蛋白（骨格筋），エネルギー貯蔵（体脂肪）の消耗（減少）を示す言葉であり，血液生化学検査（栄養指標の異常），体重（脂肪量）減少，筋肉量減少，食事摂取量低下，の4つのカテゴリーのうち3つ以上を満たせば診断される。炎症および動脈硬化の合併頻度は高いが，この診断基準には含まれないことには留意する必要がある。

2．サルコペニア

サルコペニアとは加齢による骨格筋量の減少をギリシア語で筋肉を表す "sarx" と，喪失を意味する "penia" で表した造語であり，1980年代にRosenbergによって提唱された。以降，機能面，すなわち筋力低下も含む概念となり混乱が生じた。そこで，European Working Group on Sarcopenia in Older People（EWGSOP）は2010年にサルコペニアの国際的コンセンサスを提示し，骨格筋量および骨格筋力の進行性かつ全身性の減少を特徴とする症候群であり，身体的障害や生活の質の低下および死亡などのリスクを伴うものと定義した[4]。2014年には，人種，遺伝背景，体格が大きく異なるアジア人を対象としたAsian Working Group for Sarcopenia（AWGS）の診断基準も発表され，さらに二重エネルギーX線骨塩分析法（dual energy X-ray absorptiometry：DEXA）やバイオインピーダンス法（bioelectric impedance analysis：BIA）などのな

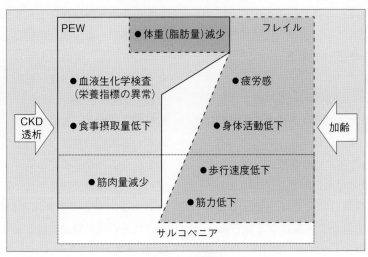

図．PEW，サルコペニア，フレイルの関係

い施設でも症例抽出やサルコペニア（可能性あり）と診断できるよう，2019年に改訂版が発表されたことは記憶に新しいところである[5]。

3．フレイル

　フレイルという言葉が使用されはじめたのは1980年代のことであるが，サルコペニアとは異なりいまだ明確な定義が確立していない。現在では加齢を基盤として，種々のストレスに対して身体的機能障害に陥りやすい状態，すなわち健常から要介護に移行する中間状態であり，適切な治療介入により可逆性を示す状態と捉えられている。わが国でも超高齢社会を迎え，2014年に日本老年医学会が「frailty」の日本語訳を「フレイル」とし，その対策に取り組んでいる[6]。介入のポイントとしては，可逆的であるという点，身体面だけでなく精神・心理的，社会的側面からの包括的アプローチが重要である点があげられる。標準的な診断方法は定まっていないが，Friedらの提唱した「表現型モデル」が頻用されており[6]，Cardiovascular Health Study（CHS）基準の日本版であるJ-CHS基準も作成されている。J-CHS基準の体重減少，筋力低下，疲労感，歩行速度，身体活動のそれぞれ5項目を評価し，3項目以上で基準を満たせばフレイルと診断される。

■ 高齢透析患者の身体的評価

　適切な予防・治療介入を行うには評価・診断が重要である。前述のPEW，サルコペニア，フレイルの具体的な評価方法についてはそれぞれの診断基準を参照いただきたい。

　栄養状態の評価としては，食事摂取量調査やbody mass index（BMI）などの身体計測，血清アルブミン値を代表とする生化学的指標などがあげられる。単一ではなく，包括的な評価としてはmalnutrition inflammation score（MIS）[7]などが代表的であるが，問診，病歴聴取，身体計測も含まれ，評価者のトレーニングも必要であり，異なる施設間での比較には注意が必要である。Geriatric nutritional risk index（GNRI）は血清アルブミン値，現体重，標準体重から求められる簡便な客観的指標であり[8]，日本人を中心に予後予測因子としての報告も多い。PEWの診断としては前述のISRNMによる国際基準はあるものの，BMI，血清アルブミン値，総コレステロール値などのカットオフ値は，日本人を含むアジア人にはそぐわない部分も多い。そこで，日本透析医学会の栄養問題検討ワーキンググループからPEWの概念に沿って，BMI，血清アルブミン値，血清クレアチニン値，総コレステロール値から算出されるnutritional risk index（NRI）が開発された[9][10]。有用性についての検討は必要であるが，日本人（あるいはアジア人）用のツールである

2 　高齢透析患者のサポート

ことは大きな利点であり，今後が期待されている。

■高齢透析患者をサポートする食事・栄養療法

PEW，サルコペニア，フレイルの発症および進展を抑制するには十分なエネルギー摂取と蛋白質摂取が求められる。エネルギー摂取量については，30〜35kcal/kg標準体重/日を基本に，糖尿病，肥満などの合併に応じて調整することにあまり異論はないと思われる。蛋白質摂取量に関しては，蛋白質制限を優先するか，緩和するかで議論になる保存期慢性腎臓病（chronic kidney disease：CKD）ほどではないが，その推奨量については明確ではない[11]。現在，血液透析患者では蛋白質摂取量として0.9〜1.2g/kg標準体重/日が推奨されている[10]。近年，サルコペニアおよびフレイルの問題がクローズアップされ，現在の蛋白質推奨量が妥当であるかどうかが争点になっている。現時点ではデータが十分ではないが，日本透析医学会の栄養問題検討ワーキンググループは，現在の蛋白質推奨量で十分なエネルギー量を摂取していれば骨格筋は減少しないと報告している[12]。ただし，介入試験の結果はなく，高齢者や糖尿病症例ではどうかなど多くの疑問も残されている。一方，推奨量以上で別のリスクが生じるかについても言及されている。限られたデータではあるが，推奨量以上の蛋白質摂取で内臓脂肪の増加や高カリウム血症のリスク，また死亡リスクも高い可能性がある[12]。しかし，現実的にはわが国の透析患者の平均の標準化蛋白異化率（normalized protein catabolic rate：nPCR）は推奨量を下回っており（男女ともに0.9g/kg/日以下）[10][13]，むしろいかに蛋白質摂取量を増やすかが課題となっている。また，蛋白質制限を指導されていた保存期CKDから維持透析への移行期にどのように食事・栄養指導を行うのか，いかに患者自身に理解，受け入れてもらうのか，問題は山積みである。

■高齢透析患者をサポートする運動療法

身体機能の低下を防ぎ，身体活動量を維持するために，運動療法は有用である。週3回の透析が必要な血液透析患者では身体活動量が低下し，さまざまな基礎疾患や合併症により身体機能が低下していることも多いため，運動療法による効果は大きいことが期待される。その一方，リスク管理が一層重要となる。高齢透析患者は一般的には高リスク群であるため，運動療法開始に先立ち，心血管系，呼吸器系，電解質・代謝系，整形外科系，眼科系などの絶対的あるいは相対的禁忌に該当しないかについてチェックを行うことが必須である。また，安全に遂行可能であるか，運動で誘発されうる有害事象についても検討する。可能であれば運動耐容能の評価も込めて，後述の運動負荷試験の実施が推奨される。現在は「腎臓リハビリテーションガイドライン」も発刊されており，運動療法の準備・実践のために活用が勧められる[14]。

運動療法の処方においては，呼気ガス分析装置，心電図，トレッドミルやエルゴメータなどの運動負荷装置を用いて心肺運動負荷試験により評価することが望ましい。どの程度の強度の運動が適切か判断するために，最大酸素摂取量（$\dot{V}O_2$ max）が目安となる。$\dot{V}O_2$ maxとは運動負荷を漸増し最大運動を行ったときの酸素摂取量である。ただし，合併症のある症例や高齢者ではリスクもあり十分な運動負荷を加えることができないことも多い。そこで$\dot{V}O_2$ maxのかわりに嫌気性代謝閾値（anaerobic threshold：AT）が利用される。運動負荷が増加し酸素供給を上回ると，好気性代謝から嫌気性代謝に移り乳酸が上昇し，重炭酸イオンの緩衝により二酸化炭素（CO_2）が生じる。そこで運動負荷漸増時に嫌気性代謝が起こりはじめるATを測定し，運動強度の目安とする。AT測定には換気量から求める換気性閾値（CO_2排出が急激に増加するポイント）と血中の乳酸値から求める乳酸閾値（血中乳酸値が急激に上昇するポイント）がある。AT時の運動強度における心拍数が実際の運動療法時の指標として用いられる[15]。

運動療法は，「運動の種類」，「運動の強度」，「運動の頻度」，「運動の時間」の要素に分けられる[15]。「運動の種類」としては，有酸素運動，レジスタンス運動，バランス運動，ストレッチに分類される。有酸素運動はATより低い強度の運動で，一般的に低強度，長時間の運動であり，歩行，ジョギング，

表．透析患者に対する運動療法・指導の具体例

	種目	運動時間	運動頻度	運動強度
有酸素運動	○エルゴメータ ○トレッドミル	20～40分	週3～5回	○RPE 11～13 ○嫌気性代謝閾値の心拍数* ○最高心拍数*の50～70％
	○散歩（自宅）	30分/日	週4～7日（非透析日中心に）	○息切れが生じない速さ
	○身体活動量（自宅）	4,000歩	週4～7日（非透析日中心に）	○RPE 11～13
レジスタンストレーニング	○重錘，セラバンド	10～20分	週3～5回	○RPE 13～17
	○自重トレーニング（スクワット，カーフレイズ，椅子からの立ち座り）			○1RM（or 5RM）の60～70％
	○神経電気刺激	20～40分	週3回	○耐えうる最大の出力
バランストレーニング	○バランスマット上 ○片脚立位，タンデム立位，セミタンデム立位，閉脚立位	5分	週3～5回	○上肢支持なしで，最低10秒以上は保持可能な姿勢

＊：運動負荷試験から得られた
RM：repetition maximum
（「日本腎臓リハビリテーション学会編：腎臓リハビリテーションガイドライン，p.40，2018，南江堂」より許諾を得て転載）

サイクリングなどが代表的である。ATは個々で異なるが，高齢者では通常の歩行程度に該当する。レジスタンス運動はおもり，チューブ，自重などで抵抗（レジスタンス）を筋肉に与え，骨格筋量，筋力を高める。基本的には有酸素運動とレジスタンス運動を組み合わせたトレーニングが望ましく，転倒リスクのある患者では，レジスタンス運動とバランス運動の併用が勧められる。「運動の強度」は前述の$\dot{V}O_2$ maxの40～60％が推奨される。しかし，現実には，呼気ガス分析装置を用いた運動負荷試験の可能な施設は限られており，その場合には実測最大心拍数の50～70％，もしくはカルボーネン法より求めることになる。また，安全域が広いと考えられる患者では，自覚的運動強度（rating of perceived exertion：RPE）（ボルグスケール）の「楽である」(11)～「ややきつい」(13)に該当する運動強度の処方も可能である。「運動の頻度」は，トレーニング効果を維持するため，週3回以上が勧められる。「運動の時間」，すなわち，1回あたりの持続時間は運動療法の目的，合併症の有無，性，年齢，および運動強度，運動頻度などに依存するが，通常は15～60分の範囲内におさまると考えられる。「腎臓リハビリテーションガイドライン」に具体例が示されているため，実際の運動療法の処方に役立つと思われる（表）[14]。

運動療法は監視型で実施することが推奨されるが，実施可能性の観点から非監視型運動療法（home-based exercise）も考慮される。その場合，歩数計は簡便で安価でもあり動機づけにも有用である[14]。

■ おわりに

透析患者の高齢化も進み，介護の必要のない健康寿命延伸に向けた対策が急務となっている。透析患者に特有のPEW，そして加齢によるサルコペニアおよびフレイルを克服するには的確な評価を行い，早期の発見・介入が必須である。身体的サポートのみでなく，医療スタッフによる精神・心理的サポート，さらに地域社会と連携した社会的サポートも含めた包括的医療が求められている。透析医療・技術の進歩には目覚ましいものがあるが，やはり最終的には多職種からなるチーム医療による全人格的医療が最も重要である。

文　献

1）Inaba M, Okuno S, Ohno Y. Importance of Considering Malnutrition and Sarcopenia in Order to Improve the QOL of Elderly Hemodialysis Patients in Japan in the Era of 100-Year Life. Nutrients. 2021；**13**：2377.

2）Mori K. Maintenance of Skeletal Muscle

2　高齢透析患者のサポート

to Counteract Sarcopenia in Patients with Advanced Chronic Kidney Disease and Especially Those Undergoing Hemodialysis. Nutrients. 2021 ; 13 : 1538.

3) Fouque D, Kalantar-Zadeh K, Kopple J, et al. A proposed nomenclature and diagnostic criteria for protein-energy wasting in acute and chronic kidney disease. Kidney Int. 2008 ; 73 : 391-8.

4) Cruz-Jentoft AJ, Baeyens JP, Bauer JM, et al ; European Working Group on Sarcopenia in Older People. Sarcopenia : European consensus on definition and diagnosis : Report of the European Working Group on Sarcopenia in Older People. Age Ageing. 2010 ; 39 : 412-23.

5) Chen LK, Woo J, Assantachai P, et al. Asian Working Group for Sarcopenia : 2019 Consensus Update on Sarcopenia Diagnosis and Treatment. J Am Med Dir Assoc. 2020 ; 21 : 300-7. e2.

6) 荒井秀典. フレイルの意義. 日老医誌. 2014 ; 51 : 497-501.

7) Kalantar-Zadeh K, Kopple JD, Block G, et al. A malnutrition-inflammation score is correlated with morbidity and mortality in maintenance hemodialysis patients. Am J Kidney Dis. 2001 ; 38 : 1251-63.

8) Yamada K, Furuya R, Takita T, et al. Simplified nutritional screening tools for patients on maintenance hemodialysis. Am J Clin Nutr.

2008 ; 87 : 106-13.

9) Kanda E, Kato A, Masakane I, et al. A new nutritional risk index for predicting mortality in hemodialysis patients : Nationwide cohort study. PLoS One. 2019 ; 14 : e0214524.

10) Kanno Y, Kanda E, Kato A. Methods and Nutritional Interventions to Improve the Nutritional Status of Dialysis Patients in JAPAN-A Narrative Review. Nutrients. 2021 ; 13 : 1390.

11) 森克仁. サルコペニア・フレイルを有するCKD患者への生活・食事指導はどのようにすればよいでしょうか?山縣邦弘, 星野純一, 松永篤彦 (編). わかる!できる! 腎臓リハビリテーションQ&A. 東京 : 医歯薬出版株式会社 ; 2021. p. 156-7.

12) 菅野義彦, 加藤明彦, 神田英一郎, 他. サルコペニア・フレイルを合併した透析期CKDの食事療法. 透析会誌. 2019 ; 52 : 397-9.

13) 政金生人, 谷口正智, 中井滋, 他. わが国の慢性透析療法の現況 (2015年12月31日現在). 透析会誌. 2017 ; 50 : 1-62.

14) 腎臓リハビリテーションガイドライン. 日本腎臓リハビリテーション学会 (編). 東京 : 南江堂 ; 2018 ; p.9-45.

15) 森克仁, 藤井宣晴. 呼吸・循環器, 内部障害の運動療法ー糖尿病. 武藤芳照 (監). 野崎大地, 小松泰喜 (編). 運動療法ガイド第5版. 東京 : 日本医事新報社 ; 2012. p.187-92.

２．高齢透析患者の精神面の問題を どうサポートするか

中原　宣子　公益財団法人 浅香山病院 透析センター（大阪府堺市）

Noriko Nakahara

＜No.147＞ 特集「高齢透析患者のサポート」（Vol.32 No.1 2022）

■ はじめに

わが国の2022年の透析導入患者は39,683人であり，その平均年齢は70歳を超えている[1]。65歳以上を高齢者と定義すると，全体に占める高齢者の割合は約70％であり，病院およびクリニックを問わず透析施設では多くの高齢透析患者と接している。高齢透析患者は加齢に伴う身体機能の低下だけではなく，高齢者特有の心理・社会的問題を抱えながら透析療法を継続している。ここでは高齢透析患者の精神面の課題とそのサポートについて考えてみる。

■ 高齢透析患者の特徴と精神面の課題

人は加齢に伴いさまざまな機能が低下する。それは身体面だけではなく，精神面にも現れる。記銘力や理解力の低下，意欲および判断力の低下がみられ，予備力や回復力，防衛力，適応力の低下も指摘されている[2]。また，それらの程度について個人差が大きいのも特徴である。認知能力は比較的保たれているが，アルツハイマー型認知症などを発症すると記憶力の著しい低下がみられる。人格については一般的に頑固になり保守的になる傾向にあるが，若年期よりも円熟され安定しているともいわれている[3]。そして，長年の間に培った経験や知識の蓄積は膨大であることに変わりはない。

本稿の課題である高齢透析患者の精神面に影響を及ぼすと考えられている要因を社会的観点から下記に示す。

１．喪失体験

人は歳を重ねるとともにさまざまな喪失を体験する。特に配偶者や兄弟，友人など大切な人との死別を迎えることが増えてくる。別離，特に死別は大きなストレスになる。また，定年退職などを契機に職業や社会的地位の喪失もみられるようになる。仕事を中心に人生を送ってきた人にとってはアイデンティティーの喪失にも繋がる。これらのイベントを必然のことと受け止めて，新たな人生を構築する準備を円滑に進めることができればよいが，意欲の低下や孤独に繋がっていくことがある。透析を受けている患者はすでに腎機能の喪失を経験しており，より不安感が増すことも考えられる。この精神機能低下はうつ病に進展することもあり，注意が必要である。高齢者のうつ病有病率は大うつ病は6％であり，小うつ病を含めると15％に及ぶといわれている[4]。また，高齢者に特化せず透析患者を対象にした大うつ病性障害の有病率は12.1％[5][6]，9.1％[7]と報告されている。

２．孤立感

家族社会構造は大きく変化している。65歳以上の世帯調査で3世代家族は1986年では約半数であったが，2019年では約10％に減少している。それに対して単独世帯は13％から29％に増えており，この傾向は年を追うごとに顕著になっている[8]。交流の途絶えがちな単身生活や定年退職は孤立感を生み出す契機になることがある。

さらに，加齢に伴いよくみられるようになる視力障害や聴力障害は円滑な情報入手を阻害する。特にデジタルが苦手な高齢者にとっては，昨今の傾向は追い打ちをかける。難聴や理解力の低下はコミュニケーションが取りにくく周囲との距離を置くようになり，やがて孤立に繋がっていく。

2 高齢透析患者のサポート

社会環境変化だけではなく，加齢に伴う感覚機能低下は孤立が進む起因となる可能性がある。慢性的に孤独を感じていれば感情や気持ちに悪影響を及ぼすといわれている。最近の研究では孤独がメンタルヘルスの問題の強い予測因子であることが確認されている[9]。

3．透析を続けるなかでの不安感

腎代替療法を受けつづけなければ生命の維持が難しいと宣告を受けている高齢透析患者は，たとえ一時でも死を迎えることを考えたのではないだろうか。死を迎える恐怖，老いとともに感じる身体の不自由さ，社会に対する閉塞感，透析中の予期せぬトラブルや今まではなかった症状の出現による不安，いつまで透析療法を続けるのか，いつまで続けられるのかという漠然とした不安感は若年者以上に常に脳裏の片隅にあるのではないだろうか。

■ 高齢透析患者の精神面のサポート

高齢透析患者においては高齢であること，腎不全に罹っていること，この社会環境のなかにあること——これらが共通の状況である。しかし，実際には患者一人ひとりは全く異なる人生観や歴史を有しており，病態もさまざまである。私たち医療者ができることは何なのか。

1．高齢者を理解する

まずは目の前の患者を理解することである。正確には理解する努力をすることである。患者を理解することができれば，自ずとより尊重の気持ちが深まる。経験したことのない感覚機能，反射，思考，置かれている環境をできるかぎりの想像力を働かせ向き合うことが大切である。すると，汚いと思っていた衣服も，ひどいと思っていた言動も違ってみえるかもしれない。そこから必要な援助や声掛けを見出せる。しかし，瞬時に患者の立場になり理解するのは私たち自身が多くの人生経験を重ねていないとなかなか難しい。定年間近の師長がうまく患者とかかわっているのは専門知識だけではない自らの人生経験から得た知恵があるからである。Bennerは看護の深さを述べている[10][11]。

2．身体の苦痛や不安を取り除く

精神面の苦痛のなかには身体に関連しているものがある。気力が落ちないように，快適な気分を維持できるように苦痛を取り除き，前向きに生きていけるようなかかわりをもつ。

身体のどこかしらの繰り返す疼痛，呼吸苦，掻痒感などは大きな苦痛を伴う。それ以上に，いつ起こるかわからない恐怖感や生命に危険を及ぼすかもしれない不安感が併存する。身体的苦痛を緩和する方法が明確であれば精神的には安定する。しかし，原因や治療法が定まらない場合や疼痛などの苦痛をコントロールできない場合，予後に影響する合併症を患った場合はどう接すればよいか。難しいケアの無力感から患者を避けてしまうかもしれない。しかし，そのときはそっと寄り添ってあげてほしい。ひとりではないことを感じてもらうことで患者の心を癒やすことはできるはずだからである。大切なことは患者の傍らにいることである。

3．フレイル・サルコペニアの予防

明確な身体的苦痛がなくても，年を重ねるとともに活動量が減ってくる。すると，食欲が減退し必要な栄養量が不足する。低栄養は倦怠感を生む。疲労と低栄養とは関連することが示されている[12]。このような悪循環で起こる高齢者のフレイルやサルコペニアは寝たきり老人を生みだすことに繋がる。精神面で元気になるには，自由に動くことができる身体能力を普段から維持することである。身体能力を維持するには積極的な運動や食事管理が不可欠である。運動は有酸素運動・レジスタンストレーニング・ストレッチを組み合わせ，持続可能な方法を患者のレベルに合わせて行う。食事管理は塩分を制限しながら，必要なカロリーと蛋白質を患者の好みに合わせて，生活環境や自立度を考慮しながら摂取してもらう。

また，定期的に握力や歩行速度，片足立ちなどの運動能力のチェックや食事調査を行うと，より正確に評価できる。少なくとも血液検査データの把握は不可欠である。

4. 居心地のよい環境

週に3回通院する血液透析室の環境は患者にとっても大きなウエイトを占める。明るい雰囲気，手際のよい対応，清潔感があり暑さ寒さの苦痛もない，何よりも医療技術とスタッフが信頼できる。このような居心地のよい環境，関係をつくることは患者が安心して通院する基本である。気になることがあってもすぐにスタッフに相談でき，スタッフ間の連携も確実でスピーディであることは重要である。

「ここに来たときだけだよ。人と話をするのは」と透析ごとの来院を楽しみにしている患者がいる。患者とのコミュニケーションは不可欠である。ナラティブを加味したアプローチも看護師にとっては大切ではあるが，世間話だけでも患者の気持ちは高揚する。たとえそれがちょっとした会話でも意図的な介入であれば，それは看護である。

5. ピアサポートを推進

患者とスタッフ間だけではなく，患者同士のコミュニケーションも有意義である。食事の工夫や薬の飲み方などの情報交換だけではなく，同じ立場の患者同士だからわかりあえる関係はスタッフでは理解しにくい悩みの共有や励まし合うことができ，精神的な安定に繋がる。

高齢者でコミュニケーションが苦手な患者には面倒見のよい患者の近くにベッド配置をしたり，患者同士を紹介し話をする機会をつくったりして意図的に交流の機会を図る。トラブルが起こりそうな場合は介入することがあるが，基本は自然な仲間づくりを患者間で進めていくのを見守る。

6. 自立支援

健康な生活が維持できるように，その人のもっている能力を最大限に生かす働きかけをする。加齢とともに体力や筋力の低下がみられるが，維持することにより自信をもち精神面にもよい影響を与える。手を出すのではなく，自分でできるような働きかけをする。手伝うのではなく見守り，身体面の自立を支援する。かかわり方を工夫することで高齢透析患者ができるだけ自立できる期間を延ばすことができ，精神面においても安定を図れる。

7. 家族や介護施設との関係強化

高齢透析患者のなかには「うっかり○○を忘れた」という言葉を聞くことが多い。他にも話が噛み合わなかったり，パジャマのボタンの掛け違いが増えたり，怒りっぽくなった患者と出会う。加齢とともに物忘れなどが増えるため，家族や介護支援専門員，施設担当者らとの連携が大切になってくる。

そういった患者の状態の変化などについても家族らから情報を得たり，必要時は透析施設側から伝えることで適切に対応できることがある。特に精神面については周りの状況変化が誘因になっていることがあり，情報交換は不可欠である。

また，高齢になると認知症のリスクも大きくなる。認知症を合併する透析患者は9.9%と報告されており[13]，適切に対応することで患者も家族も安心する[14]。重症の場合は奇声を発したり乱暴な行動がみられたり長時間の安静ができないため，通常の透析は困難である。しかし，中軽度の認知症患者は多少の注意を払うことで同一フロアでの透析が可能である。他の患者とのトラブルが起きない配慮や透析中の体動の安全管理，抜針事故の予防の対策を講じておく必要がある。また，来院時の挨拶は正面から笑顔で行うなど対応に気をつけると患者は安心して透析を受けられる。いずれにしても，家族や入所施設との連絡を毎回確実にできるようにノートなどを作成しておくとよい。

■ おわりに

毎朝，来院してくる患者の様子を観察しているとさまざまな状況がみえる。今日は歩くのが辛そうだ，表情が硬くなっている，食欲が落ちている（体重増加が少ない），身だしなみに気を使わなくなった等々である。その背景には何かがあったことが予想される。身体面の問題だけではなく，心理面にも影響を及ぼしているのは明らかである。患者，特に高齢透析患者の現況から必要な支援を見出し，少しでも異常があれば声をかけ，話を聞く時間を設ける。そんな積み重ねが透析患者，特に高齢透析患者の癒しになっていれば幸いである。

2 高齢透析患者のサポート

文　献

1) 日本透析医学会統計調査委員会. わが国の慢性透析療法の現況（2022年12月31日現在）. 透析会誌. 2023；**56**：477-89.

2) 川原礼子. 老化の本質と特徴. 鎌田ケイ子, 川原礼子（編）. 老年看護学概論・老年保健. 東京：メヂカルフレンド社；2012. p.17-25.

3) 北川公子.「老いる」ということ. 老年看護学（第9版）. 東京：医学書院；2018. p.4-11.

4) 武田雅俊. 高齢者のうつ病. 日老医誌. 2010；**47**：399-402.

5) 大内雄太, 西村勝治. 精神心理的な問題—血液透析患者における大うつ病性障害の支持的精神療法. 臨透析. 2019；**35**：1495-500.

6) 堀川直史. 透析患者のうつ病. 日透析医会誌. 2016；**31**：313-8.

7) Tomita T, Yasui-Furukori N, Sugawara N, et al. Prevalence of major depressive disorder among hemodialysis patients compared with healthy people in Japan using the Structured Clinical Interview for DSM-IV. Neuropsychiatr Dis Treat. 2016；**12**：2503-8.

8) 厚生労働省. 2019年 国民生活基礎調査の概況. 世帯数と世帯人員の状況. https://www.mhlw.go.jp/toukei/saikin/hw/k-tyosa/k-tyosa19/dl/02.pdf（閲覧：2021-11-25）

9) Walton AG. 孤独がメンタルヘルスに及ぼす7つの影響. https://forbesjapan.com/articles/detail/26767/2/1/1（閲覧：2021-11-25）

10) Benner P, Wrobel J. 難波卓志（訳）. 現象学的人間論と看護. 東京：医学書院；1999. p.46-62.

11) Benner P. 井部俊子, 井村真澄, 上泉和子（訳）. ベナー看護論：達人ナースの卓越性とパワー. 東京：医学書院；1992. p.147-57.

12) 中原宣子, 西口和美, 泉暢英, 他. 外来血液透析患者の疲労感と種々の要因. 透析会誌. 2019；**52**：477-83.

13) 日本透析医学会統計調査委員会. わが国の慢性透析療法の現況（2010年12月31日現在）. 2011. https://docs.jsdt.or.jp/overview/index2011.html（閲覧：2021-11-25）

14) 堀川直史. 認知症の診断とマネジメント（解説）. 日透析医会誌. 2010；**25**：178-82.

3. 高齢透析患者の社会的な面をどうサポートするか

藤田　　譲　医療法人仁真会白鷺病院医療福祉科（大阪市東住吉区）
Jo Fujita

＜No.147＞特集「高齢透析患者のサポート」（Vol.32 No.1 2022）

■ はじめに

　超高齢社会という言葉は, 現在の透析室の様子から実感を伴ってくる. 筆者の学生時代には, 症例研究でみられる透析患者の生活課題は職場復帰や就労であった. しかし, 1995年に当院に入職してみると, 杖歩行や車いすで通院してくる高齢者は少なくなく, 透析室によってはデイサービスセンターのよ

うだった.

　総務省統計局によれば, 2021年9月現在, 総人口に占める65歳以上の高齢者人口の割合は29.1％に達している[1]. 高齢化とともに要介護透析患者も増加し, 介護サービスの利用も標準となってきた. 大阪透析研究会によれば, 大阪府下の透析患者の約27％が要介護認定を受けているという[2]. 当院のソー

シャルワーカーの業務でも，職場復帰や就労よりも介護に関する相談が多くを占めるようになっている。それに伴い，社会の実相を反映したさまざまな問題にも対応を迫られるようになった。

本稿では当院での経験をもとに高齢透析患者の生活状況を概観し，その暮らしをどのように支えていくかについて解説したい。

■ 高齢透析患者の現況

透析患者においては，2019年の日本透析医学会統計調査委員会によれば65歳以上の高齢透析患者が全体の7割近くを占めており[3]，今や透析療法は高齢透析患者への対応が大きな課題であることは明白である。また，2020年の国勢調査から大阪市の速報値をみると，世帯数が過去最高である一方で，世帯あたりの人数は過去最低となっている[4]。これは単身世帯や夫婦のみ世帯が増加していると解され，高齢化を踏まえると高齢者のみの単身世帯，高齢者のみの世帯が増えていることが推測される。

つまり，「老老介護」や「8050問題」と呼ばれるような，身近な支援が十分でなく，病気や介護といった高齢者に起こりやすい生活上の危機に脆い世帯が増えているともいえよう。

以上のことから，高齢透析患者の増加は単純に介護を必要とする患者の増加だけでなく，透析施設も含めた社会的な支援を必要とする患者の増加にも繋がっている点を押さえておきたい。

■ 高齢透析患者によくみられる生活課題

では，高齢透析患者はどのような社会的支援を必要とするのだろうか。社会的支援に繋がる要因となる主な生活課題を挙げる。

1．要支援・要介護状態への移行

要支援・要介護状態は，主に2つの要因で起こってくる。

1つは，加齢に伴う身体機能・認知機能の低下である。血液透析患者の場合，週3回の通院のなかで透析室内の移動の様子，透析間の体重増加，血液検査の結果などから身体機能の変化を読みとることもできる。認知機能についてはスタッフとの良好な関係のなかでは気づきにくいところもあるが，投薬内容と体調との関係から服薬忘れが予測されたり，非透析日に予定した受診・検査を忘れたり，スタッフの名前を間違ったりといった出来事から認知症が発覚する場合がある。

もう1つは，脳血管障害・骨折といった身体機能低下を引き起こす疾患の併発である。顕著なのは入院治療を契機にした変化である。診断群分類別包括評価（diagnosis procedure combination：DPC）の普及による早期退院，また透析患者が十分なリハビリテーションを受けられる医療機関の不足から日常生活動作（activities of daily living：ADL）が回復しないまま退院したり，入院が長期化したりといった要素から，要支援・要介護状態へと移行する例は多い。

2．認知機能の低下

加齢による認知機能の低下は避けられない。物忘れによる影響は多少なりとも高齢者の生活には付きものではあるが，同居者や近隣住民からのサポートでカバーされていたり，服薬間違いによるトラブルや透析のスキップといった顕著な問題が起きたりしなければ，日常生活は維持することができる。

しかし，物忘れの程度がひどくなると何らかの介入が必要となる。また，徘徊や清潔保持ができない，火の不始末，不十分な金銭管理がみられると，日常生活への支援なしには自宅での生活が困難になってくる。認知症専門医との連携が望まれるが，患者自身に認知症との自覚がなかったり，否認していたりすると，受診に結びつけるのに難渋する例もある。同様に，介護サービスの導入についても，必要性への理解が得られなかったり，サービス利用予定を覚えられなかったりして，認知機能の低下が支援をより困難にする要因ともなっている。

3．身近な支援の途絶

長く同じ場所で生活していると，近隣住民との交流から相互支援関係に発展している場合がある。また，いつも買い物で利用している小売店だと馴染み客の状況に合わせた対応，たとえば魚を切り身や刺身，煮付けや焼き物といった調理を行って提供して

145

2　高齢透析患者のサポート

いたり，自宅まで配達してくれたりといった方法で食料品を入手していた例があった。

しかし，近隣住民も高齢になるにつれて病死で離別したり，要介護状態となって施設入所となったり，子供との同居のため転居したりといった事情により相互支援関係が途絶する場合は少なくない。また，小売店も大規模店舗の開設や消費者の購買行動の変化，後継の不在により店舗の維持ができなくなり，その結果，調理や配達といった支援が受けられなくなる。

この他にも，同居家族との死別，持病の悪化や転居に伴う親族からの支援の途絶も起こりがちである。このような身近な支援の途絶は高齢者自身に生活の見直しを迫るとともに，心理的サポートの欠如を招き，高齢透析患者に深い喪失感をもたらすことにも繋がる。

4．生活の場の見直し

これらの生活課題の出現に伴って，自宅での生活が維持できなくなる場合がある。血液透析患者の場合には通院が大きな生活課題だが，具体的には透析施設までの交通手段の確保，自宅内から利用交通機関までの移動の2点がポイントとなる。交通手段としては，透析施設の送迎車利用の場合は無償であるが，介護タクシーとなるとタクシー料金という経済的負担が必要となる。また，交通手段があっても自宅内と交通機関までの移動が確立されないと通院はできない。たとえば，自宅が集合住宅の2階にある場合，階下までの移動に階段しか設置されていないと階段昇降できることが必須となる。しかし，歩行能力が十分でない，または階段が狭くて介助者が利用できるスペースがとれないといった状況では，階段の利用ができないため外出困難となってしまう。

あるいは，生活を支えてくれていた家族が病気や認知症，死亡によりその役割が果たせなくなった場合，家族や介護サービスでカバーできる範囲を超えてしまった場合にも自宅での生活は維持できなくなる。

このような状況に陥った場合には，介護の担い手が暮らす住居への転居，特別養護老人ホームや有料老人ホームといった高齢者対象の施設入所を検討せ

ざるを得なくなる。

■ 高齢透析患者の生活面へのサポート

では，透析施設として高齢透析患者への生活面をどのようにサポートできるだろうか。本稿では3つの側面から具体策を述べてみたい。

1．住み慣れた地域での暮らしを支える

「住み慣れた地域での暮らしを支える」とは，地域包括ケアシステム構築で謳われているキャッチフレーズである。透析施設としては，患者の状況に応じて介護サービスの利用を勧める，介護サービスを利用している場合には担当ケアマネージャーと適時連絡を取り合えるようにしておくことが基本的な対応となる。担当のケアマネージャーが勤務する事業所は介護保険証に記載されているので，患者に介護保険証の提示をお願いして確認しておくとよい。

また，キーパーソン・入院先医療機関とも連携を密にして，患者の状態の変化による影響を最小限にできるようサポートしていくことが求められる。

2．人生の最終段階を支える

厚生労働省では人生会議として自分が望む医療やケアについて前もって考え人生の最終段階をどのように過ごすかを，日頃から家族や医療・ケアチームと話し合う機会をもつよう推奨している。透析施設のなかには，事前指示書の記載を勧めているところも増えてきた。

このような取り組みでは，透析の継続を含めた医療内容をあらかじめ取り決めておくだけでなく，併せて患者が周囲とどのような関係を有しているか，今後，治療や生活の方向性を患者とともに相談すべき相手は誰なのか，これからの生活に何を望んでいるのかを把握する機会にもなる。「もしものときにはどうするか？」を知るだけでなく，患者の現在の様子と今後の生活への見通し，心配な事柄にも注意を向けることで，患者の生活状況と必要となるサポートを理解することにも繋がる。そうしておけば，いざという場面でどのように対応すればよいかを的確に判断し，適切なサポートの提供が可能となる。

生活に影響するような急な体調の変化は起こりがちなため，日頃から話し合いの機会を設けることはサポートの第一歩だろう。

3．権利を擁護する

　高齢となり介護が必要になり，家族や周囲からのサポートなしでは暮らせなくなると，相対的に高齢者の発言権が低下するようになる。あるいは，独居の高齢者を狙った悪徳商法，高齢者への虐待もみられる。このような高齢透析患者の自己決定権などの権利が容易に脅かされそうな状況において，高齢者の尊厳を守っていくことはこの超高齢社会における大切な課題であろう。

　通院のなかで，病状の管理とともに日常生活の様子にも触れるようにして事態の早期発見に努める，話し合いには患者本人も同席してもらい発言の機会を設けるといった工夫が求められる。そして，何か心配な様子が感じられたらキーパーソンへの連絡，地域包括支援センターや担当ケアマネージャーへ知らせるといった対応が望まれる。

　もし，成年後見制度や地域福祉権利擁護事業を利用することになれば，かかりつけ医療機関として必要な情報提供にも対応するようにしたい。

■ おわりに―透析施設の取り組み

　高齢透析患者の増加に伴い，透析施設でも高齢透析患者の生活課題と向き合うことが求められている。地域包括ケアシステム構築の意義が主張されるなかで，患者の主たる医療機関として，また体調管理を担う多職種がかかわる場として，透析施設が高齢透析患者の日常生活を支えるうえで果たすべき役割は小さくない。患者家族，そして彼らとかかわっている福祉・介護の関係職種とともに高齢透析患者を支えていくことが期待される。

　しかし，学会などでの報告を聞いていると，透析室スタッフがさまざまな困難に直面していることも伝わってくる。高齢透析患者への社会的支援には多くの労力が必要であり，同時に答えのない問題に取り組むような側面もある。支援に必要な社会資源がふんだんに利用できるわけでもない。それだけに，高齢透析患者への社会的支援にかかわる各専門職のストレスは大きく，彼らへのケアも大切な課題であることを指摘しておきたい。

文　献

1）総務省統計局．統計トピックスNo.129 統計からみた我が国の高齢者-「敬老の日」にちなんで-. https://www.stat.go.jp/data/topics/pdf/topics129.pdf（閲覧：2021-12-14）
2）長沼俊秀，武本佳昭，黒木慶和，他．令和2年度大阪府下慢性透析患者の実態調査．大阪透析研究会誌．2021；**38**：179-94.
3）新田孝作，政金生人，花房規男，他．わが国の慢性透析療法の現況（2019年12月31日現在）．透析会誌．2020；**53**：579-632.
4）大阪市．令和2年国勢調査 速報集計結果の概要．https://www.city.osaka.lg.jp/toshikeikaku/cmsfiles/contents/0000537/537201/01_R2kokusei-sokuhou-gaiyou.pdf（閲覧：2021-12-14）

透析患者の腎臓リハビリテーション

1. 腎臓リハビリテーションと患者の予後, QOL
2. 腎臓リハビリテーションのエビデンス
3. 腎臓リハビリテーションの実際（安全性も含めて）
4. 透析時運動指導等加算の注意点と腎臓リハビリテーション指導士

第1章

第2章

第3章

第4章

第5章

第6章

1．腎臓リハビリテーションと患者の予後，QOL

上月　正博　山形県立保健医療大学（山形県山形市）
Masahiro Kohzuki

<No.152> 特集「透析患者の腎臓リハビリテーション」（Vol.33 No.2 2023）

■ はじめに

腎臓リハビリテーション（以下，腎臓リハ）とは，「腎疾患や透析医療に基づく身体的・精神的影響を軽減させ，症状を調整し，生命予後を改善し，心理社会的ならびに職業的な状況を改善することを目的として，運動療法，食事療法と水分管理，薬物療法，教育・精神心理的サポートなどを行う，長期にわたる包括的なプログラム」である[1]。運動療法は腎臓リハの中核の1つとして考えられている。運動療法は，透析患者の運動耐容能改善，栄養障害改善，筋肉量増加，生活の質（QOL）改善などをもたらすことが明らかにされている[2]。本稿では，腎臓リハと透析患者の予後，QOLについて述べる。

■ 透析導入年齢は52歳から71歳に

わが国では，予防医学や糖尿病・高血圧治療などの進歩により，透析導入を先延ばしできるようになってきた。1983年の新規透析導入患者の平均年齢は52歳であった。それから38年後の2021年の導入患者の平均年齢は71.09歳であり，透析の導入を19年も先延ばしできるようになった。しかも，導入患者の最も多い年齢層は，男性70〜74歳，女性80〜84歳で，高齢者が主体となっている[3]。高齢者でかつフレイルやサルコペニアの割合がきわめて高い慢性腎臓病（CKD）透析患者では，日常生活動作（ADL）が低下しがちであり，腎臓リハの必要性が増している。

■ 透析と「安静の害」

1966年に20歳だった米国男子の持久力（最大酸素摂取量）平均値は3週間の絶対安静で大幅に低下し，その後の回復にはかなりの長時間のリハビリテーションを要した。40年後の2006年に同じ人たちの持久力を測定したところ，1966年に3週間の絶対安静をした結果と同等だった[4]。すなわち，3週間の絶対安静で40歳も年をとることに相当し，1日絶対安静にしていると，2歳分の筋肉量が減少する[4][5]。安静に伴うさまざまな有害な影響は「廃用症候群」と呼ばれる。肺炎や心不全で入院して安静にした結果，退院するころには腕が上がらなくなる，歩けなくなるなどは，典型的な症状である。さらに，認知症，幻覚，妄想，不安，不眠，うつ状態も引き起こしやすくなる[2]。

1回の透析に要する時間は約4時間だが，その間は（さらに，透析の前後も）安静にしている患者さんが多い。1回4時間，週3回，1年52週の透析時間を通算すると，1年間では624時間，すなわち26日間の安静に相当する。透析中は血液が浄化されて若返っているはずなのに，実は肉体的には廃用症候群を招いて年老いているわけである。

■ 透析患者の予後と腎臓リハ

透析患者の運動耐容能は心不全患者や慢性閉塞性肺疾患（COPD）患者のものと同レベルまで低下している[6]。運動不足はフィットネスの低下やフレイル・サルコペニアをさらに引き起こし，病状の進行，ADLの低下，死亡率の増加にもつながる。定期的な運動習慣のある透析患者は，非運動患者に比較して明らかに生命予後がよく，週あたりの運動回数が多いほど生命予後がよい[7]。さらに，定期的な運動習慣をもつ透析患者の割合が多い施設ほど，施設あたりの患者死亡率が低いことも報告されている[7]。

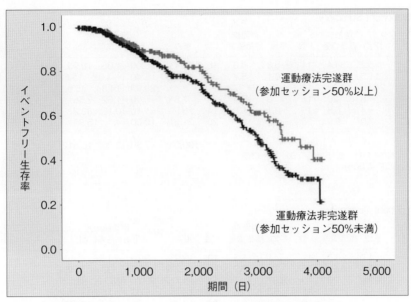

図1．透析患者の複合イベントフリー生存率への運動療法の効果

（文献10より引用）

透析患者の生存率を筋量低下，握力低下，その両方を有するサルコペニアで層別化した検討では，4年後の死亡は適切な筋量・握力群に比較して，筋量低下群では1.35倍，握力低下群では2.82倍，サルコペニア群では2.94倍に悪化していた[8]。

長期予後に関しては，歩行のみであっても，CKD患者の10年間の全死亡リスクを33％，腎代替療法移行リスクを21％低下させ，週あたり運動実施回数が高いほど全死亡や腎代替療法移行リスクをより低下させた[9]。保存期，透析，移植患者を含むCKD患者に有酸素運動とレジスタンス運動を組み合わせた運動療法を週3回（監視下2回，自宅1回），12週間実施したところ，参加セッション50％以上の運動療法完遂群の患者では，イベントフリー生存率が高く，漸増シャトルウォーキングテストで50m以上改善した患者，すなわち身体機能の改善が大きい患者では，イベントフリー生存率が高かった（**図1**）[10]。わが国でも透析患者266名に対する3年間の腎臓リハ（運動療法）への参加率が高いほどイベント発生率や死亡率が低いという15年間の後方視的研究がある[11]。

■ 透析患者のQOL

2018年に日本腎臓リハビリテーション学会が発刊した「腎臓リハビリテーションガイドライン」では，運動療法のエビデンスを中心に掲載し，具体的な運動内容，禁忌，中止基準などが示されている[1]。腎臓リハのエビデンスレベルとしては，「透析患者における運動療法は，運動耐容能，歩行機能，身体的QOLの改善効果が示唆されるため，行うことを推奨する」がIB［I：システマティックレビューやランダム化比較試験のメタアナリシス，B（中）：効果の推定値に中程度の確信がある］と最高であり，QOLにも有意な改善を認めた（**図2**）[1]。

週3回の6ヵ月にわたる透析中の自転車エルゴメータによる運動療法で，看護師より理学療法士の介入のほうが透析患者の運動療法継続率が高いこと，EuroQol 5 dimensions（EQ-5D）でみた患者のQOLが有意に改善すること，医療費が減るとともにその12ヵ月後の調査でも効果は持続していること，1 QALYが改善するのに機材費・人件費が20,000〜30,000ポンドですむことが明らかになっており，腎臓リハは医療経済的にも効果的であることが明らかである[12]。

■ おわりに

2022年の診療報酬改定で「透析時運動指導等加算」として腎臓リハの対象が透析患者にも拡がった[13]。

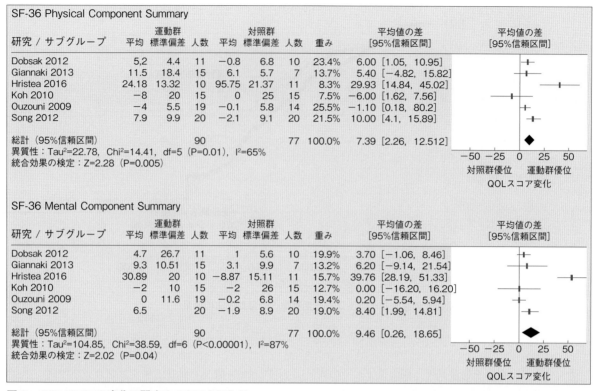

図2．QOLスコアの変化に関するメタアナリシス
（「日本腎臓リハビリテーション学会編：腎臓リハビリテーションガイドライン, p.68, 2018, 南江堂」より許諾を得て転載）

腎臓リハは透析患者が，「生活ができる」，「仕事に戻れる」，「治らなくても元気を保てる」，「QOLを改善し，寿命も伸ばす」医療である。さらに，腎臓リハ（運動療法）は，保存期CKD患者にも有効であり，フレイルの予防・改善，ADL・QOLの改善，心血管疾患予防による生命予後の改善のみならず，腎機能改善・透析移行防止のための新たな治療としての大きな役割が期待されている。

文　献

1）日本腎臓リハビリテーション学会（編）. 腎臓リハビリテーションガイドライン. 東京：南江堂；2018.

2）上月正博. 腎臓リハビリテーション第2版. 東京：医歯薬出版；2018.

3）花房規男，阿部雅紀，常喜信彦，他. わが国の慢性透析療法の現況（2021年12月31日現在）. 透析会誌. 2022；55：665-723.

4）McGavock JM, Hastings JL, Snell PG, et al. A forty-year follow-up of the Dallas Bed Rest and Training study: the effect of age on the cardiovascular response to exercise in men. J Gerontol A Biol Sci Med Sci. 2009；64：293-9.

5）上月正博.「安静」が危ない！1日で2歳も老化する！東京：さくら舎；2015.

6）O'Hare AM, Tawney K, Bacchetti P, et al. Decreased survival among sedentary patients undergoing dialysis: results from the dialysis morbidity and mortality study wave 2. Am J Kidney Dis. 2003；41：447-54.

7）Tentori F, Elder SJ, Thumma J, et al. Physical exercise among participants in the Dialysis Outcomes and Practice Patterns Study (DOPPS)：correlates and associated outcomes. Nephrol Dial Transplant. 2010；25：3050-62.

8）Isoyama N, Qureshi AR, Avesani CM, et al. Comparative associations of muscle mass and muscle strength with mortality in dialysis patients. Clin J Am Soc Nephrol. 2014；**9**：1720-8.

9）Chen IR, Wang SM, Liang CC, et al. Association of walking with survival and RRT among patients with CKD stages 3-5. Clin J Am Soc Nephrol. 2014；**9**：1183-9.

10）Greenwood SA, Castle E, Lindup H, et al. Mortality and morbidity following exercise-based renal rehabilitation in patients with chronic kidney disease: the effect of programme completion and change in exercise capacity. Nephrol Dial Transplant. 2019；**34**：618-25.

11）Yamamoto S, Matsuzawa R, Abe Y, et al. Utility of regular management of physical activity and physical function in hemodialysis patients. Kidney Blood Press Res. 2018；**43**：1505-15.

12）March DS, Hurt AW, Grantham CE, et al. A cost-effective analysis of the CYCLE-HD randomized controlled trial. Kidney Int Rep. 2021；**6**：1548-57.

13）厚生労働省. 令和4年度診療報酬改定について. https://www.mhlw.go.jp/stf/seisakunitsuite/bunya/0000188411_00037.html（閲覧：2023-3-14）

2. 腎臓リハビリテーションのエビデンス

松沢　良太　兵庫医科大学リハビリテーション学部理学療法学科（神戸市中央区）
Ryota Matsuzawa

＜No.152＞ 特集「透析患者の腎臓リハビリテーション」（Vol.33 No.2 2023）

■ 腎臓リハビリテーションの歴史と定義

PubMedで"renal rehabilitation"という熟語を用いて研究論文を検索すると，2023年1月現在，63件のみがヒットする。Renal rehabilitationという熟語は1970年頃から存在していたようで，和訳した腎臓リハビリテーション（以下，腎リハ）の当初の主な目的は腎疾患を有する人々への復職支援であった。腎臓内科医であるDr. Rennie D.は1981年の時点で「The New England Journal of Medicine」誌のeditorialにて，透析患者の多くが要介助状態である現状を述べ，今後さらに患者の高齢化が進行し，フレイルや併存疾患を多く有する者が増加することを危惧していた[1]。その後，時代とともに腎リハの解釈は少しずつ変化し，生産活動への復帰や日常生活自立の支援もその目的に含まれるようになった。今日における腎リハは腎疾患や透析医療に基づく身体的・精神的影響を軽減させ，症状を調整し，生命予後の改善，心理社会的ならびに職業的な状況の改善を目的に，運動療法のみならず，食事療法と水分管理，薬物療法，教育，精神・心理的サポートなどを行う長期的かつ包括的なプログラム[2]として認識されている。本稿では，こうした包括的なプログラムのなかで運動療法に特化した腎リハのエビデンスについて触れたい。

■ 運動療法のエビデンス

2007年にDr. Cheema B.らは透析施行中に行うレジスタンス運動の効果について報告した[3]。運動強度は対象者が自覚的に「きつい」〜「かなりきつい」と感じる高いものに設定し，週3回の運動療法を12週間継続した。その結果，筋力および身体機能に有意な改善を認めた[3]。この研究は透析施行中に実施する運動療法の草分け的なもので，発表以降，運動療法に関する研究論文は急増した。透析患者に対す

表．透析患者に対する運動療法の有効性のまとめ

アウトカム	論文数	対象者数	運動療法の有効性 (vs. 運動なし or プラセボ群)
死亡	1	296	メタ解析未実施
心血管イベント	0	–	メタ解析未実施
健康関連QOL（身体的側面）	17	656	改善の可能性あり
健康関連QOL（精神的側面）	17	656	改善なし
疲労感	5	–	メタ解析未実施
うつ症状	10	441	有意な改善あり
運動耐容能（最高[大]酸素摂取量）	14	407	有意な改善あり
運動耐容能（最高[大]心拍数）	8	275	有意な改善あり
運動耐容能（6分間歩行距離）	19	827	有意な改善あり
運動耐容能（30秒間の椅子立ち座り回数）	12	478	有意な改善あり
身体機能（5回椅子立ち座り時間）	8	508	有意な改善あり
身体機能（timed up-and-go test）	6	285	有意な改善あり
筋力（下肢：膝伸展筋力）	8	316	有意な改善あり
筋力（上肢：握力）	10	410	有意な改善あり
除脂肪量	7	313	改善なし
栄養（血清アルブミン値）	23	767	改善なし
炎症（C反応性蛋白）	14	421	改善なし
透析効率（Kt/V）	11	382	改善の可能性あり
左室駆出率	6	222	改善なし

（文献4より作成）

る運動療法の効果について検証した系統的レビューも多く発表されたが，2022年にコクランによりアップデートされ，メタ解析が改めて実施された[4]。対象となる研究論文は2020年12月までに発表された無作為化比較試験あるいは準無作為化比較試験で最終的に89本（4,291例）の研究論文が評価対象となり，うち77本の研究論文（3,846例）がメタ解析に含まれた。アウトカムごとに分類した運動療法の効果を**表**にまとめた。メタ解析の結果，透析患者に対する運動療法は運動耐容能，身体機能，筋力およびうつ症状といったアウトカムを有意に改善することが示された[4]。

　次に運動様式に着目してみる。自宅で行う非監視型運動療法は，参加率や継続率の低さといった面で透析施行中の監視型運動療法には劣るものの，運動様式に制限がないため，一定の効果が得られると報告されている[5]。ただ，非監視型運動療法で一定の効果を得るためには，①対面での運動指導を行うこと，②運動の実施状況をセルフモニタリングしてもらうこと，③透析中に運動の実施状況について問診・確認を行うことが必要とされる。一方，高齢患者や運動参加に対する動機の低い患者の場合におい

ては，非監視型ではなく監視型での運動療法が望ましい。われわれは介入方法を監視型運動療法に限定して，その効果を検証するための系統的レビュー・メタ解析を実施し，運動耐容能，歩行能力，下肢筋力，quality of life（QOL）の身体的側面およびうつ症状の有意な改善を確認・報告した[6][7]。

■ 運動療法と死亡リスクとの関係

　運動療法と死亡リスクあるいは心血管疾患発症リスクといったハードエンドポイントとの関係について言及したのはイタリアで実施された多施設共同の無作為化比較対照試験EXCITE試験のみである[8]。この試験では，歩行運動を中心とした非監視型運動療法プログラムを6ヵ月間行うことで，血液透析患者の運動耐容能や身体機能のみならず，生命予後が改善したことを報告している[8]。しかしこのEXCITE試験では，予後解析の際に6ヵ月間の運動療法プログラムの完遂者のみを対象にしている点が結果の解釈を難しくしている。つまり，6ヵ月間の運動療法が予後を改善したのか，6ヵ月間の運動療法プログラムを最後までやり遂げられたことが予後良好につながったのかが明らかにされていないとい

うことである。同研究を長期追跡した解析[9]においても同様で運動療法プログラム完遂者のみを対象にしている。保存期を含む腎不全患者757例を対象に腎リハの効果を検証した別の先行研究によれば，腎リハを完遂した患者の全死亡あるいは脳心血管イベントの発生リスクは非完遂者と比較して低いことが明らかにされている[10]。この研究では観察開始時の運動耐容能や他の患者背景の影響を考慮した解析手法が用いられているものの，あくまで観察研究であることは研究の限界である。以上のことから，運動療法・腎リハとハードエンドポイントとの真の関係性については現状不明なままであり，さらなる検討が必要である。

■ おわりに

本邦における透析人口の高齢化は深刻である。加えて，透析患者は加齢以外に慢性的な低栄養の遷延，透析療法に伴うアミノ酸喪失，慢性炎症，インスリン抵抗性，代謝性アシドーシス，尿毒症，異化亢進／同化抵抗性，身体不活動，度重なる入院イベントおよび多疾患併存といった全身状態悪化につながる危険因子を有しており，これらはフレイルサイクルと呼ばれる悪循環を形成している。末期腎不全患者におけるフレイルサイクルを断ち切ることは腎リハに課せられた使命であるが，こうした試みはいまだ通常診療のなかで定着していない。今後ますます，患者の高齢化が深刻になる腎不全領域において，腎リハは重要な役割を担うことが予想される。実臨床において，これまでに報告されているエビデンスに基づいた腎リハの実践とさらなるエビデンスの創出が求められている。

文　献

1）Rennie D. Renal rehabilitation--where are the data? N Engl J Med. 1981；**304**：351-2.
2）Yamagata K, Hoshino J, Sugiyama H, et al. Clinical practice guideline for renal rehabilitation: systematic reviews and recommendations of exercise therapies in patients with kidney diseases. Renal Replacement Therapy. 2019；**5**：28.
3）Cheema B, Abas H, Smith B, et al. Progressive exercise for anabolism in kidney disease (PEAK)：a randomized, controlled trial of resistance training during hemodialysis. J Am Soc Nephrol. 2007；**18**：1594-601.
4）Bernier-Jean A, Beruni NA, Bondonno NP, et al. Exercise training for adults undergoing maintenance dialysis. Cochrane Database Syst Rev. 2022；**1**：CD014653.
5）Ortega-Pérez de Villar L, Martínez-Olmos FJ, Pérez-Domínguez FB, et al. Comparison of intradialytic versus home-based exercise programs on physical functioning, physical activity level, adherence, and health-related quality of life: pilot study. Sci Rep. 2020；**10**：8302.
6）Shimoda T, Matsuzawa R, Hoshi K, et al. Effects of supervised exercise on depressive symptoms in hemodialysis Patients: a systematic review and meta-analysis of randomized controlled trials. Renal Replacement Therapy. 2017；**3**：56.
7）Matsuzawa R, Hoshi K, Yoneki K, et al. Exercise Training in Elderly People Undergoing Hemodialysis: A Systematic Review and Meta-analysis. Kidney Int Rep. 2017；**2**：1096-110.
8）Manfredini F, Mallamaci F, D'Arrigo G, et al. Exercise in Patients on Dialysis: A Multicenter, Randomized Clinical Trial. J Am Soc Nephrol. 2017；**28**：1259-68.
9）Mallamaci F, D'Arrigo G, Tripepi G, et al. Long-Term Effect of Physical Exercise on the Risk for Hospitalization and Death in Dialysis Patients: A Post-Trial Long-Term Observational Study. Clin J Am Soc Nephrol. 2022；**17**：1176-82.
10）Greenwood SA, Castle E, Lindup H, et al. Mortality and morbidity following exercise-based renal rehabilitation in patients with chronic kidney disease: the effect of programme completion and change in exercise capacity. Nephrol Dial Transplant. 2019；**34**：618-25.

3. 腎臓リハビリテーションの実際（安全性も含めて）

今村　慶吾　東京都健康長寿医療センター研究所福祉と生活ケア研究チーム（東京都板橋区）
Keigo Imamura

松永　篤彦　北里大学大学院医療系研究科（神奈川県相模原市）
Atsuhiko Matsunaga

<No.152> 特集「透析患者の腎臓リハビリテーション」（Vol.33 No.2 2023）

■ はじめに

　血液透析患者は加齢に加えて，慢性炎症，インスリン抵抗性および血管石灰化などの疾患特有の病因により筋力や筋肉量の低下をきたすため，地域在住高齢者と比較して，フレイルやサルコペニアの有病率が高く，これらは死亡リスクの上昇と強く関連することが明らかにされている[1)2)]。そのため，疾病管理として定期的に身体機能ならびに身体活動量を評価し，フレイルやサルコペニアを予防あるいは改善させる効果的介入につなげる必要性が提唱されている。本稿では，腎臓リハビリテーションの中核を担う運動療法に焦点をあて，血液透析患者に対する効果的な介入について概説する。

■ 身体機能ならびに身体活動量の評価

　血液透析患者に対して効果的介入につなげるために適切な評価を行うことが重要である。「腎臓リハビリテーションガイドライン」には，血液透析患者に対する身体機能と身体活動量の評価および運動療法・指導のフローチャートが示されている（**図1**）[3)]。本フローチャートに基づいた評価プログラムは半年あるいは1年に一度の定期実施が望ましい。そしてフローチャートに則り，患者の身体機能および身体活動量の状況から患者の層別化を行い，適切な介入につなげていく。一方で，施設によっては機器や人員不足の影響から介入まで行うことが難しい場合は，定期的な評価と評価結果のフィードバックを優先し，可能な範囲で，たとえば対象者を限定して，介入（運動療法など）を実施していくことが大切である。われわれの調査においても定期的な評価とフィードバックを組み合わせたプログラム

の実践への参加頻度の低い患者群は，高い患者群と比較して生命予後および心血管イベントの発生リスクが有意に高いことが認められている[4)]。

■ 透析中運動療法

　透析中運動療法はシステマティックレビューにおいて，筋力，運動耐容能およびquality of life（QOL）が有意に改善することやその安全性が報告されている[5)-7)]。透析中運動療法の種類としては主に重錘やゴムチューブを用いたレジスタンストレーニングやエルゴメータを用いた有酸素運動が挙げられる。また近年では，神経電気刺激を用いた介入効果が検証されている[8)]。しかし，これまでの透析中運動療法の効果を検証した報告の多くは対象者が比較的若い集団の結果であり，本邦で増加している高齢患者においても同様の効果が得られるかはいまだ十分な調査がなされていないのが現状である。われわれの研究調査では，60歳以上の高齢患者（平均年齢：73.2歳）を対象に2年間の透析中運動療法の効果を検証したところ，筋力，身体パフォーマンス，身体活動量および体組成などに関しても有意な改善は認められなかった（**図2**）[9)]。よって透析中運動療法は筋力ならびに身体パフォーマンスが低下した患者には有用であるが，比較的機能が維持されている患者に対しては効果が十分に得られない可能性がある。そのため，透析中の運動療法を実施する際には，患者の身体特性を考慮に入れて，たとえば入院イベントなどによって身体機能が著しく低下した場合には，さらなる低下を防ぐとともに早期改善を目指す目的で実施するといった積極的な取り組みが必要である。

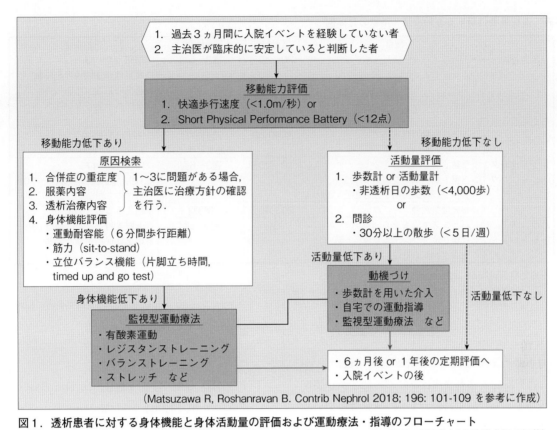

図1. 透析患者に対する身体機能と身体活動量の評価および運動療法・指導のフローチャート
（「日本腎臓リハビリテーション学会編：腎臓リハビリテーションガイドライン, p.38, 2018, 南江堂」より許諾を得て転載）

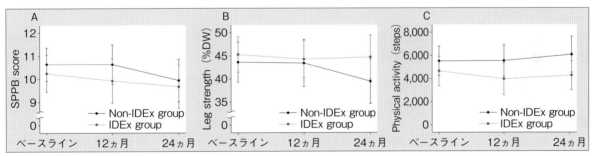

図2. 高齢透析患者に対する2年間の透析中運動療法実施の有無による身体パフォーマンス，下肢筋力および身体活動量の推移
A：Short Physical Performance Battery, B：下肢筋力, C：身体活動量
Non-IDEx group：透析中運動療法非実施群, IDEx group：透析中運動療法実施群

（文献9より改変引用）

■透析時間外運動療法

　透析時間外運動療法は運動様式に制限がないため，透析時間中運動療法よりも大きな効果が期待できる。透析患者における最も大規模な無作為化比較試験の1つであるEXCITE試験によると，歩行運動を中心とした非監視型の運動指導によって運動耐容能と身体機能の有意な改善が認められたことを報告

している[10]。さらに，この結果の二次解析として，高齢患者に対象を限定した分析においても同様の効果が報告されている[11]。透析時間外運動療法の種類としては「腎臓リハビリテーションガイドライン」に掲載されている散歩などの有酸素運動，椅子からの立ち座りなどの自重トレーニングならびにバランストレーニングなどが挙げられており，対象者の運

表．透析患者に対する運動療法・指導の具体例

	種目	運動時間	運動頻度	運動強度
有酸素運動	○エルゴメータ ○トレッドミル	20〜40分	週3〜5回	○RPE 11〜13 ○嫌気性代謝閾値の心拍数* ○最高心拍数*の50〜70%
	○散歩（自宅）	30分/日	週4〜7日 （非透析日中心に）	○息切れが生じない速さ
	○身体活動量（自宅）	4,000歩	週4〜7日 （非透析日中心に）	○RPE 11〜13
レジスタンストレーニング	○重錘，セラバンド	10〜20分	週3〜5回	○RPE 13〜17
	○自重トレーニング（スクワット，カーフレイズ，椅子からの立ち座り）			○1RM（or 5RM）の60〜70%
	○神経電気刺激	20〜40分	週3回	○耐えうる最大の出力
バランストレーニング	○バランスマット上 ○片脚立位，タンデム立位，セミタンデム立位，閉脚立位	5分	週3〜5回	○上肢支持なしで，最低10秒以上は保持可能な姿勢

＊：運動負荷試験から得られた
RPE：ratings of perceived exertion，RM：repetition maximum
（「日本腎臓リハビリテーション学会編：腎臓リハビリテーションガイドライン，p.40，2018，南江堂」より許諾を得て転載）

動機能を踏まえて選択する必要がある（**表**）[3]。一方で，透析時間外運動療法は継続率の低さが重要な課題となる。先行研究においても，歩数計を用いて介入研究を行ったところ，3ヵ月間の介入によって身体活動量が増加したものの，介入終了から3ヵ月後には低下に転じ，介入前の活動量まで戻っていたことを報告している[12]。これらのことから，透析時間外運動療法継続には，運動療法の安全性や利点を患者と確認することに加えて，多職種での継続的な実施状況のフォローが重要である[13]。

■ まとめ

　血液透析患者に対する運動療法は疾病管理として重要であるが，画一的なメニューの展開ではなく，患者特性に合わせたテーラーメイドの取り組みが重要である。そのためには今後，血液透析患者の患者特性に応じた運動療法の量，頻度，時間および強度に関したエビデンスの蓄積が必要である。2022年4月の診療報酬改定によって，新たに運動療法（指導）を導入した施設が増えたことが予想されることから，効果を判定する評価方法（評価指標など）を統一し，多くのデータに基づいて効果を検証していく必要がある。

文　献

1) Lee HJ, Son YJ. Prevalence and Associated Factors of Frailty and Mortality in Patients with End-Stage Renal Disease Undergoing Hemodialysis: A Systematic Review and Meta-Analysis. Int J Environ Res Public Health. 2021; 18：3471.

2) Shu X, Lin T, Wang H, et al. Diagnosis, prevalence, and mortality of sarcopenia in dialysis patients: a systematic review and meta-analysis. J Cachexia Sarcopenia Muscle. 2022；13：145-58.

3) 日本腎臓リハビリテーション学会（編）．腎臓リハビリテーションガイドライン．東京：南江堂；2018.

4) Yamamoto S, Matsuzawa R, Abe Y, et al. Utility of Regular Management of Physical Activity and Physical Function in Hemodialysis Patients. Kidney Blood Press Res. 2018；43：1505-15.

5) Pu J, Jiang Z, Wu W, et al. Efficacy and safety of intradialytic exercise in haemodialysis patients: a systematic review and meta-analysis. BMJ Open. 2019；9：e020633.

6) Cardoso RK, Araujo AM, Del Vechio FB, et al. Intradialytic exercise with blood flow

restriction is more effective than conventional exercise in improving walking endurance in hemodialysis patients: a randomized controlled trial．Clin Rehabil．2020；**34**：91-8.

7）Zhang F，Zhou W，Sun Q，et al．Effects of intradialytic resistance exercises on physical performance，nutrient intake and quality of life among haemodialysis people: A systematic review and meta-analysis．Nurs Open．2021；**8**：529-38.

8）Valenzuela PL，Morales JS，Ruilope LM，et al．Intradialytic neuromuscular electrical stimulation improves functional capacity and muscle strength in people receiving haemodialysis: a systematic review．J Physiother．2020；**66**：89-96.

9）Imamura K，Suzuki Y，Yamamoto S，et al．Feasibility of long-term intradialytic exercise for older patients receiving hemodialysis: a retrospective single-center study．Int Urol Nephrol．2022；**54**：907-16.

10）Manfredini F，Mallamaci F，D'Arrigo G，et al．Exercise in Patients on Dialysis: A Multicenter，Randomized Clinical Trial．J Am Soc Nephrol．2017；**28**：1259-68.

11）Baggetta R，D'Arrigo G，Torino C，et al．Effect of a home based，low intensity，physical exercise program in older adults dialysis patients: a secondary analysis of the EXCITE trial．BMC Geriatr．2018；**18**：248.

12）Sheshadri A，Kittiskulnam P，Lazar AA，et al．A Walking Intervention to Increase Weekly Steps in Dialysis Patients: A Pilot Randomized Controlled Trial．Am J Kidney Dis．2020；**75**：488-96.

13）Clyne N，Anding-Rost K．Exercise training in chronic kidney disease-effects，expectations and adherence．Clin Kidney J．2021；**14**（Suppl. 2）：ii3-14.

4．透析時運動指導等加算の注意点と腎臓リハビリテーション指導士

武居　光雄　医療法人光心会諏訪の杜病院（大分県大分市）
Mitsuo Takei

＜No.152＞特集「透析患者の腎臓リハビリテーション」（Vol.33 No.2 2023）

■ 透析時運動指導等加算の注意点

　2012年から厚生労働省への度重なる陳情と打ち合わせを繰り返し，令和4年度改訂にてはじめて透析患者に対する運動指導等の保険収載を認めていただくことができた。これもひとえにご協力いただいた多くの方々のお陰であり，深く感謝申し上げる。

　令和4年3月4日に『医科診療報酬点数表に関する事項』が公布され下記の文章が掲載された[1]。はじめて透析患者に対する運動療法等の保険収載がな

された瞬間であった。下記にその概略をまとめる。

①「注14　人工腎臓を実施している患者に対して，医師，看護師，理学療法士又は作業療法士が，療養上必要な訓練等について指導を行った場合は，透析時運動指導等加算として，当該指導を開始した日から起算して90日を限度として，75点を所定点数に加算する。」に掲げる透析時運動指導等加算については，透析患者の運動指導に係る研修を受講した医師，理学療法

士，作業療法士又は医師に具体的指示を受けた
当該研修を受講した看護師が1回の血液透析中
に，連続して20分以上患者の病状及び療養環境
等を踏まえ療養上必要な指導等を実施した場合
に算定できる。実施した指導等の内容を実施し
た医師本人又は指導等を実施した理学療法士等
から報告を受けた医師が診療録に記録すること。

　なお，入院中の患者については，当該療法を担
当する医師，理学療法士又は作業療法士の1人当
たりの患者数は1回15人程度，当該療法を担当す
る看護師の1人当たりの患者数は1回5人程度を
上限とし，入院中の患者以外の患者については，
それぞれ，1回20人程度，1回8人程度を上限と
する。

②透析時運動指導等加算について，指導等に当たっ
ては，日本腎臓リハビリテーション学会「腎臓リ
ハビリテーションガイドライン」等の関係学会に
よるガイドラインを参照すること。

③指導を行う室内に心電図モニター，経皮的動脈血
酸素飽和度を測定できる機器及び血圧計を指導に
当たって必要な台数有していること。また，同室
内に救命に必要な器具及びエルゴメータを有して
いることが望ましい。

④当該加算を算定した日については，疾患別リハビ
リテーション料は別に算定できない。

注意点としては，

①「透析患者の運動指導に係わる研修」とは，日本
腎臓リハビリテーション学会が実施する講習会
（今までに日本腎臓リハビリテーション学会が開
催してきた腎臓リハビリテーション指導士取得の
ための講習会も含んでいる）が想定されている。
ただし，「今回の改定では腎臓リハビリテーショ
ン指導士の取得そのものは算定する際の義務では
ない」，と明言されている。

②「90日間75点を算定可能…」の解釈であるが，現
時点では1回算定した後のことが明記されていな
い。すなわち，どのような条件を満たせば，リセッ
トがかかるかは決定していないので，日本腎臓リ
ハビリテーション学会としては協議をする予定で
ある。

③「運動指導等…」の「等」は，運動指導・食事指
導・疾患指導・服薬指導等を総合的に包括的に想
定していると考えている。これは日本腎臓リハビ
リテーション学会が声を大にしてアピールしてき
た「包括的腎臓リハビリテーション」である。

④透析時運動指導等加算について，「医師に具体的
指示を受けた」看護師が療養上必要な指導等を実
施した場合に算定できることとされているが，こ
こでいう具体的指示とは，個別の医学的判断によ
るものであり，指示を行った医師が適切に診療録
に記載することが必要である。

⑤「連続して20分以上患者の病状及び療養環境等を
踏まえ療養上必要な指導等を実施した場合に算定
できる」こととされているが，1回の指導は同一
の医師等が実施する必要がある。

⑥「患者の病状及び療養環境等を踏まえ」た療養上
必要な指導とは，日本腎臓リハビリテーション学
会の「腎臓リハビリテーションガイドライン」等
の関係学会によるガイドラインを参照して実施す
るものであることとされている。

⑦この算定は療養上必要な運動指導等を実施した日
に限り算定可能である。

　今後もさまざまな注意点が出されると思われる
が，その都度対応すべきである。

■ 腎臓リハビリテーション指導士（表）

　2016年4月の診療報酬改定に際して，厚生労働省
から同年1月に「運動指導に従事する担当者の質の
担保をしてほしい」と連絡があった。これに対応す
るために，当時の上月正博理事長が中心となり制
度構築の準備を開始した。2018年の理事会で承認を
受け，2019年3月に開催された第9回日本腎臓リハ
ビリテーション学会学術集会（大分県別府市，学
会長：武居）に合わせて第1回腎臓リハビリテー
ション指導士講習会と修了試験を実施し，365名の
指導士がはじめて誕生した。翌年に第2回を実施し
82名が誕生した（2021年は新型コロナウイルス感染
症の影響で未実施）。2022年は7月31日にWEBにて
講習会および修了試験を実施して133名が合格した。
2023年は10月14日に資格認定試験を実施し，158名
が合格した。現在は計738名の指導士が全国で活躍

表．腎臓リハビリテーション指導士制度規則（第１条から第14条）（一部抜粋）

第１章 総則
目的
第１条

　腎臓リハビリテーション指導士制度（以下「本制度」という）の設立の基本概念は，我が国における包括的腎臓リハビリテーションの質的向上を目指すことである。包括的腎臓リハビリテーションとは，腎臓病患者や透析患者の社会復帰および再発予防を目的とし，運動療法のみならず，患者教育や心理カウンセリング等を包括した治療手段の一つである。

　包括的腎臓リハビリテーションには，医師，看護師，理学療法士，作業療法士，言語聴覚士，臨床検査技師，栄養士（管理栄養士），薬剤師，臨床工学技士，公認心理師（臨床心理士），および健康運動指導士などが関与し，その円滑な遂行のためには，相互理解と技術の向上及び専門知識修得が必要である。

　本制度は，その理念を理解し，包括的腎臓リハビリテーション実施に必要な知識と技術を有する者を日本腎臓リハビリテーション学会認定腎臓リハビリテーション指導士（以下「腎臓リハビリテーション指導士」という）として認定し，腎疾患の治療・予防に種々の職域の者の積極的な参加を可能とし，普遍的な包括的腎臓リハビリテーションの定着を期待するものである。

　これは，更に一次予防を目的とした運動療法などの遂行に当たり専門知識を持って主導的役割を担う人材の育成をも目的とし，腎疾患治療に新しい治療概念を提供し，以て国民の健康・福祉に貢献するものである。

（詳細はホームページを参照）

（腎臓リハビリテーション指導士制度規則https://jsrr.smoosy.atlas.jp/files/2258
（閲覧：2023-3-16）より一部抜粋）

している。

　なお，腎臓リハビリテーション指導士は，

①これまでの本学会学術集会で主演者あるいは座長としての経験があること，あるいは，腎臓リハビリテーション指導の実地経験が１年以上あること

②医師，看護師，理学療法士，作業療法士，言語聴覚士，臨床検査技師，栄養士（管理栄養士），薬剤師，臨床工学技士，臨床心理士（公認心理師），および健康運動指導士のいずれかの資格を有していること

③申請時に本学会正会員であり，申請時の直近２年度以上継続して正会員歴があること（施設会員歴は認められない）

以上の３条件を満たすこととした[2]）。

　残念ながら，今回の保険診療算定要件には腎臓リハビリテーション指導士の取得そのものは入っていない。「学会が主催する講習会を受講し修了試験に合格した者であること」である。ただし，すでに指導士であれば要件を満たしていることになるが，指導士の資格をもっていても医師・看護師・理学療法士・作業療法士のみ該当するとされたので他の職種は外されてしまっている。学会としては（すべての職種を含む）指導士取得を算定要件として希望していたが，最終的には受け入れられなかった。全国の

透析関連施設は約4,500ヵ所あり，現時点で738名の指導士がいるが同一施設で複数名の取得者がいるため，実際には指導士が在籍している施設はもっと少ない状況である。

　今後，算定要件として（特に指導するスタッフの質を担保する意味で）「腎臓リハビリテーション指導士」取得が望ましいと考えているが，これからの課題である。リハビリテーションという観点からすると理学療法士，作業療法士（今回の実施主体として明記された）がもっと活躍すべきであり，活躍する場が増えたことはとても嬉しいことである。実際のところ，約4,500ある透析関連施設のなかで理学療法士もしくは作業療法士が常勤雇用されている施設はおそらく10％に満たないものと考えているからである。その他の職種も従来の職域に限定せず，腎臓リハビリテーションの協働するスタッフの一員として活動することを願ってやまない。

　また，別な観点からすると，あくまで結果としてではあるが，毎回のように保険診療設定が厳しくなっている「腎透析分野」で，患者に対して真摯に取り組んでいる施設に対してはその下げ幅が少しでも小さくなるような結果となった。

　腎臓リハビリテーション指導士は，包括的腎臓リハビリテーションを通じて腎疾患患者の治療ならび

に再発予防とQOL向上に貢献でき，腎臓リハビリテーションの技術や考え方は，動脈硬化性疾患の発症予防（一次予防）から治療ならびに再発予防（二次予防）に至るまで幅広くカバーが可能である。

たとえばメタボリック症候群に対する特定保健指導や，糖尿病・高血圧・脂質異常症といった冠危険因子保有者に対しての生活指導や運動指導に役立つうえに，腎臓病学や運動生理学を理解している腎臓リハビリテーション指導士の強みはなんといって

も，患者に安全かつ効果的に継続性のある運動や食事療法，生活指導ができるということである。

文　献

1）厚生労働省．医科診療報酬点数表に関する事項．https://www.mhlw.go.jp/content/12404000/000984041.pdf（閲覧：2023-3-29）
2）腎臓リハビリテーション指導士制度規則．https://jsrr.smoosy.atlas.jp/files/2258（閲覧：2023-3-16）

第 **5** 章

透析患者のがん治療

第1章
第2章
第3章
第4章
第5章
第6章

1．透析患者に対するがん薬物療法

松原　雄　京都大学大学院医学研究科腎臓内科学（京都市左京区）
Takeshi Matsubara

<No.153> 特集「透析患者のがん治療」　（Vol.33 No.3 2023）

■ はじめに

　近年，透析患者のがんは緩徐であるが増加傾向にある。これに伴い，がん薬物治療の適応となる患者の増加も懸念される。しかし，現在の標準がん薬物治療確立のために行われる臨床試験では，透析患者（末期腎不全患者）が除外されているため，透析患者に当該がん治療薬が有効なのか，あるいは有害事象に問題はないのかということは不明なままである。特に有害事象について，透析患者では易感染性や腎性貧血の合併が多いため，殺細胞性抗がん剤の使用中に比較的多くみられる骨髄抑制によって重症感染症の併発や貧血が重症化する危険性も懸念されるが，その実態も不明な点が多い。

■ 透析患者に対するがん治療薬の用量調整

　腎は多くのがん薬物治療薬とその代謝物の排泄経路である。腎機能低下により薬物の排泄は障害され，毒性が増強しうるとされているため，多くの薬剤は用量調整が必要と考えられている。透析患者に対するがん治療薬投与量の調整や血液透析のタイミングについては，さまざまな論文[1]や日本腎臓病薬物療法学会ホームページに記載されている。しかしながら，それらのエビデンスに強い確実性はなく，既存の薬剤情報や症例報告に基づいて作成されているのが現状である。

　白金製剤の1種であるシスプラチンはがん治療のキードラッグの1つである。透析患者はすでに腎機能が廃絶しているため，シスプラチンの腎毒性の重要性は相対的に小さいが，他の有害事象（消化器毒性，骨髄毒性，神経毒性など）への留意が必要である。シスプラチンは投与後，血中で血漿蛋白に結合

する結合型と遊離型に分かれ，このうち遊離型シスプラチンが抗腫瘍効果を発揮するとされている。遊離型シスプラチンは透析により除去されるが，組織や蛋白に結合している結合型シスプラチンの大部分は透析を行っても体内に残る。実際，シスプラチンの体内動態を検討したいくつかの報告の結果，シスプラチンの透析による除去率は10％程度にすぎないことがわかっている[2]。こういった背景から，2022年に日本腎臓学会，日本癌治療学会，日本臨床腫瘍学会，日本腎臓病薬物療法学会が共同で作成した「がん薬物療法時の腎障害診療ガイドライン2022」ではGood Practice Statementとして，「維持透析患者に対してシスプラチン投与後に薬物除去目的の透析療法を行わない」と記載されている[3]。

　また，腎不全で通常量を投与可能とされている薬剤であっても注意が必要であることを示唆する興味深い事例がある。Nishikawaらは，透析患者に生じたフルオロウラシル（5-FU）による高アンモニア血症に対して，5-FUの代謝物であるα-フルオロ-β-アラニン（FBAL）とモノフルオロ酢酸（FMA）の血中濃度が著明に上昇していることを報告した[4]。5-FUは肝代謝のため，腎障害患者への投与調整は不要であるとされている。しかし，5-FUの異化産物であるFBALは腎排泄であるため，腎不全患者で蓄積しうる。今回，FBALの蓄積から，その下流代謝物のFMAによるクエン酸回路の阻害を介して尿素サイクルが障害され，高アンモニア血症が生じたと考えられた。このように，一般患者と同様の投与が可能とされている薬剤であっても，用量調整を考慮すべきものが存在し，そのメカニズムに関しては代謝物まで含めた薬物血中濃度モニタリング

（TDM）を行うことで明らかにできる可能性がある。

一方，分子標的治療薬も今や，透析がん治療において選択されている薬物の1つとなった。しかし前記同様，透析患者における大規模な研究の報告もなく，多くは症例報告レベルにとどまる。基本的な考えとしては，分子標的治療薬の多くは腎臓による排泄を受けず，腎機能による影響も受けないため，透析患者においても減量や投与タイミングなどを考慮することなく使用可能と考えられている。ただし歴史的にみると，分子標的治療薬の使用経験の少ない頃に，透析患者のソラフェニブ投与方法の忍容性を検討した報告がみられていた[5]。その結果，薬物動態は一般と変化はないものの，通常量投与でGrade 4/5の出血合併症が出現したことから，現在では透析患者のソラフェニブは半量への減量が提案されている。ソラフェニブに限らず，新規分子標的治療薬の場合，データに乏しいものも多いため，通常投与量の半量から開始し，忍容性などをみながら増量するなどの方法も現実的な選択肢であるとされる[3]。

■ 透析患者に対するがん治療薬の投与実態

このようにエビデンスの確実性を評価できる論文が少ないなかで，われわれは透析がん患者にどのようにがん治療薬を用いているのか？　抗がん剤の使用実態に関して，海外ではJanusらが多施設共同の後ろ向き研究を行い，維持透析中にがんに罹患した患者に用いられたがん治療薬の用量調整や薬剤の透析性を検討している[6]。その結果，登録されたがん患者178名のうち50名が薬物治療を受けていたが，使用された薬剤の72％では用量調整が必要と記載されており，82％の薬剤では透析性の問題から透析後の投与が推奨されていた。また，44％の患者に医原性の薬物毒性が生じており，その34％は用量調整が必要な薬剤に関連したものであった。本邦ではFunakoshiらが，がん薬物治療を行った維持透析患者74名を多施設で集積し，その実態を解析している。これによれば，分子標的治療薬については施設間でばらつきなく成書に従った投与がなされていたのに対して，殺細胞性抗がん剤については，たとえば投与透析患者でも減量不要とされている5-FU薬

剤では約3分の1のケースで減量が行われている一方で，透析後の減量投与が推奨されている薬剤（白金製剤）では，半数において常用量投与や投与直後に透析を施行している症例がみられており，エビデンスと実臨床のギャップが存在することが判明した[7]。

■ 透析患者に対するがん薬物治療の展望

このようなギャップの解消には，やはり統一したレジメンの確立が必要となる。先のFunakoshiらの研究において，透析患者で使用頻度が高かったのは，殺細胞性抗がん剤ではフッ化ピリミジン系抗腫瘍薬や白金製剤であった。これらの薬剤を用いる5-FU＋オキサリプラチン療法（FOLFOX療法）は，消化器がんの標準治療として用いられる治療レジメンである。しかし，血液透析患者に対するがん薬物療法のエビデンスと実臨床のギャップを埋めるために第Ⅰ〜Ⅲ相試験まで段階を踏んで実施することは，必要な症例数確保の観点から難しい。そこで，われわれは血液透析患者に対する適切なFOLFOX療法の投与方法を確立するため，これらの薬剤の薬物動態解析研究を実施し，プロトコルを固定したうえで，前向きに症例を集積する「血液透析中の消化器癌患者に対するFOLFOX療法の安全性と有効性に関する多施設共同臨床試験」を開始した。現在進行中であり，成果の報告が待たれている[8]。

■ おわりに

このように透析患者に対するがん薬物治療はまだ解決すべき点が山積している。透析がん患者に使用する薬剤については，抗がん剤のみならず制吐薬に代表される支持療法薬，さらに近年は，エリスロポエチン製剤とがん進展に関する問題も注目されている。今後の発展が期待される。

文　献

1）Janus N, Thariat J, Boulanger H, et al. Proposal for dosage adjustment and timing of chemotherapy in hemodialyzed patients. Ann Oncol. 2010；**21**：1395-403.
2）Gouyette A, Lemoine R, Adhemar JP, et

al. Kinetics of cisplatin in an anuric patient undergoing hemofiltration dialysis. Cancer Treat Rep. 1981；**65**：665-8.

3）日本腎臓学会，日本癌治療学会，日本臨床腫瘍学会，他（編）．がん薬物療法時の腎障害診療ガイドライン2022．東京：ライフサイエンス出版；2022.

4）Nishikawa Y, Funakoshi T, Horimatsu T, et al. Accumulation of alpha-fluoro-beta-alanine and fluoro mono acetate in a patient with 5-fluorouracil-associated hyperammonemia. Cancer Chemother Pharmacol. 2017；**79**：629-33.

5）Kennoki T, Kondo T, Kimata N, et al. Clinical results and pharmacokinetics of sorafenib in chronic hemodialysis patients with metastatic renal cell carcinoma in a single center. Jpn J Clin Oncol. 2011；**41**：647-55.

6）Janus N, Launay-Vacher V, Thyss A, et al. Management of anticancer treatment in patients under chronic dialysis：results of the multicentric CANDY（CANcer and DialYsis）study. Ann Oncol. 2013；**24**：501-7.

7）Funakoshi T, Horimatsu T, Nakamura M, et al. Chemotherapy in cancer patients undergoing haemodialysis：a nationwide study in Japan. ESMO Open. 2018；**3**：e000301.

8）片岡滋貴，船越太郎，堀松高博，他．透析患者に対するがん薬物療法のエビデンス構築を目指して（会議録）．日腎会誌. 2023；**65**：190.

2．透析患者に対する免疫チェックポイント阻害薬の使用法

奥村　祐太[1]　　江﨑　泰斗[1]　　安藤　雄一[2]
Yuta Okumura　　*Taito Esaki*　　*Yuichi Ando*

国立病院機構九州がんセンター消化管・腫瘍内科（福岡市南区）[1]
名古屋大学医学部附属病院化学療法部（名古屋市昭和区）[2]

<No.153> 特集「透析患者のがん治療」（Vol.33 No.3 2023）

■ はじめに

　免疫チェックポイント阻害薬（immune checkpoint inhibitor：ICI）は免疫を抑制する方向へと働く免疫チェックポイント分子を阻害することで抗腫瘍免疫応答を再活性化して効果を示す抗体医薬品である。これまで抗programmed cell death-1（PD-1）／PD-ligand 1（PD-L1）／cytotoxic T-lymphocyte-associated protein 4（CTLA-4）抗体薬を中心に開発が進められ，ICIは国内外でさまざまながん種に対して承認されている（**表**）。

　一方，ほとんどの臨床試験では，透析を受けている患者は除外されており，透析患者に対するICIの有効性や安全性については十分に明らかとなっていない。本稿ではICIの薬物動態や透析患者に対するICI投与の過去の報告について触れつつ，透析患者に対するICIの使用方法について概説を行う。

■ ICIを含む抗体医薬品の薬物動態的特性についての概要

　ICIを含む免疫グロブリンG（IgG）を基本構造とする抗体医薬品の薬物動態に影響する因子としては，標的抗原への結合，pharmacokinetics（PK）／pharmacodynamics（PD），用量比例性，分布，代謝，排泄などが挙げられる。抗体医薬品は内在性IgGと同様の薬物動態的特性を有し，分布容積は小さく，経静脈投与した場合に大部分は血管内に留まる[1)2)]。IgGの分布は対流輸送とトランスサイトーシスによる血管内への流出や拡散，抗体結合に

表．本邦で承認されているICI（2023年12月時点）

薬剤（商品名）	抗体タイプ	適応となっている疾患
抗PD-1抗体		
ニボルマブ（オプジーボ®）	IgG4（ヒト型）	悪性黒色腫，非小細胞肺癌，腎細胞癌，古典的ホジキンリンパ腫，頭頸部癌，胃癌，悪性中皮腫，MSI-High結腸・直腸癌，食道癌，原発不明癌，尿路上皮癌
ペムブロリズマブ（キイトルーダ®）	IgG4（ヒト化）	悪性黒色腫，非小細胞肺癌，古典的ホジキンリンパ腫，尿路上皮癌，MSI-High固形癌および結腸・直腸癌，腎細胞癌，頭頸部癌，食道癌，乳癌，子宮体癌，子宮頸癌，TMB-High固形癌
セミプリマブ（リブタヨ®）	IgG4（ヒト型）	子宮頸癌
抗PD-L1抗体		
アテゾリズマブ（テセントリク®）	IgG1（ヒト化）	非小細胞肺癌，進展型小細胞肺癌，肝細胞癌，乳癌
デュルバルマブ（イミフィンジ®）	IgG1（ヒト型）	非小細胞肺癌，進展型小細胞肺癌，肝細胞癌，胆道癌
アベルマブ（バベンチオ®）	IgG1（ヒト型）	メルケル細胞癌，腎細胞癌，尿路上皮癌
抗CTLA-4抗体		
イピリムマブ（ヤーボイ®）	IgG1（ヒト型）	悪性黒色腫，腎細胞癌，MSI-High結腸・直腸癌，非小細胞肺癌，悪性胸膜中皮腫，食道癌
トレメリムマブ（イジュド®）	IgG2（ヒト型）	非小細胞肺癌，肝細胞癌

MSI-High：高頻度マイクロサテライト不安定性，TMB-High：高腫瘍遺伝子変異量

（各薬剤の添付文書より筆者作成）

よる間質での分布，続いて起こる胎児性Fc受容体（FcRn）による細胞内分解とリサイクルにより決定される[3)4)]。IgGは分子サイズが大きく，高度な非選択性蛋白尿がある場合を除いては腎臓からは排泄されず，肝排泄もわずかである[5)]。

上記のような抗体医薬品の主な排除経路は標的介在性薬剤消失（target mediated drug disposition：TMDD）であるが，IgGの分解にはサルベージ経路も存在する。エンドソーム内のFcRn-IgG複合体は細胞表面に戻され，IgGは再び細胞外空間に放出される。ICIもこのようにリサイクルされると考えられ，その半減期も長い[4)6)]。

■irAEについての一般的事項

ICI使用時に生じる免疫の再活性性化に伴う有害事象は免疫関連有害事象（immune-related adverse event：irAE）と呼ばれる。皮膚，肺，消化器，内分泌器官など，全身のさまざまな部位が標的となりうる。irAEの病態ごとの具体的な対応については国内外ガイドラインで示されている[7)8)]。治療の第一選択となるのはステロイド薬投与であるが，内

分泌障害の場合には通常ステロイド薬投与は行われず，ホルモン補充療法が治療の中心となる。ステロイド薬に対して治療抵抗性の場合には，病態によりシクロホスファミドや抗tumor necrosis factor a（TNF a）抗体薬，抗interleukin-6（IL-6）受容体抗体薬などの免疫抑制薬，ステロイドパルス療法を用いた治療がある。

■透析患者に対するICI投与時のirAEと有効性

透析患者に対するICI使用についてのエビデンスは限定的であるが，ICI使用症例を集積し検討したレビューが最近報告されている[9)]。同研究では，98例の透析患者でのirAE全体の発生割合は49％（48例）と一般的な集団と同程度であり，その有害事象プロファイルもおおむね類似していた。一方で，血液学的有害事象の発生割合は12％（12例）と高かった。主に貧血を反映したものであったが，irAEと非irAEが厳密に区別されておらず詳細は不明である。また，Grade 3/4の高度な有害事象については15％であった。有効性の観点からは，29.6％で腫瘍

縮小（完全または部分奏効），27.5％で病勢安定が確認され，比較的良好な結果であった。ただし，不確実性の高い後方視的研究であること，対象疾患としてICIが比較的奏効しやすい腎細胞がんと悪性黒色腫が合わせて約半数を占めていることなど，結果の解釈には注意が必要である。

また，透析患者のなかには腎移植後の拒絶反応により再透析となった患者も含まれる。腎移植後症例に対してICIを使用し拒絶反応をきたして移植腎摘出に至ったケースや[10]，移植腎をもつ透析患者で拒絶反応がみられなかった複数のケースも報告されている[11]。Mammalian target of rapamycin（mTOR）阻害薬を含む免疫抑制療法の併用は拒絶反応抑制に有用である可能性があるが[12]，その方法は未確立である。免疫抑制療法がICIの抗腫瘍効果を減弱する可能性もあり，有効性と安全性はトレードオフの関係にあると考えられ，個々の症例について慎重に検討を行う必要がある。

■「がん薬物療法時の腎障害診療ガイドライン2022」より

昨年発刊された「がん薬物療法時の腎障害診療ガイドライン2022」においても，透析患者におけるICI使用や，腎移植症例へのICI使用についてクリニカルクエスチョン（CQ）として取り扱われており参考となる[13]。CQ4では，症例報告の蓄積によって安全性に関する一定の情報が得られており，腎細胞がんにおいては分子標的治療薬よりも奏効率が高い可能性が示されていることから，エビデンスの確実性は非常に弱い（D）が，透析患者に対するICIの使用を弱く推奨（提案）している。CQ5では，腎移植後の皮膚扁平上皮がんにおいてICIが他の治療法よりも全生存期間をより延長させ，奏効率も顕著に高いことが示されていることから，エビデンスの確実性は弱い（C）が，腎移植患者に対するICIの使用を弱く推奨（提案）している。腎移植後の患者ではICIの使用により拒絶反応の発生率が顕著に高まることが知られており，免疫抑制薬の使用によって抑制される可能性はあるが，拒絶反応や移植片喪失のリスクが高まる。再移植は担がん患者は適応外であり，透析の再導入は腎移植生着時よりも

身体的・精神的な負担が生じる可能性がある。透析再導入のリスクをどのように捉えるかは患者の価値観に大きく影響されるため，ICIによる治療に伴うリスクとして患者への十分な説明が必要である。

■おわりに

ICIの薬物動態的特性と過去の研究結果からは，透析患者においてもICIの減量や投与スケジュールを変えずに治療実施可能と考えられる。しかし，非透析患者と同様にICIの投与にあたってはメリットとデメリットを十分評価したうえでその適応を慎重に検討する必要がある。今後，レジストリ研究などの前向き研究によって，有効性や安全性に関する知見が蓄積されていくことが期待される。

文　献

1）Centanni M, Moes DJAR, Trocóniz IF, et al. Clinical Pharmacokinetics and Pharmacodynamics of Immune Checkpoint Inhibitors. Clin Pharmacokinet. 2019；**58**：835-57.

2）Ryman JT, Meibohm B. Pharmacokinetics of Monoclonal Antibodies. CPT Pharmacometrics Syst Pharmacol. 2017；**6**：576-88.

3）Wang W, Wang EQ, Balthasar JP. Monoclonal antibody pharmacokinetics and pharmacodynamics. Clin Pharmacol Ther. 2008；**84**：548-58.

4）Keizer RJ, Huitema AD, Schellens JH, et al. Clinical pharmacokinetics of therapeutic monoclonal antibodies. Clin Pharmacokinet. 2010；**49**：493-507.

5）Counsilman CE, Jol-van der Zijde CM, Stevens J, et al. Pharmacokinetics of rituximab in a pediatric patient with therapy-resistant nephrotic syndrome. Pediatr Nephrol. 2015；**30**：1367-70.

6）Kim J, Hayton WL, Robinson JM, et al. Kinetics of FcRn-mediated recycling of IgG and albumin in human: pathophysiology and therapeutic implications using a simplified mechanism-based model. Clin Immunol. 2007；**122**：146-55.

7）Schneider BJ, Naidoo J, Santomasso BD, et al. Management of Immune-Related Adverse Events in Patients Treated With Immune Checkpoint Inhibitor Therapy：ASCO Guideline Update. J Clin Oncol. 2021；**39**：4073-126.

8）日本臨床腫瘍学会（編）. がん免疫療法ガイドライン第3版. 東京：金原出版；2023.

9）Kitchlu A, Jhaveri KD, Sprangers B, et al. Immune checkpoint inhibitor use in patients with end-stage kidney disease：an analysis of reported cases and literature review. Clin Kidney J. 2021；**14**：2012-22.

10）Mejia CD, Frank AM, Singh P, et al. Immune checkpoint inhibitor therapy-associated graft intolerance syndrome in a failed kidney transplant recipient. Am J Transplant. 2021；**21**：1322-5.

11）Strohbehn IA, Lee M, Seethapathy H, et al. Safety and Efficacy of Immune Checkpoint Inhibitors in Patients on Dialysis：A Retrospective Case Series. Am J Kidney Dis. 2020；**76**：299-302.

12）Murakami N, Mulvaney P, Danesh M, et al；Immune Checkpoint Inhibitors in Solid Organ Transplant Consortium. A multi-center study on safety and efficacy of immune checkpoint inhibitors in cancer patients with kidney transplant. Kidney Int. 2021；**100**：196-205.

13）日本腎臓学会，日本癌治療学会，日本臨床腫瘍学会，他（編）. がん薬物療法時の腎障害診療ガイドライン2022. 東京：ライフサイエンス出版；2022.

3．透析患者における がん薬物療法の制吐療法と注意点

仲西　毅 I&H株式会社阪神調剤薬局神鋼店（神戸市中央区）
Tsuyoshi Nakanishi

平田　純生 I&H株式会社学術研修部学術課（兵庫県芦屋市）
Sumio Hirata

髙木　麻里 大阪国際がんセンター薬局（大阪市中央区）
Mari Takagi

＜No.153＞ 特集「透析患者のがん治療」（Vol.33 No.3 2023）

■ 悪心・嘔吐

抗がん剤により脳，消化管からのセロトニン，サブスタンスP，ドパミンなどの分泌が亢進し，5-HT$_3$受容体や化学受容器引き金帯に存在するNK$_1$受容体，ドパミンD$_2$受容体が刺激されることで悪心・嘔吐が出現する[1]。透析患者はもともとの尿毒症症状や溢水と透析の除水による虚血の繰り返しによって消化器が脆弱で，食欲不振や悪心・嘔吐の発現率が高く，胃腸粘膜の炎症や潰瘍が起こりやすい病態であり，抗凝固薬を使用するため，消化管出血も起こしやすい。また，がん薬物療法も適切な用法・用量の設定が困難なことが多く，強力な治療を行えないことが多い。

抗がん剤による悪心・嘔吐は発現時期により24時間以内に発現する急性悪心・嘔吐，24時間以降に発現する遅発性悪心・嘔吐，以前の化学療法で悪心・嘔吐が十分にコントロールできなかった場合や不安などが要因となる心因性の予測性悪心・嘔吐に分類される。がん薬物療法以外にも，電解質異常，腸閉塞，脳転移，がん性腹水，オピオイド系鎮痛薬などの併用薬の影響により誘発されることもあるため，鑑別が重要となる[2]。

抗がん剤，レジメンの種類により悪心・嘔吐のリスクが異なる。発生頻度により90％を超える患者に発現する場合を高度催吐性リスク（high emetic risk：HEC），30～90％の場合を中等度催吐性リス

表．制吐薬の透析患者の減量の必要性と透析性

薬効分類	成分名	商品名・製剤	Vd (L/kg)	PBR (%)	$t_{1/2}\beta$ (時間)	透析性	fe (%)	減量の必要性
ドパミンD₂受容体遮断薬	ドンペリドン	ナウゼリン®錠・OD錠・坐剤	7.3	92	11	×	1以下	なし
	塩酸メトクロプラミド	プリンペラン®錠・細粒・シロップ・注射液	3.4	30	5	×	20	50%に減量
NK₁受容体拮抗薬	アプレピタント	イメンド®カプセル／カプセルセット	0.75	99.7	10	×	4.7以下	なし
	ホスアプレピタントメグルミン	プロイメンド®点滴静注用			14			なし
	ホスネツピタント塩化物塩酸塩	アロカリス®点滴静注	8	99.7	70	×	不明だが低い	なし
5-HT₃受容体拮抗薬	オンダンセトロン塩酸塩水和物	オンダンセトロンODフィルム・注射液	2.5	79	4	×	5以下	なし
	グラニセトロン塩酸塩	カイトリル®錠／細粒・注／点滴静注バッグ	3	65	8	×	10	なし
	パロノセトロン塩酸塩	アロキシ®静注／点滴静注バッグ	11	62	39	×	39	低い
	ラモセトロン塩酸塩	ナゼア®OD錠・注射液	2	90	5	×	19	なし
副腎皮質ホルモン	デキサメタゾン	デカドロン錠	0.78	74	4	×	4	なし
	デキサメタゾンリン酸エステルナトリウム	デキサート®注射液						
MARTA	オランザピン	ジプレキサ®錠・細粒 ジプレキサ®ザイディス®錠	9.3	93	30	×	7	なし
抗不安薬	ロラゼパム	ワイパックス®錠	1.3	91	12	×	1以下	なし

Vd：分布容積，PBR：蛋白結合率，$t_{1/2}\beta$：消失半減期，fe：尿中活性体排泄率，MARTA：多元受容体作用抗精神病薬

(筆者作成)

ク（moderate emetic risk：MEC），10～30％の場合を軽度催吐性リスク，10％未満の場合を最小度催吐性リスクとして分類される[1)2)]。複数の抗がん剤を含むレジメンの場合，催吐性リスクの最も高い抗がん剤に合わせるが，例外として膵臓がんFOLFIRINOX療法や大腸がんFOLFOXIRI療法はHEC，膵臓がんゲムシタビン＋アルブミン懸濁型パクリタキセル併用療法や胆道がんゲムシタビン＋シスプラチン併用療法はMECとなるが，透析患者ではHECの消化器がんレジメンを行った報告はほとんどない。

患者のリスク因子として若年者，女性，飲酒歴が少ない，乗り物酔いしやすい，不安感がある，妊娠悪阻の既往，抗がん剤による悪心・嘔吐の既往がある場合に発現しやすいことが示されている[2)3)]。

■ 制吐療法

悪心・嘔吐を予防することが最も重要で催吐性リスクに応じた予防的な制吐薬が推奨されている。5-HT₃受容体拮抗薬は第1世代のグラニセトロン，オンダンセトロンや第2世代のパロノセトロンがあ

る。第2世代のパロノセトロンは第1世代と比較して半減期が約40時間と非常に長く，30～100倍の受容体親和性をもっているため，第Ⅲ相試験で遅発性悪心・嘔吐に関してはグラニセトロンに比して有意に有効であった[4)]。5-HT₃受容体拮抗薬は便秘，頭痛およびQT延長に注意が必要である。透析患者の便秘発症頻度はきわめて高く[5)]，便秘は悪心・嘔吐の原因になるため，下剤の適正使用も重要である。パロノセトロンの尿中未変化体排泄率は40％程度であるが，透析患者での減量の必要性は低い。いずれの5-HT₃受容体拮抗薬も分布容積が大きいため透析では除去されない（表）。

デキサメタゾンは制吐療法に古くから使用されているステロイド薬であるが，制吐作用の機序は不明である。糖尿病の既往がある場合は血糖コントロールが不良になることがあり，血糖値に応じたインスリンを使用することもある。HECの乳がんドキソルビシン＋シクロホスファミド併用療法，MECに対してはパロノセトロン併用下で抗がん剤投与日翌日からのデキサメタゾン内服の有無で有意差がないとの報告があり[6)-8)]，抗がん剤投与日翌日以降の

デキサメタゾン服用を省略することがある（steroid sparing）。

　NK₁受容体拮抗薬は経口薬のアプレピタントとそのリン酸化プロドラッグの注射薬のホスアプレピタント，ネツピタントのリン酸化プロドラッグの注射薬のホスネツピタントがある。ホスネツピタントは，HECに対して国内第Ⅲ相試験において，ホスアプレピタントに対する非劣性が示され，有効性および安全性が確認された[9]。NK₁受容体拮抗薬はCYP3A4によるデキサメタゾンの代謝を阻害するため[1][2]，併用時はデキサメタゾン量を半減する必要がある。NK₁受容体拮抗薬の蛋白結合率は99％以上ときわめて高く，透析患者ではわずかに低下するが血液透析で全く除去されない（**表**）。

　多元受容体作用抗精神病薬のオランザピンは抗がん剤投与に伴う悪心・嘔吐に適応があり，他の制吐薬との併用で使用する。1日1回5mg（1日10mgまで），各サイクル投与期間は6日間までを目安とする。糖尿病患者には禁忌であり，既往を確認する必要がある。傾眠，ふらつきに注意し，高齢者への投与は慎重に行う。シスプラチン50mg/㎡以上投与された患者でHECの制吐療法に4日間のオランザピン5mg追加服用により悪心・嘔吐の頻度が改善することが報告されているが[10]，透析患者でのシスプラチン投与患者への有効性については不明である。透析患者でも減量の必要はなく，蛋白結合率，分布容積ともに大きいため，透析で全く除去されない。

　予防的な制吐薬で抑えることができない突出性の悪心・嘔吐にはドパミンD₂受容体遮断薬のメトクロプラミドが使用されるが，尿中排泄率は低いものの腎不全患者では非腎クリアランスが低下するため，50％に減量が必要であり，透析患者では錐体外路症状が発症しやすい。心因性の予測性悪心・嘔吐には抗不安薬のロラゼパム1回0.5〜1mgが使用される。アルプラゾラムではロラゼパムより反跳性不安が出現しやすいため，National Comprehensive Cancer Network（NCCN）ガイドラインは2018年の改訂から，予測性悪心・嘔吐に対するアルプラゾラムの推奨を削除している。

文　献

1）一般社団法人日本癌治療学会（編）．制吐薬適正使用ガイドライン2015年10月（第2版）．東京：金原出版；2015．一部改訂版 ver.2.2（2018年10月）．http://www.jsco-cpg.jp/item/29/index.html（閲覧：2023-5-23）

2）National Comprehensive Cancer Network. NCCN Clinical Practice Guidelines in Oncology：Antiemesis. Version 1. 2023. https://www.nccn.org/professionals/physician_gls/pdf/antiemesis.pdf（閲覧：2023-3-30）

3）Takemoto H, Nishimura J, Komori T, et al；Multicenter Clinical Study Group of Osaka, Colorectal Cancer Treatment Group（MCSGO）. Combination antiemetic therapy with aprepitant/fosaprepitant in patients with colorectal cancer receiving oxaliplatin-based chemotherapy in the SENRI trial：analysis of risk factors for vomiting and nausea. Int J Clin Oncol. 2017；**22**：88-95.

4）Suzuki K, Yamanaka T, Hashimoto H, et al. Randomized, double-blind, phase III trial of palonosetron versus granisetron in the triplet regimen for preventing chemotherapy-induced nausea and vomiting after highly emetogenic chemotherapy：TRIPLE study. Ann Oncol. 2016；**27**：1601-6.

5）西原舞，平田純生，和泉智，他．透析患者の便秘症についての実態調査．透析会誌．2004；**37**：1887-92.

6）Aapro M, Fabi A, Nolè F, et al. Double-blind, randomised, controlled study of the efficacy and tolerability of palonosetron plus dexamethasone for 1 day with or without dexamethasone on days 2 and 3 in the prevention of nausea and vomiting induced by moderately emetogenic chemotherapy. Ann Oncol. 2010；**21**：1083-8.

7）Okada Y, Oba K, Furukawa N, et al. One-day versus three-day dexamethasone in combination with palonosetron for the prevention of chemotherapy-induced nausea and vomiting：

a systematic review and individual patient data-based meta-analysis. Oncologist. 2019；**24**：1593-600.

8）Ito Y, Tsuda T, Minatogawa H, et al. Placebo-controlled, double-blinded phase III study comparing dexamethasone on day 1 with dexamethasone on days 1 to 3 with combined neurokinin-1 receptor antagonist and palonosetron in high-emetogenic chemotherapy. J Clin Oncol. 2018；**36**：1000-6.

9）Hata A, Okamoto I, Inui N, et al. Randomized, double-blind, phase III study of fosnetupitant versus fosaprepitant for prevention of highly emetogenic chemotherapy-induced nausea and vomiting：CONSOLE. J Clin Oncol. 2022；**40**：180-8.

10）Hashimoto H, Abe M, Tokuyama O, et al. Olanzapine 5 mg plus standard antiemetic therapy for the prevention of chemotherapy-induced nausea and vomiting（J-FORCE）：a multicentre, randomised, double-blind, placebo-controlled, phase 3 trial. Lancet Oncol. 2020；**21**：242-9.

4．進行したがんを合併した維持透析患者に対する透析療法（保存的腎臓療法を含む）

伊藤　雄伍　　中山　昌明
Yugo Ito　　*Masaaki Nakayama*

聖路加国際病院腎臓内科（東京都中央区）

<No.153> 特集「透析患者のがん治療」 （Vol.33 No.3 2023)

■ はじめに

日本透析医学会統計調査では，悪性腫瘍は心不全，感染症に次ぐ3番目に多い死因となっており全体の8.4％を占めている（**図**)[1]。日本人の死因の第1位が悪性新生物（26.5％）であり，その比率が年々上昇している傾向とは大きく異なるが[2]，これは透析患者が心血管系をはじめ，より多くのリスクに曝されていることを反映している。この日本透析医学会統計調査の結果は全死亡数に対する各死因の割合であり，透析患者の悪性新生物の罹患率・死亡率が低いわけではないことに注意が必要である。実際に，透析患者では一般集団と比較してがんの標準化罹患率，標準化死亡率も一般集団より高いことが報告されている[3][4]。

■ 透析の処方の調整，見合わせについて

血液透析患者が進行したがんを合併した場合に

は，病状の進行とともに透析中の血圧低下などで透析を完遂することが困難になることが多い。そのため透析の医学的適応，患者の生命予後，身体的負担，生活の質（QOL）を総合的に判断し，透析時間の短縮，回数を減らすなどの患者負担を軽減することを考慮する。また，透析中にがん疼痛がある場合には透析中の体位を工夫し，適切な鎮痛薬を使用する。軽度の疼痛であれば非オピオイド［アセトアミノフェン，非ステロイド性抗炎症薬（NSAIDs)］を使用し，中等度以上の疼痛に対してはオピオイド（フェンタニルなど）を上乗せしていく。

がんがさらに進行し，呼吸，循環などが不安定な状態となった場合には透析の見合わせを検討する。日本透析医学会が2020年に発表した『透析の開始と継続に関する意思決定プロセスについての提言』において，透析の見合わせを検討する状態として「生命維持が極めて困難な循環・呼吸状態等の多臓器不

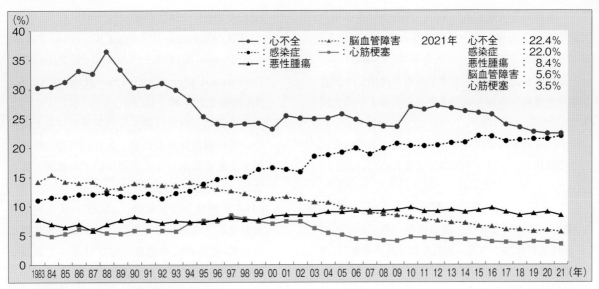

図．慢性維持透析患者 死亡原因割合の推移

（文献 1 より引用）

全や持続低血圧等，透析実施がかえって生命に危険な状態」，「悪性腫瘍等の完治不能な悪性疾患を合併しており，死が確実にせまっている状態」などが挙げられている[5]。実際には，がんが進行した段階で透析の見合わせについて患者と話し合うことは，時間的にも全身状態からも困難である場合が多く，可能であれば本人の意思表示が可能な段階で共同意思決定によって透析を含めた治療方針を決定しておくことが望ましい。

■ 保存的腎臓療法

2022年に「日本医療研究開発機構（AMED）長寿科学研究開発事業高齢腎不全患者に対する腎代替療法の開始/見合わせの意思決定プロセスと最適な緩和医療・ケアの構築」研究班から『高齢腎不全患者のための保存的腎臓療法―conservative kidney management（CKM）の考え方と実践―』が刊行された[6]。これにより腎代替療法を行わない保存的腎臓療法（CKM）が高齢末期腎不全患者の新たな治療選択肢として認識された。このなかに透析患者に対する緩和ケアに関する詳細な記載があり，進行したがんを有する透析患者の緩和ケアの方法としても参考になる内容となっている。必要に応じて緩和ケアの専門知識をもつ専門家に協力を依頼することが

重要である。

■ アドバンス・ケア・プランニング（ACP）

厚生労働省は2018年に「人生の最終段階における医療・ケアの決定プロセスに関するガイドライン」を改訂し，患者本人の意向に沿った人生の最終段階における医療・ケアを実現し，本人が最後まで尊厳をもって人生を全うすることができるよう支援することを目標としている[7]。その概要は以下に列挙する。進行したがんを合併した透析患者においても，アドバンス・ケア・プランニング（ACP）によって尊厳をもって人生の最終段階の医療・ケアを受けられるように，透析を見合わせた場合に出現が予想される症状やその治療法について医療チームから情報を得て，自身の価値観，人生観，懸念事項を医療チームに伝えることによって相互理解を深めることが必要である。また，この医療・ケアの方針は患者の病状変化によって適宜更新できるように話し合いを繰り返す。末期がん患者が透析の見合わせを選択した場合にも，患者の全人的な苦痛（身体的な痛み，心理的な痛み，社会的な痛み，スピリチュアルな痛み）に対して，家族らとともに対応する。具体的には，緩和ケアにより身体的な痛みを緩和し，心理的・社会的・スピリチュアルなニーズに耳を傾け，

患者・家族らを支援する。また，患者が好きな場所で最期を生きる選択肢を提供できるように努める。看取りの場所を確認し，在宅を希望した場合には，訪問診療医や訪問看護，介護従事者と連携し，患者が尊厳を維持しながら最期を迎えられるように支援する。

　以上，進行がん合併の透析患者に対する現時点における包括的アプローチについてまとめた。

文　献

1 ）花房規男，阿部雅紀，常喜信彦，他．わが国の慢性透析療法の現況（2021年12月31日現在）．透析会誌．2022；**55**：665-723.

2 ）厚生労働省．令和3年（2021）人口動態統計（確定数）の概況．第6表 性別にみた死因順位（第10位まで）別死亡数・死亡率（人口10万対）・構成割合．https://www.mhlw.go.jp/toukei/saikin/hw/jinkou/kakutei21/dl/10_h6.pdf（閲覧：2023-5-30）

3 ）Maisonneuve P, Agodoa L, Gellert R, et al. Cancer in patients on dialysis for end-stage renal disease：an international collaborative study. Lancet. 1999；**354**：93-9.

4 ）Au EH, Chapman JR, Craig JC, et al. Overall and Site-Specific Cancer Mortality in Patients on Dialysis and after Kidney Transplant. J Am Soc Nephrol. 2019；**30**：471-80.

5 ）透析の開始と継続に関する意思決定プロセスについての提言作成委員会．透析の開始と継続に関する意思決定プロセスについての提言．透析会誌．2020；**53**：173-217.

6 ）「日本医療研究開発機構（AMED）長寿科学研究開発事業高齢腎不全患者に対する腎代替療法の開始/見合わせの意思決定プロセスと最適な緩和医療・ケアの構築」研究班（編）．高齢腎不全患者のための保存的腎臓療法—conservative kidney management（CKM）の考え方と実践—．東京：東京医学社；2022.

7 ）厚生労働省．人生の最終段階における医療・ケアの決定プロセスに関するガイドライン 改訂 平成30年3月．https://www.mhlw.go.jp/file/04-Houdouhappyou-10802000-Iseikyoku-Shidouka/0000197701.pdf（閲覧：2023-5-30）

Q&A　進行したがんを合併した維持透析患者にどのような対応をしたらいいですか？

徳元しのぶ　聖路加国際病院腎センター（東京都中央区）
Shinobu Tokumoto

＜No.153＞特集「透析患者のがん治療」（Vol.33 No.3 2023）

■痛み・症状マネジメント

　がんの末期では約7割が痛みを体験し，その約8割は激痛であるといわれている。その内容は，がんや治療に伴う痛み，慢性痛・廃用症候群に伴う痛みなど多岐にわたり，これらが混在していることが多い。痛みは患者の気力を削ぎ，本人らしさや思考を停滞させ，苦痛をもたらし生活の質（QOL）を低下させる。痛みの性質やレベル・発現パターンを評価し，早期より専門チームと協働で治療やケアを行うことが肝要である（**表**）。

　痛みや倦怠感・吐き気・呼吸困難などのさまざまな身体症状，あるいは病状や治療に伴う精神的・社会的ストレスなどは，患者が自ら訴えなければ状態や程度を知ることができない。この主観的な訴えは患者報告アウトカム（patient-reported outcome：PRO）として重視されている。PROを評価する尺度

表. 痛みの治療の概要

	要点	主な具体的な対応例
原因の同定と治療	原因の同定	痛みに関する問診，痛みの場所の確認，触診による知覚鈍麻などの身体的診察，画像検査を確認し，痛みの原因を明らかにする
	痛みの原因に対する治療	抗がん治療，感染症に対する治療など痛みの原因に対する治療を行えないかを検討する
	オピオイドによる痛覚過敏の可能性の検討	オピオイドの減量や変更などを検討する
	非がん性の痛みに対する治療	非がん性の痛みに対して，オピオイド以外の鎮痛薬，心理社会的要因に対するケア，神経ブロック，リハビリテーションの介入を優先する
治療目標の設定	痛みの病態により，治療目標を設定	・痛みの病態を患者にわかりやすく説明し，現実的な治療目標を設定する ・意識状態やコミュニケーションできる程度と鎮痛のバランスを相談する
苦痛を悪化させている要因の改善とケア	身体的要因に対するケア	痛みが緩和できる動作・体位の工夫や環境調整（マットなど），装具の利用などを行う
	心理社会的要因に対するケア	不安，恐怖，怒り，孤独感，抑うつを緩和できるようなケアを行う
医学的治療	薬物療法	・持続痛に対しては，効果があり意識に影響しない範囲でオピオイドを増量する ・突出痛の対応を行う ・オピオイドの効果が不十分な場合，オピオイドの投与経路の変更，オピオイドの種類の変更，鎮痛補助薬の併用などを行う
	薬物療法以外の治療	・放射線治療を検討する ・神経ブロックを検討する

（特定非営利活動法人日本緩和医療学会ガイドライン統括委員会．がん患者の治療抵抗性の苦痛と鎮静に関する基本的な考え方の手引き2018年版．東京：金原出版；2018．より引用）

として，緩和ケア普及のためのプロジェクトで作成された苦痛評価ツール「生活のしやすさに関する質問票」（**図**）がある。痛みや倦怠感など身体症状と心の状態をスケールで評価し，痛みのパターン図により出現状況を把握できる。日常的に使用することで，その評価結果を手掛かりに症状の背景や経時的な変化などのアセスメントに用いることができる。

■■■

■ 意思決定支援・治療の選択

　透析患者は，生きていくために透析治療に取り組み，仕事や家庭など社会的役割の変化に対してさまざまな選択をしながら，その人なりに生きていくうえで適応している。がんの終末期では，症状緩和を目的とした治療やケアに移行していくが，この経過のなかで透析を行うことが不利益となる状態では，保存的腎臓療法（conservative kidney management：CKM）も重要な選択肢となる。透析自体の中止に対しては，患者や家族はいよいよ死を実感しショックを受け，これまでの透析ライフの否定や無力感など自己を見失うことも珍しくない。医療者は寄り添い・傾聴し，慰め・労り，思いを受け止め，対話のプロセスを経て，患者・家族が「どう在りたいか」を気づき，表出できるパートナーとして存在する必要がある。そして，患者や家族の価値観や意思を共有し，医療行為や代諾者の選定など，包括的なアドバンス・ケア・プランニング（ACP）プロセスでフレームワークを整え，最期のときまで死と向き合う態度を形成するためのサポートを行うことが期待されている。

■■■

■ 全人的ケア

　人間らしさやその人らしさを脅かす要素として，自責の念や罪の意識などの関係性に由来する苦悩や身体的・認知的コントロール感など自律性の喪失，死の不安・将来の喪失など時間性に由来する苦痛などのスピリチュアルペインがある。看護師や医療者

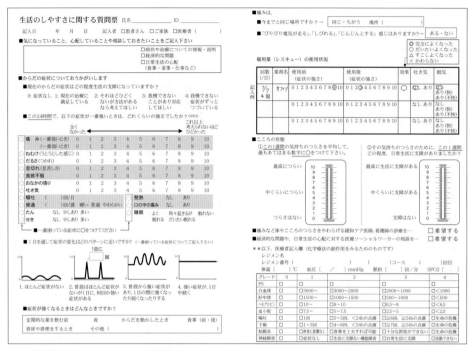

図．生活のしやすさに関する質問票
（緩和ケア普及のための地域プロジェクト：OPTIM study（厚生労働科学研究　がん対策のための
戦略研究）http://gankanwa.umin.jp/pdf/tool01.pdf（閲覧：2023-5-25）より引用）

は，患者・家族より人生における大切な出来事や関係についての語りを聞き，ありのままを理解し，スピリチュアルペインを表出できるよう寄り添い見守る．

終末期医療や緩和ケアを内包する概念として，エンド・オブ・ライフケアがある．「診断名，健康状態，年齢に関わらず，差し迫った死，あるいはいつかは来る死について考える人が，生が終わる時まで最善の生を生きることができるように支援すること」とある．それに対する看護師の役割として，「①その人のライフ（生活や人生）に焦点を当てる，②患者・家族・医療スタッフが死を意識したときから始まる，③患者・家族・医療スタッフが共に治療の選択に関わる，④患者・家族・医療スタッフが多様な療養・看取りの場の選択を考える，⑤QOLを最期まで最大限に保ち，その人にとっての良い死を迎えられるようにすることを家族とともに目標とする」ことが挙げられている．

透析患者は治癒することのない長い病の軌跡を辿りながら最期のときを迎える．看護師はその人生を知る機会があり，身近な存在となりうる．その人を捉え，その人らしい日々が過ごせるよう寄り添い，思考し，支援する姿は，慰めや安心をもたらすことがあることを忘れてはいけない．

第1章

第2章

第3章

第4章

第5章

第6章

第 **6** 章

血液透析膜はどこまで発展可能か

1．何を除去すべきか：Uremic toxinsの視点から

2．膜はどこまで進歩できるか（医工学の視点から）

Q＆A①　膜の性能を最大限に引き出す透析方法は？

Q＆A②　生体適合性の今日的意義とは？

1．何を除去すべきか：Uremic toxinsの視点から

西　愼一　医療法人社団一陽会服部病院腎臓内科・透析センター（兵庫県三木市）
Shinichi Nishi

＜No.155＞特集「血液透析膜の発展はどこまで可能か」（Vol.34 No.1 2024）

■ はじめに

　Uremic toxins（UT）は糸球体濾過量低下に伴い血中に蓄積し，さまざまな臓器障害を呈するもととなる。ここではまずUTの分類を解説し，最後に新しいUT除去の方法について触れる。

■ UTの分類

　UTは一般的に分子量により分類される。かつては，通常500Da（Dalton）未満の分子はsmall molecule（小分子量），500Da以上をmiddle molecule（中分子量）のUTとしていた。

　近年，欧州のRosnerら[1]のグループは，UTの分子量をsmall；<500Da，small–middle；500Da～15kDa（kiloDalton），medium–middle；>15～25kDa，そしてlarge–middle；>25～58kDaと分ける類案を発表している。分子量58kDaは糸球体で濾過される分子サイズに近似する。

　このほかに，水溶性分子のUTと蛋白結合型分子のUTに分ける分類がある。蛋白結合型のUTは遊離しているUT分子が有害で，そのサイズはsmall moleculeである。**表**に代表的なUTの分子量を記載した。

■ UTの除去と透析モダリティ

　Small moleculeのUT除去は，濃度勾配を除去原理とする血液透析（hemodialysis：HD）で効率よく除去可能である。しかし，middle molecule以上のUTは血液濾過（hemofiltration：HF），あるいは血液透析濾過（hemodiafiltration：HDF）に頼ることになる。これらのモダリティで使用する濾過膜は，透析膜と比較してポアサイズが大きい。ただし，濾過（convection）のみであるとsmall moleculeの除去効率は逆にHDより低下する。よって，HDとHFを組み合わせたHDFが最も優れている。

　HDFのなかでも，middle moleculeのUT除去には，一般に前希釈より後希釈が若干優れている。また，UTの除去は，濃度勾配や濾過のみならず透析膜への吸着，蛋白結合型UTであれば濾過膜ポアへの目詰まり現象によっても除去される[2]。

表．Small-middle以上のUTとその分子量（MW）

分子	分子量
Small-middleサイズ（500Da～15kDa）	
心房性ナトリウム利尿ペプチド（ANP）	3,080
β-エンドルフィン	3,465
コレシストキニン	3,866
ニューロペプチドY	4,272
エンドセリン	4,283
アドレノメデュリン	5,729
副甲状腺ホルモン（PTH）	9,225
β2-ミクログロブリン（β2MG）	11,818
シスタチンC	13,300
Medium-middleサイズ（15～25kDa）	
脱顆粒抑制蛋白	14,100
クララ細胞蛋白（CC16）	15,800
レプチン	16,000
レチノール結合蛋白	21,200
補体因子D（CF-D）	23,750
インターロイキン-6（IL-6）	24,500
ヒアルロン酸	25,000
免疫グロブリン遊離軽鎖κ型（κ-FLC）	25,000
免疫グロブリン遊離軽鎖λ型（λ-FLC）	25,000
Large-middleサイズ（25～58kDa）	
腫瘍壊死因子（TNF）	26,000
インターロイキン-1β（IL-1β）	32,000
線維芽細胞増殖因子-23（FGF-23）	32,000
α1-ミクログロブリン（AMG）	33,000

MW：molecular weight，Da：Dalton，kDa：kiloDalton

（文献1を参考に筆者作成）

■ UTの有害性

UTは認知機能，血管障害，血管石灰化，インスリン抵抗性，骨代謝障害，腸管内細菌叢異常，臓器エネルギー代謝などに影響を与える。免疫グロブリンの構成分子である遊離軽鎖（FLC）は，慢性炎症，血管石灰化に関与する。また，近年注目されている線維芽細胞増殖因子-23（FGF-23）は，心血管系疾患に対する有害UTであるか否か，賛否両論の議論が沸騰している。これらのUTは，すべてsmall-middle以上のいわゆるmiddle molecule UTである。

■ Middle molecule UTと medium cut-off（MCO）膜

従来，middle moleculeのUT除去にはhigh-flux（HF）膜によるHDFが有用とされてきた。HF膜とhigh cut-off膜（日本では現在使用不可）で除去可能な分子の中間的サイズに相当する分子の除去ができるmedium cut-off（MCO）膜（日本では現在使用不可）を用いたHDを行い，middle molecule UTの除去を目指す試みが海外で進んでいる。

Belmouazら[3]は，40症例を対象にHF-HDとMCO-HDの効果を比較している。平均除去率をみるとβ_2-ミクログロブリン（β_2MG）（68±6 vs. 73±15％，p=0.0487），FGF-23（20±21 vs. 41±22％，p=0.0002），κ-FLC（54 vs. 70％，p<0.0001），λ-FLC（15 vs. 44％，p<0.0001）で，MCO-HDでいずれのmiddle moleculeも除去率が高い。一方，平均アルブミンレベルに影響はみられなかったとしている。もちろん，長期の成績ではなく，この点は慎重に判断する必要がある。

Hadad-Arrascueら[4]は，MCO-HDとHDFを比較してmiddle moleculeの除去効果を検討している。結論としては，β_2MG，FGF-23，FLCの除去効率に有意差はなかった。また，アルブミンレベルにも有意差はなかった。ただし，社会資源の節約を考えた場合，HDFはより水を多く使う治療であり，環境保全からはMCO-HDに理はあると思われる。

■ α_1-ミクログロブリン（AMG）はUTか？

α_1-ミクログロブリン（AMG）はmiddle moleculeであるが，UTであるか否か議論がある。分子量33,000でありlarge-middle分子に相当する。したがって，このサイズのUTの除去効果を確認する分子としての有用性はある。Mizuiriら[5]はAMGの血中減少は，単変量解析では透析患者の死亡率予後予測因子となりうるが，多変量解析では証明できなかったとしている。欧州のRosnerら[1]のグループはAMGをUTとしてはいない。

■ まとめ

UTの概念は時代とともに変遷し，近年はmiddle molecule UTの除去に関心が集まっている。その1つのモダリティとしてMCO-HDが欧米で広がりつつある。本邦でも試みられる機会が訪れるのではないだろうか。

文　献

1）Rosner MH, Reis T, Husain-Syed F, et al. Classification of Uremic Toxins and Their Role in Kidney Failure. Clin J Am Soc Nephrol. 2021；**16**：1918-28.

2）Masakane I, Sakurai K. Current approaches to middle molecule removal: room for innovation. Nephrol Dial Transplant. 2018；**33**（Suppl. 3）：iii12-21.

3）Belmouaz M, Bauwens M, Hauet T, et al. Comparison of the removal of uraemic toxins with medium cut-off and high-flux dialysers: a randomized clinical trial. Nephrol Dial Transplant. 2020；**35**：328-35.

4）Hadad-Arrascue F, Nilsson LG, Rivera AS, et al. Expanded hemodialysis as effective alternative to on-line hemodiafiltration: A randomized mid-term clinical trial. Ther Apher Dial. 2022；**26**：37-44.

5）Mizuiri S, Nishizawa Y, Yamashita K, et al. α1- and β2-Microglobulin reduction ratios and survival in patients on predilution online haemodiafiltration. Nephrology（Carlton）. 2023；**28**：44-50.

２．膜はどこまで進歩できるか（医工学の視点から）

山下　明泰　法政大学生命科学部環境応用化学科（東京都小金井市）
Akihiro C. Yamashita

＜No.155＞特集「血液透析膜の発展はどこまで可能か」（Vol.34 No.1 2024）

■ はじめに

透過を目的とする膜（membrane）には３つの役割がある。1つ目は，多数の成分が混ざり合った液体（または気体）から，特定の成分を選択的に透過させるためのものであり，この種の膜は分離（separation）膜と呼ばれる。血液浄化技術はまさにこれを応用した技術である。2つ目は，特定の成分の透過速度を調節するためのものであり，この種の膜は制御放出（controlled release：CR）膜と呼ばれる。CR膜はドラッグデリバリーシステム（drug delivery system）の基本である。3つ目は，材料表面の加工などに用いられる薄膜で，血液浄化膜はもちろん，人工肺のシリコーン系コーティング膜，あるいは吸着材のマイクロスフィア技術に応用されている。すなわち，膜は現代医療の根幹を支えている技術といえる。

本稿では分離膜について述べるが，その基礎となる時代的な背景を考慮に入れながら，あるべき未来像を考える。

■ 血液浄化膜の分類

血液浄化に使用されている膜は，治療ごとに，透過させるべき（または，透過させない）溶質が異なる。最も大きな溶質を透過させる膜は，血漿分離（plasmapheresis：PP）膜であり，これは血球成分とその他の成分に分離することを目的とする。その次のサイズの分離膜は，二重濾過血漿分離（double filtration plasmapheresis：DFPP）[1]に使用されている血漿成分分画器（二次膜）であり，ここでは病因物質とされる巨大分子（免疫グロブリンなど）と比較的小さな蛋白質（アルブミンなど）を分離回収するために，サイズの異なる数種類の膜が用意されている。

人工腎臓に使用されている分離膜は，これらに比べると除去対象分子のサイズがはるかに小さく，わが国では分子量３万程度の溶質（α_1-ミクログロブリンの分子量は33,000）までがターゲット分子となる。ところが，同じ分子量３万の溶質を除去するにしても，これを拡散［血液透析（hemodialysis：HD）］で除去する場合と濾過［血液濾過（hemofiltration：HF）］で除去する場合には，必要とされる膜の特性は異なる。膜に貫通している分子レベルの孔（細孔という）でいえば，拡散主体の場合のほうが大きな細孔径が必要である。濾過の場合には，やや小さな細孔であっても，圧力をかけることによって，水とともに溶質を透過させることが可能であり，これをHD用の分離膜で行うと，過剰な蛋白質の漏出をきたす可能性が高い。このように，「膜の進歩」は用途ごとに設定されなければならず，すべての性能に秀でた万能な分離膜は存在しない。

■ 除去対象物質と治療モード

末期腎不全患者の治療法については，各種のガイドラインが発表されているものの，医学的に共通の指針が確定しているわけではない。中分子の仮説[2]の発表以来，いわゆる中分子溶質の透過性が議論されるようになった。分子量３万あるいはそれ以上の溶質を除去対象としているのはわが国だけであろう。欧州ではこれまでβ_2-ミクログロブリン（β_2MG，分子量11,800）の除去効率[3]で治療の良し悪しが議論されてきたが，最近になって，より

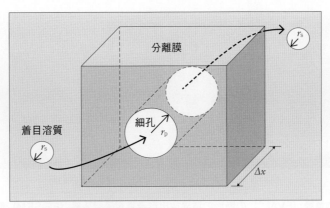

図1．細孔理論（細孔内拡散モデル）
細孔半径 r_p [m]，分離に寄与する膜厚み Δx [m] の分離膜を半径
r_s [m] の溶質が透過する。

（筆者作成）

大きな溶質の除去にも目が向けられるようになってきた。米国ではβ_2MGの除去が議論されることさえ稀であり，尿素キネティックモデル[4]に基づく尿素の除去を精密に行うことをもって，至適透析が議論されていることが多い。すなわち，その地域で認められている治療法のなかから，そのときのトレンドとなっている治療法が定まり，その治療に好適な性能をもつ分離膜として，マイルドなものからハイエンドなものまでの品揃えが必要になる。現在のわが国では，HDに比べ，オンライン血液透析濾過（hemodiafiltration：HDF）にやや有利な健康保険が適用されており，オンラインHDF，それも低血流量のもと，アルブミンの漏出量もコントロールしやすい前希釈方式がトレンドとなっており，これに適した膜の性能が求められる。もちろん，前希釈方式に適したモデルが後希釈方式に適しているとは限らないため，「膜の進歩」を語る場合にも，「どのダイアフィルタを，どのような条件で用いたときに，こういう結果となった」という具合に，使用（治療）条件を克明に設定する必要がある。

■膜の進歩

HDの黎明期には，膜といえば，その機械的強度に大きな関心があった。その後，尿素をはじめとする小分子溶質と余剰水分の除去を行うのに必要な透水性能が要求されるようになった。1980年初頭のダイアライザの透水性能は3 mL/（hr mmHg）程度で

あり，これに250mmHgの膜間圧力差を4時間かけることで，3Lの除水が行われていた。これ以上の透水性能をもつ膜も存在したが，当時の患者監視装置でそれらを使用することは危険であった。ここに除水制御機構付きのコンソールが出現し，その普及に伴い除水に関するかぎり，いずれの膜を用いても危険はなくなった。すなわち，膜の性能はその時代の周辺機器の性能に応じて開発されるべきであり，膜のみが高性能化しても意味はない。

膜の透水性能や溶質透過性を理論的に考察するうえで，細孔理論[5]が参考になる（**図1**）。この理論によれば，透水性能を表す濾過係数L_pは次式で表される。

$$L_p=\frac{1}{8\mu}\left(\frac{A_k}{\tau\Delta x}\right)r_p{}^2$$

ここにμは溶媒（水）の粘度 [kg/（m s）]，A_kは表面開孔率 [-]（膜表面に孔が占める面積の割合），τは曲路率 [-]（膜内で孔が曲がっている割合），Δxは分離に寄与する膜厚み [m]［均質膜（**図2**）では物理的な膜厚み，非対称構造膜（**図3**）ではスキン層厚み］，r_pは細孔半径 [m] である。このうちA_kとτを人為的にコントロールするのは難しいため，L_pを増大させるには，Δxを小さくする（＝膜を薄くする），またはr_pを大きくするほかはない。欧州ではアルブミン漏出が増大しないように，r_pはそのままにして，Δxを小さくしている（**図4**）。こ

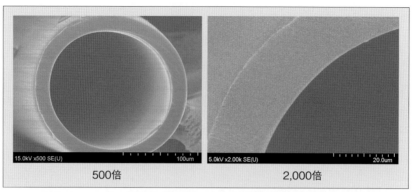

500倍	2,000倍

図2．均質膜（EVAL®）の断面の電界放出形走査電子顕微鏡（FE-SEM）像

（筆者提供）

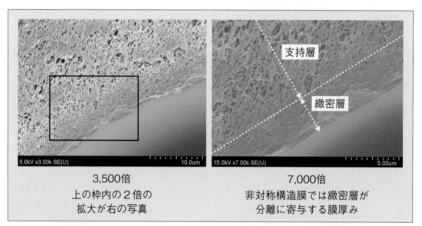

3,500倍 上の枠内の2倍の 拡大が右の写真	7,000倍 非対称構造膜では緻密層が 分離に寄与する膜厚み

**図3．非対称構造膜（ポリスルホン）の断面の電界放出形走査電子顕微鏡
（FE-SEM）像**

（筆者提供）

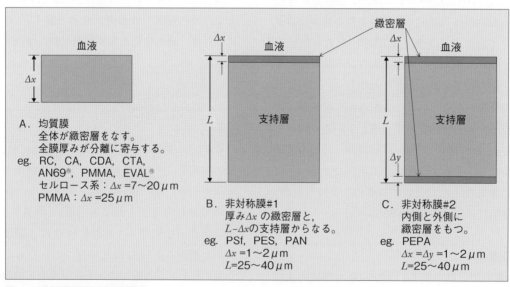

図4．透析膜断面の物理構造

欧州の非対称構造膜では，Δxを小さくする工夫がなされている。

RC：再生セルロース，CA：セルロースアセテート，CDA：セルロースジアセテート，CTA：セルロース
トリアセテート，PMMA：ポリメチルメタクリレート，PSf：ポリスルホン，PES：ポリエーテルスルホン，
PAN：ポリアクリロニトリル，PEPA：ポリエステル系ポリマーアロイ

（筆者作成）

れに対して，わが国では多少のアルブミン漏出を許容，ないしは意識的に除去するためにΔxをそのままにして，r_pを大きくしている。このように，その地域での臨床的要望に応じて，「理想の膜」は異なる。

■ おわりに

　欧州では，除去対象溶質として，これまで100数種の溶質がリストされていたが[6]，最近その分類が変わり，この新しい分類に沿ったかたちでの検討が進みつつある[7]。膜の進歩を考えるとき，ターゲット溶質が何であるのか，そしてどのような治療を目指しているのかで，その答えは異なる。すなわち，欧州で開発された膜は，日本の市場では物足りない性能でしかないことが多く，逆に日本でトレンドのダイアライザ・ダイアフィルタは欧州では危険なデバイスとなる可能性が高い。「膜はどこまで進歩できるか」は設定したゴールによって，回答が変化する難しい命題である。臨床的な分離膜の課題は，経時的な性能の低下である。経時的な性能の低下がない膜は，将来の装着型人工腎臓装置の基礎となる技術としても期待されている。

文　献

1）Agishi T, Kaneko I, Hasuo Y, et al. Double filtration plasmapheresis. Trans Am Soc Artif Intern Organs. 1980；**26**：406-11.

2）Babb AL, Popovich RP, Christopher TG, et al. The genesis of the square meter-hour hypothesis. Trans Am Soc Artif Intern Organs. 1971；**17**：81-91.

3）Gejyo F, Yamada T, Odani S, et al. A new form of amyloid protein associated with chronic hemodialysis was identified as β_2-microglobulin. Biochem Biophys Res Commun. 1985；**129**：701-6.

4）Sargent JA, Gotch FA. The analysis of concentration dependence of uremic lesions in clinical studies. Kidney Int Suppl. 1975；(2)：35-44.

5）Pappenheimer JR, Renkin EM, Borrero LM. Filtration, diffusion and molecular sieving through peripheral capillary membranes；a contribution to the pore theory of capillary permeability. Am J Physiol. 1951；**167**：13-46.

6）Vanholder R, De Smet R, Glorieux G, et al；European Uremic Toxin Work Group (EUTox). Review on uremic toxins：classification, concentration, and interindividual variability. Kidney Int. 2003；**63**：1934-43.

7）Rosner MH, Reis T, Husain-Syed F, et al. Classification of Uremic Toxins and Their Role in Kidney Failure. Clin J Am Soc Nephrol. 2021；**16**：1918-28.

Q＆A① 膜の性能を最大限に引き出す透析方法は？

山本　卓 新潟大学医歯学総合病院血液浄化療法部（新潟市中央区）
Suguru Yamamoto

青池　郁夫 向陽メディカルクリニック（新潟市江南区）
Ikuo Aoike

＜No.155＞特集「血液透析膜の発展はどこまで可能か」（Vol.34 No.1 2024）

Q 血液浄化器の種類と性能，またその選択を教えてください。

A 「血液浄化器（中空糸型）の機能分類2013」で透析膜の分類が提唱されています（**表**）[1]。すなわち，血液浄化器ではβ_2-ミクログロブリン（β_2MG）クリアランスとアルブミンふるい係数から，Ⅰ-a，Ⅰ-b，Ⅱ-aそしてⅡ-b型に分類されます。また，特別な機能をもつ血液浄化器としてS型も定義されています。血液浄化療法のモダリティと患者の状態から血液浄化器を選択します。血液透析（hemodialysis：HD）で中分子量のuremic toxinsを除去することが望ましい場合は，Ⅱ-aあるいはⅡ-b型を選択します。一方，アルブミン漏出を少なくしたい場合は，Ⅰ-aあるいはⅡ-a型を選択します。そのうえで透析膜の材質と膜面積についても検討します。日本透析医学会 WADDA system Ver2.1で2017年の血液浄化器を調査したところ，血液浄化器（中空糸型）は，Ⅰ-a型（57.3％），Ⅱ-a型（34.6％）の使用頻度が高くなりました（**図1**）。膜素材はポリスルホン（PS，52.7％），ポリエーテルスルホン（22.2％），そしてセルローストリアセテート（15.2％）の順に多く，膜面積は2.0m²以上2.2m²未満（28.9％），1.4m²以上1.6m²未満（25.3％），1.8m²以上2.0m²未満（13.7％）の順に多くなりました[2]。

Q 透析膜に対する透析条件は？

A 血液浄化療法の種類と透析膜の種類・膜面積を決定したのちに，他の透析条件についても設定します。HDの場合は血流量と透析液の種類・量，治療時間が大きな要素となります。血液透析濾過（hemodiafiltration：HDF）の場合はそれに加えて，希釈方法（前希釈または後希釈）と補液量の設定が必要となります。これらは血液浄化器の種類・膜面積と関連しますが，一般的に血流量，透析液量，補液量が大きいと溶質除去がより有効に行われます。血液浄化器の性能を十分に発揮させるために十分な血流量の設定が望まれますが，バスキュラーアクセスの状態，治療中の血圧変動などを考慮して，患者個々にあった透析条件を決定します。また，透析膜の種類によっては抗血栓性の違いがあり，抗凝固薬の選択と使用量についても検討する必要があります。透析膜の性能を最大に引き出すためには患者のデータを確認しながら上記設定を調節していく作業が求められます。

Q 吸着能を有する透析膜の種類とその効果を教えてください。

A ポリメチルメタクリレート（PMMA）膜は「血液浄化器（中空糸型）の機能分類2013」でS型に分類されます[1]。S型は特別な機能をもつ血液浄化器として位置しており，PMMA膜は吸着によって溶質除去できる特徴を有します。これまでHDに対する血液浄

表．血液浄化器（中空糸型）の機能分類

血液透析器				血液透析濾過器[*1]	血液濾過器
		アルブミンふるい係数[*2]		S型	
		<0.03	0.03≦		
β_2MGクリアランス（mL/分）	<70	Ⅰ-a型	Ⅰ-b型		
	70≦	Ⅱ-a型	Ⅱ-b型		

＊1：後希釈用もしくは前希釈用のどちらかの性能基準を満たさなければならない。基準を満たしたものは，膜を介して濾過・補充を断続的に行う「間歇補充用」にも使用可能である。
＊2：アルブミン濃度の定量はBCG法による。

（文献1より改変引用）

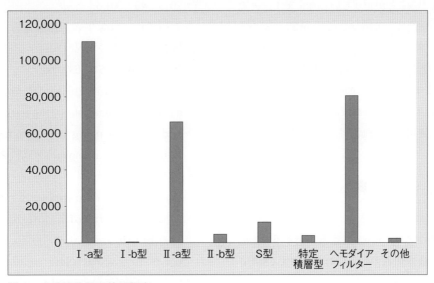

図1．血液浄化器の使用頻度
（日本透析医学会．WADDA system Ver2.1，https://member.jsdt.or.jp/member/statistics．
（2023.11.10検索；2017年血液浄化器の調査について筆者集計）より作図）

化器としてPMMA膜は多彩な吸着作用と臨床効果があることが示唆されています[1]。PMMA膜は中〜大分子量の蛋白質を吸着することが示され，また皮膚掻痒症の軽減に有効であることが示されました[3]。また，最近の検討では，PMMA膜性の血液透析濾過器は後希釈オンラインHDFで安全に使用でき，β_2MGは吸着によって除去され，α_1-ミクログロブリン（α_1MG）の除去はPS膜を用いた前希釈オンラインHDFよりも優れていました（**図2**）[4]。α_1MGは分子量約33,000であり拡散で除去されにくく，その除去率はレストレスレッグス症候群の重症度と関連することから，吸着による中〜大分子量のuremic toxinsの除去は，透析患者の生活の質（QOL）向上に有用であるかもしれません。

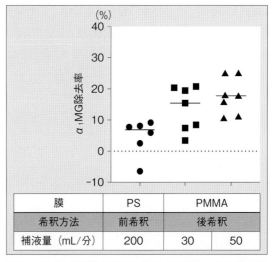

膜	PS	PMMA	
希釈方法	前希釈	後希釈	
補液量（mL/分）	200	30	50

図2．PMMA膜（後希釈オンラインHDF）のα_1MG除去率
（文献4より改変引用）

Q 高齢，あるいは低栄養を有する透析患者に適する透析膜の選択について教えてください。

A 高齢，あるいは低栄養を有する透析患者は，十分な溶質除去を求める一方で栄養状態の保持が重要です。すなわち，中分子量のuremic toxinsの除去効率を大きくするとアルブミン漏出が増悪することが危惧されます。その点で血液浄化器（中空糸型）の選択としてはアルブミンふるい係数の小さい，Ⅰ-aまたはⅡ-a型を選択することが望ましいと考えます。実際に，日本透析医学会WADDA system Ver2.1で調査すると，80歳以上の患者群ではⅠ-a～Ⅱ-b型のなかでⅠ-a型の使用頻度が68.3%と全年齢の使用頻度と比較して大きくなります。また，その他の血液浄化器としてAN69を用いた特定積層型血液浄化器はアルブミン漏出が小さく，使用による血清アルブミン値の上昇を経験します[5]。

Q 透析アミロイドーシス症例に対するβ_2MG吸着カラムと血液浄化器の組み合わせを教えてください。

A 透析アミロイドーシスを発症している透析患者にはβ_2MG吸着カラムが使用できます。このカラムはβ_2MGを中心とした蛋白質を吸着除去する効果があり，これと血液浄化器を組み合わせることでよりよい透析療法を提供できる可能性があります。たとえば，

透析アミロイドーシスが進行した長期透析患者は低栄養状態である例が多いですが，そのような症例に対して，β_2MG吸着カラムと中分子量蛋白質の除去効率の大きくない血液浄化器を使用することで，栄養状態を保ちつつ，小～中分子量のuremic toxinsの除去が可能となる可能性があります。

文　献

1）川西秀樹，峰島三千男，友雅司，他．血液浄化器（中空糸型）の機能分類2013．透析会誌．2013；**46**：501-6.

2）新田孝作，政金生人，花房規男，他．わが国の慢性透析療法の現況（2017年12月31日現在）．透析会誌．2018；**51**：699-766.

3）Aoike I. Clinical significance of protein adsorbable membranes--long-term clinical effects and analysis using a proteomic technique. Nephrol Dial Transplant. 2007；**22**（Suppl. 5）：v13-9.

4）Yoshida S, Yamamoto S, Miyauchi D, et al. Removal of a_1-microglobulin using post-dilution online hemodiafiltration with polymethylmethacrylate membrane：an open-label, single-arm study. Blood Purif. 2023. Online ahead of print.

5）人見泰正，辻義弘，鈴木尚紀，他．高齢化透析時代におけるH12-Hemodialyzer（AN69膜）の臨床的意義—高齢透析患者の栄養状態とQOLの改善に対する多施設共同臨床試験—．医工治療．2016；**28**：14-23.

Q & A ②　生体適合性の今日的意義とは？

友　　雅司　大分大学医学部附属臨床医工学センター（大分県由布市）

Tadashi Tomo

＜No.155＞特集「血液透析膜の発展はどこまで可能か」（Vol.34 No.1 2024）

生体適合性とは「治療素材と血球・血漿との接触で生じる生体異物反応を指標に，治療素材の安全性を規定する概念」と考えられます。生命を維持するために生体はさまざまな反応を起こし，自己以外の異物に対しての防御を行います。

特に血液浄化療法においては，血液浄化膜および回路に多くの血液が短時間で大量に暴露されます。この膜材料などの治療素材のみならず，滅菌法，体外循環路からの溶出物，抗凝固法，外因性物質の侵入［エンドトキシン（ET），細菌のDNAフラグメントなど］，透析液の組成なども影響すると考えられます。

血液浄化療法における生体適合性の今日的意義に関して私見を交えて概説します。

■■■

Q 　血液浄化療法における生体の反応について，膜との反応を中心に教えてください。

A

1．補体系反応

Craddockらが補体の第二経路活性化の関与を報告し[1]，再生セルロース（regenerated cellulose：RC）膜の補体活性が明らかにされました[2)-6)]。RC膜表面の遊離–OH基により補体が活性化され，顆粒球を刺激し接着分子が発現して血管内皮細胞への遊走が起こり，肺胞内へ白血球が集まり，白血球減少が起こります。–OH基の数，親水性の程度などが規定因子とされます。

2．血小板－好中球反応

透析膜により活性化された血小板は血栓形成，さらにアラキドン酸カスケード活性化によりプロスタノイドを産生，また β-トロンボグロブリン（β-TG）や血小板由来増殖因子（platelet-derived growth factor：PDGF）などを産生・放出します。膜との接触により血小板が活性化し，顆粒球内P-セレクチンの細胞表面移動発現により血小板－好中球複合体が形成され，活性酸素などを誘導します[7]。

3．陰性荷電膜症候群（カリクレイン・キニン系）

ポリアクリロニトリル（PAN）膜（AN69®膜）のような陰性荷電膜とアンジオテンシン変換酵素阻害薬（angiotensin converting enzyme inhibitor：ACEI）との相互作用により，陽性荷電因子であるプレカリクレイン，第XI因子，第XII因子，高分子キニノーゲンなどが膜表面上で反応し，ブラジキニンが産生されます。通常はキニナーゼI，IIによりブラジキニンは不活化されます。このキニナーゼIIはACEと同じであり，ACEIを同時に使用するとブラジキニンの不活化抑制が起こり，血圧低下，胸部症状，気道粘膜腫脹による呼吸困難，痺れ（口唇，舌，四肢など），悪心などを惹起します[8)9)]。

4．インターロイキン（IL）仮説（単核球反応）

1983年，Hendersonらによってインターロイキン（IL）仮説が提唱されました[10]。RC膜との接触により単核球が活性化され，IL-1の産生・分泌が亢進して，透析合併症を生じる可能性があるとしました。その後，単核球からIL-1以外にIL-6，IL-8などの炎症性サイトカインが産生されることが確認されました。この反応は透析液中の酢酸や汚染物質（ET，細菌DNAフラグメン

ト）も影響を及ぼすことが示されました。特に，透析液中にETが存在した場合は，強力なサイトカイン産生刺激となります。これらの事象についてはin vitro実験により，多くの種類のダイアライザで汚染物質が透過し，血液側にサイトカインが流入することが報告されています。特に，Lonnemannらは膜細孔径の小さなRC膜と透過性の向上したポリスルホン（PS）膜，ポリアミド膜，PAN膜，セルローストリアセテート膜を比較し，RC膜ではサイトカインの遊離が大きく，特に膜厚の薄いものほど顕著であることを示しました[11]。パイロジェンの透過性は単に膜細孔径に比例するのではなく，膜材質によって異なり，また，吸着能をもつ膜種では阻止できる可能性が示された結果といえます。この結果はlow-fluxダイアライザ（セルロース系）使用時においても透析液清浄化が不可欠であることを示したものといえるでしょう。また，Evansらは腸内菌と緑膿菌の刺激性を比較し，緑膿菌ではたとえET濃度が低くてもサイトカイン遊離は大きいと報告されています[12]。ETのみならず，細菌のDNAフラグメントの流入も懸念されています[13]。IL仮説は後にmalnutrition inflammation and atherosclerosis（MIA）症候群[14]への提唱につながりました。

5. 膜表面の物理的性状の影響

　膜表面の物理的性状も生体適合性に影響することが報告されています。膜表面との平滑度を高めることにより好中球刺激を低減することも確認されており[15]，今後は化学的性状のみならず，物理的性状からの生体適合性の追求も重要となるでしょう。

■■□

Q 微細炎症と合併症・生命予後の関係について教えてください。

A 前記のように，生体適合性を規定する因子は多く報告されており，生体適合性の低下は微細炎症を惹起すると考えられます。微細炎症と合併症の関係は，以下のようなものが挙げられています。

　リポ多糖（lipopolysaccharide：LPS）による炎症の惹起とヘプシジンの誘導も報告されており，透析液

の生物学的汚染は貧血治療における鉄利用などを阻害するヘプシジンの誘導につながり，貧血治療の支障となる可能性が報告されています[16]。C反応性蛋白（C-reactive protein：CRP）が肝細胞での血管石灰化の抑制因子と考えられるfetuin-Aの産生低下につながる基礎研究も報告されており，動脈硬化との関連も推測されます[17]。炎症性サイトカインであるIL-6による筋肉量の減少に関して基礎研究もあり，栄養にも微細炎症は重要です[18]。これらの貧血，動脈硬化，栄養障害などの合併症は間違いなく透析患者の生命予後に影響すると考えられます。

　次に，微細炎症と生命予後の関係について，The Dialysis Outcomes and Practice Patterns Study（DOPPS）では本邦の患者の生命予後観察においてCRPの上昇により生命予後に関するハザード比が上昇することが報告されています[19]。

■■□

Q 生体適合性膜の生命予後改善効果について教えてください。

A 生体適合性の高い膜による生命予後改善効果についての報告は比較的少ないです。Yokoyamaらは透析膜を生体適合性膜と非修飾セルロース膜，溶質除去性能によりhigh performance膜とstandard膜に分けて生命予後を検討し，生体適合性膜で生命予後がよい傾向がみられましたが，多変量解析では有意ではなかったと報告しています[20]。

　現在使用されている膜は，合成高分子膜，セルローストリアセテート膜などが大部分であり，表面構造が大きく改善されたものもあります[21][22]。膜表面の生体適合性のみで生命予後に差は出ないのかもしれません。

■■□

Q 生体適合性の今日的意義とは？

A 生体適合性について概説させていただきました。生体適合性とは「治療素材と血球・血漿との接

触で生じる生体異物反応を指標に，治療素材の安全性を規定する概念」とされていますが，現在の維持血液透析療法においては，血液浄化膜のみならず，透析液の清浄度，組成，その他の因子なども包括した「血液浄化療法全体の生体適合性」という概念が必要なのかもしれません。

　生体適合性は透析関連合併症においてきわめて重要です。現状においては，血液浄化膜の生体適合性は透析療法黎明期に比較して劇的に改善していますが，完璧ではありません。特に，高齢化が著しい本邦の透析患者において，栄養状態の低下などは喫緊の課題であり，その点でも「透析療法の完璧な生体適合性を目指してのさらなる改善」はきわめて重要です。

文　献

1) Craddock PR, Hammerschmidt D, White JG, et al. Complement (C5-a)-induced granulocyte aggregation in vitro. A possible mechanism of complement-mediated leukostasis and leukopenia. J Clin Invest. 1977 ; **60** : 260-4.

2) Hakim RM. Clinical implications of hemodialysis membrane biocompatibility. Kidney Int. 1993 ; **44** : 484-94.

3) Arnaout MA, Hakim RM, Todd RF 3rd, et al. Increased expression of an adhesion-promoting surface glycoprotein in the granulocytopenia of hemodialysis. N Engl J Med. 1985 ; **312** : 457-62.

4) Cheung AK, Chenoweth DE, Otsuka D, et al. Compartmental distribution of complement activation products in artificial kidneys. Kidney Int. 1986 ; **30** : 74-80.

5) Combe C, Pourtein M, de Précigout V, et al. Granulocyte activation and adhesion molecules during hemodialysis with cuprophane and a high-flux biocompatible membrane. Am J Kidney Dis. 1994 ; **24** : 437-42.

6) Descamps-Latscha B, Goldfarb B, Nguyen AT, et al. Establishing the relationship between complement activation and stimulation of phagocyte oxidative metabolism in hemodialyzed patients : a randomized prospective study. Nephron. 1991 ; **59** : 279-85.

7) 伊藤佐生智，辻勉. 血液透析膜による血液細胞の活性化と細胞接着—P-セレクチンを介する血小板−白血球複合体の形成. 内藤秀宗（監）. 透析膜の生体適合性. 東京：東京医学社；2010. p. 48-57.

8) Tielemans C, Madhoun P, Lenaers M, et al. Anaphylactoid reactions during hemodialysis on AN69 membranes in patients receiving ACE inhibitors. Kidney Int. 1990 ; **38** : 982-4.

9) Verresen L, Fink E, Lemke HD, et al. Bradykinin is a mediator of anaphylactoid reactions during hemodialysis with AN69 membranes. Kidney Int. 1994 ; **45** : 1497-503.

10) Henderson LW, Koch KM, Dinarello CA, et al. Hemodialysis hypotension : the interleukin hypothesis. Blood Purif. 1983 ; **1** : 3-8.

11) Lonnemann G, Behme TC, Lenzner B, et al. Permeability of dialyzer membranes to TNF alpha-inducing substances derived from water bacteria. Kidney Int. 1992 ; **42** : 61-8.

12) Evans RC, Holmes CJ. In vitro study of the transfer of cytokine-inducing substances across selected high-flux hemodialysis membranes. Blood Purif. 1991 ; **9** : 92-101.

13) Schindler R, Beck W, Deppisch R, et al. Short bacterial DNA fragments : detection in dialysate and induction of cytokines. J Am Soc Nephrol. 2004 ; **15** : 3207-14.

14) Stenvinkel P. Inflammatory and atherosclerotic interactions in the depleted uremic patient. Blood Purif. 2001 ; **19** : 53-61.

15) Selgas R, Maduell F, Tomo T. New Biocompatible haemodiafiltration membrane to enable maximum substitution for sensitive patients. EMJ Nephrol. 2017 ; **5** : 43-50.

16) Kemna E, Pickkers P, Nemeth E, et al. Time-course analysis of hepcidin, serum iron, and plasma cytokine levels in humans injected with LPS. Blood. 2005 ; **106** : 1864-6.

17) Memoli B, De Bartolo L, Favia P, et al. Fetuin-A gene expression, synthesis and release in primary human hepatocytes cultured in a galactosylated membrane bioreactor. Biomaterials. 2007 ; **28** : 4836-44.

18) Haddad F, Zaldivar F, Cooper DM, et al. IL-6-induced skeletal muscle atrophy. J Appl Physiol (1985). 2005 ; **98** : 911-7.

19) Kawaguchi T, Tong L, Robinson BM, et al. C-reactive protein and mortality in hemodialysis patients: the Dialysis Outcomes and Practice Patterns Study (DOPPS). Nephron Clin Pract. 2011 ; **117** : c167-78.

20) Yokoyama H, Kawaguchi T, Wada T, et al ; J-DOPPS Research Group. Biocompatibility and permeability of dialyzer membranes do not affect anemia, erythropoietin dosage or mortality in japanese patients on chronic non-reuse hemodialysis : a prospective cohort study from the J-DOPPS II study. Nephron Clin Pract. 2008 ; **109** : c100-8.

21) Sanaka T, Mochizuki T, Kinugasa E, et al ; VEESA Study Group. Randomized controlled open-label trial of vitamin E-bonded polysulfone dialyzer and erythropoiesis-stimulating agent response. Clin J Am Soc Nephrol. 2013 ; **8** : 969-78.

22) Tsuchida K, Hashimoto H, Kawahara K, et al. Effects of hydrophilic polymer-coated polysulfone membrane dialyzers on intradialytic hypotension in diabetic hemodialysis patients (ATHRITE BP Study) : a pilot study. Ren Replace Ther. 2017 ; **3** : 58.

和文

195

MEMO

MEMO

MEMO

透析療法における様々な疑問に答える series 11

定価　本体2,800円（税別）

2024年6月28日　　初版第1刷発行ⓒ

監修者　川口 良人　鈴木 正司　秋澤 忠男　西 愼一　小松 康宏　稲葉 雅章

発行者　松岡武志

発行所　株式会社メディカルレビュー社

　　　　〒541-0046　大阪市中央区平野町3-2-8 淀屋橋MIビル
　　　　　　　　　　電話／06-6223-1468（代）　振替　大阪 6-307302
　　　　〒113-0034　東京都文京区湯島3-19-11 湯島ファーストビル
　　　　　　　　　　電話／03-3835-3041（代）

　　　　　　　　　　https://publish.m-review.co.jp

印刷・製本／ツクヰプロセス株式会社
乱丁・落丁の際はお取り替えいたします。

ISBN 978-4-7792-2840-7 C3047 ¥2800E